Frédéric Brigaud

자세와 관절의 불안정을 교정하기

Du même auteur

신발 안창 없이 발 교정하기, DésIris, 1ère éd. 2015, 2e éd. mai 2019

일상생활에서 스포츠 활동까지 자세 개선하기, DésIris, 2016

전족부 보폭 지침, DésIris, 1ère édition éd. 2015, 2e édition éd. 2016

움직임에서 몸짓의 역학, Jouvence, 2006

Frédéric Brigaud

자세와 관절의 불안정을 교정하기

옮긴이 김민호 외

Corriger la posture

et les instabilités articulaires

영 문 출 판 사

■ 옮긴이 (약력 및 경력)

김민호

-영산대학교 태권도학부 교수
-체육대학장 역임
-보건의료대학장 역임

Udo Moenig

-영산대학교 태권도학부 교수

자세와 관절의 불안정을 교정하기

2021년 10월 22일 초판인쇄
2021년 10월 29일 초판발행

지은이 : Frédéric Brigaud
옮긴이 : 김 민 호 외
발행인 : 박 병 조
발행처 : 도서출판 영문출판사
등 록 : 1987년 12월 21일 제2-419호
주 소 : 서울시 강남구 삼성동 69-1
전 화 : (02) 514-5590, 776-5590
팩 스 : (02) 756-8943
E-mail: yeongmunsa@empas.com
홈페이지 : www.ymsbook.net
정 가 : 35,000 원
ISBN 978-89-7224-501-8 93510

※ 파본은 교환해 드립니다.

역자서문

2017년 6월에 Frédéric Brigaud의 "**신발안창 없이 발 교정하기**(Corriger le pied sans semelle)"를 번역 출판한 후 4년 만에 저자의 또 다른 저서 "**자세와 관절의 불안정을 교정하기**(Corriger la posture et les instabilités articulaires)"를 번역하였다.

첫 번째 저서에서는, 저자는 걸음걸이에서 엎침 발과 뒤침 발의 위험성을 경고하면서 지금의 교정방법과 교정 신발 안창의 한계성과 문제점을 상세하게 설명하였고, 우리에게 발에 대한 새로운 접근방법과 인식방법을 제시하였다. 특히 뒤틀림 관절 복합체와 뒤틀림 관절 경계선의 중요성을 강조했으며, 발은 하나의 덩어리가 아니라 발의 구조를 3영역으로 구분하면서 걷거나 달릴 때 각각의 부위들의 역할을 알기 쉽게 서술하였고 교정방법을 제시해 주었기에 우리에게 발 교정에 관한 새로운 시각을 제공하였다.

두 번째 저서는 발 교정에 한정되었던 내용을 더욱더 발전시켜 다리 교정의 영역으로 확장하였다. 여기서 이 저서의 특징을 볼 수 있는데, 저자는 몸 대칭의 개념과 자세 중립성의 개념을 통해 다리에 대한 새로운 개념을 우리에게 제시하였는데, 다리는 하나의 조각으로 구성되지 않고 관절들로 연결된 몇 개의 부분들로 구성된다고 설명한다. 따라서 염좌 치료나 염좌 예방은 해당되는 근육군들을 강화하는 기존의 치료법에 한정되지 않고, 다리를 구성하는 여러 부분들 사이의 상호작용과 관절들 사이에서 위치에 따라 다리를 형성하는 부분들의 구성에 대한 중요성을, 엉덩이 위치, 무릎 위치, 발목 위치와 발 위치가 시작하는 곳에서 각 관절 간의 상호작용 및 상호관계를 강조한다.

이 저서에서는 ***자세***, 다리와 골반 ***안정과 피복***을 개선하고 강화하는 것에 초점을 맞추고, 척주를 바로 세워 유지할 수 있는 능력을 향상시키는 것에 초점을 맞추었다. 저자는 이를 위해 다양한 다리 구조의 결함과 결손의 부정적인 영향(1장), 관절 중첩의 자세 검사(2장), 관절들을 분리하는 방법(3장), 기술적인 교정과 강화(4장) 이를 통해 새로운 몸짓과 자세(5장), 그 후 일상생활에서 스포츠 활동까지 교정의 적용(6장) 마지막으로 새로운 몸짓을 획득(7장)으로 이 책을 구성하였다.

이 저서는 걸음걸이에 문제가 있는 사람들, 스포츠 선수, 운동처방사, 재활치료사 등 다리 교정, 발 교정에 관한 전문가이든 비전문가인든 모든 사람들에게 좋은 길잡이가 되리라 확신한다.

이 번역본이 완성될 때까지 물심양면으로 도와주신 영문출판사 박병조 사장님께 감사드리며 옆에서 항상 도와주고 있는 인생의 동반자인 오주연에게 고마움을 전한다.

2021년 6월

천성산 자락에서

Kathy, Théo 그리고 Thaïs에게

내가 이미 생각하고 있는 것을 전달하기 위해 책을 써야 한다면,
책을 쓰기 시작하기 전에, 나는 책을 쓸 용기가 전혀 없었을 것이다.

나는 아직 생각하고 싶은 이 일에 대해 정확히 무엇을 생각해야 할지 모르기 때문에
글을 쓰고 있다. [......] 나는 자신을 변화시키기 위해 글을 쓰고 더는 이전과
같게 생각하지 않는 의미에서 실험자이다.

미셸 푸코, ***말하고 쓰다*** 1권(1954–1975) Gallimard, 2001

목차

서문

걷기와 스포츠 기록 그리고, 달리기, 생체 역학, 기록, 이 두 권의 책이 출판된 후, 이제는 이 두 권의 책은 매우 중요한 책으로 인정을 받고 있다. 이번에 출판하는 이 새로운 책을 통해, 나는 EAD 자세-역학 원칙들에 관한 개념들을 다시 살펴보고, 이 개념들을 명확하게 밝히고 보완할 수 있게 되었다. 이러한 사실에서, 이 두 권의 책을 이미 읽은 독자들은, 이 책에서 두 권의 책에 있는 그림들과 단락들을 발취하여 수정한 그림들(업데이트)과 단락들을 발견할 수 있을 것이다. 나에게는 이러한 수정 내 생각을 명확하게 밝히는 방법이고 그리고 분석과 교정에 대한 프로토콜을 다듬는 방법이다. 하지만 또한 내가 깨달을 수 있는 이해들과 제안들을 통해 우리의 자세와 신체 역학에 더욱 효과적으로 작용할 수 있는 새로운 개념들을 추가할 수 있는 방법이다: ***결음걸이 분석과 개선, 축구에서 이 원칙들을 적용, 신경 퇴행성 질환의 운동 기능과 능력 향상, 왜 그리고 어떻게 자세-역학 연습과 전족부 보폭을 결합하는는지, 정적 자세와 동적 자세 교정에서 시각화와 심상의 공헌…*** 또한 나는 독자들의 기대에 부응하기 위해 이미 발표된 기사들의 일부를 수정하여 이 책에 삽입하였다.

아래 네 권의 책 내용은 서로 연관이 되어 있어(**그림 1**), 독자들에게 자신들의 자세와 신체 역동성에 대해 전반적으로 영향을 미치는 방법들을 제공한다. ***신발 안창 없이 발 교정하기***라는 제목의 첫 번째 책은, 제목에서 알 수 있듯이, 우리의 모든 자세와 모든 몸짓을 구성하는 기저부인 발을 교정하고, 발의 균형을 맞추고, 발을 강화하는데 할애하였다. 이 발의 단계에서 정적 자세와 동적인 움직임에서 결함들이 있으면, 이 결함들은 몸의 나머지 부분에 돌이킬 수 없는 영향을 미치고 우리가 공간을 이동하는 움직임을 변하게 한다. 독자들이 손에 들고 있는 두 번째 책인 ***자세와 관절의 불안정을 교정하기***라는 제목으로 다리, 골반과 척주까지 교정의 범위를 확장한다; 몇몇 요인들과 운동들을 이 두 권의 책에서 볼 수 있다. 세 번째 책인 ***일상생활에서 스포츠 활동까지, 자세 개선하기***는 팔에서 발로 내려가는 작용 덕분에, 몸의 견고함과 몸 전체 피복의 균형을 유지하고 보강할 수 있도록 하고, 몸을 구성하는 각각의 부위들을 서로 연결해준다. 마지막 책인, ***전족부 보폭 지침***은, 지면을 밟는 기술을 변화시키면서 다양하게 달리는 것을 배우는 것 이상으로 그리고 더 가볍고 반응 속도가 빠르도록 걸음 폭을 개선하면서, 몸의 긴장을 균일화시키고 동질화시키면서 또 다른 신체적 역동성을 구성하는 방법을 제공한다. 마지막 책은 앞의 3책과 함께 자세 운동을 완성한다.

이러한 고찰은 부상 방지와 움직임의 효율성을 추구하기 위해 90년대 말에 시작된 멀티 스포츠 생체 역학, 기술 몸짓, 자동화 및 자세 분석의 결과이다.

그림. 1

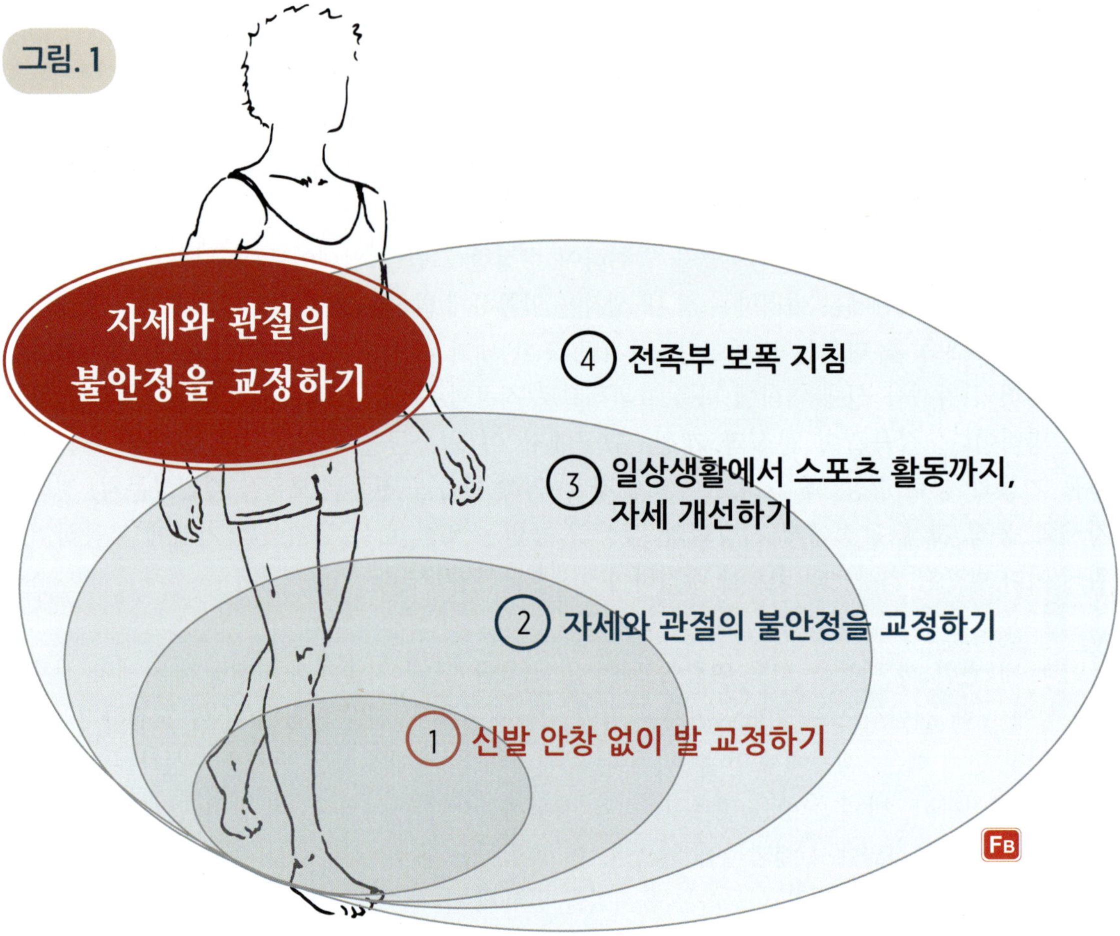
자세와 관절의
불안정을 교정하기
4 전족부 보폭 지침
3 일상생활에서 스포츠 활동까지,
자세 개선하기
2 자세와 관절의 불안정을 교정하기
1 신발 안창 없이 발 교정하기
FB

몇몇 운동이나 움직임들을 더 잘 시각화하기 위해, 이 책에는 스마트 폰에서부터 비디오를 통해 볼 수 있는 플래시 코드(Qr 코드 유형), 2차원 바코드가 포함되어 있다. 독자들은 이 책 전체에서 플래시 코드를 발견할 수 있다. 이 플래시 코드의 운동이나 움직임들을 보려면, 스마트 폰에서 ≪Qr code≫ 또는 "플래시 코드" 응용 프로그램을 내려 받는다.

이 프로그램을 설치하고 난 후, 스마트 폰에서 응용 프로그램을 실행하고 멀티미디어 콘텐츠에 접근할 수 있는 플래시 코드에 스마트 폰을 조준한다. 독자들은 이 책의 You Tube 채널에 가입해야 하는데, 왜냐하면 이미 온라인에 추가된 동영상에 점진적으로 다른 동영상들이 추가될 것이기 때문이다. 이 비디오를 볼 수 있는데 필요한 기술적 도구가 없거나 혹은 You Tube에서 직접 보는 방법을 선호한다면, 이 비디오를 볼 수 있는 URL을 활용한다:
http://bit.ly/corrigerpostureqrcode

이 책에서, 우리는 몸 기능과 생체 역학을 변형시키는 모든 기형, 외상성 기형 또는 선천성 기형, 유전적 기형뿐만 아니라 신경성 질환. 근육 질환 또는 질병, 질환 및 손상…을 다루지 않는다. 여기서는 가역성의 정적 결함들, 자세 결함들 그리고 자세 유지 결함들에 대해서만 말할 것이다.

Page Youtube

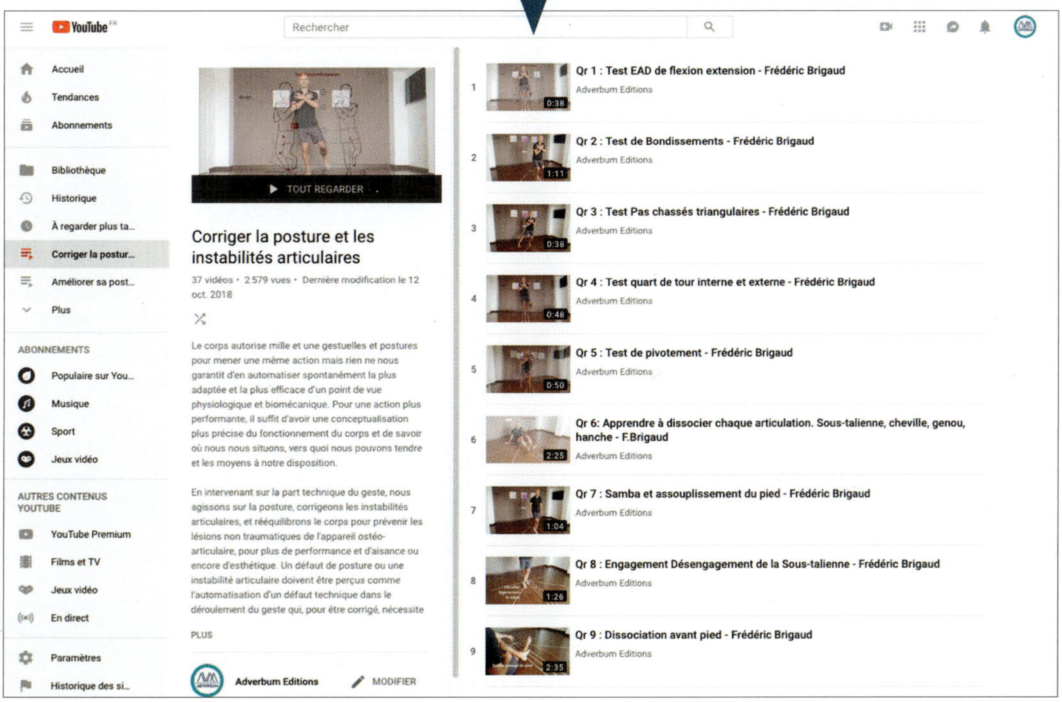

책의 용도와 사용

즉시 적용 가능한 실용적인 접근

스포츠 선수들을 위해: 축구, 테니스, 골프, 스키, 달리기, 등산, 긴 산책…

- 효율적으로 몸을 고정하는 것을 어떻게 강화할 수 있는가?
- 몸 이동의 효율성을 어떻게 높이는가?
- 지면을 밟을 때 안정성과 효율성을 어떻게 향상하는가?
- 기록 향상과 부상 예방을 어떻게 결합하는가?
- 염좌를 어떻게 예방하는가?
- …

보건 전문가, 코치, 신체 트레이너를 위해:

- 움직임을 통해 운동선수와 일반인을 교육하고 재활한다:
- 자세-역학을 지도하는데 필요한 방법들과 지식들을 습득한다.
- 몸 기능의 또 다른 개념화를 습득한다.
- 하지 관절들의 중첩 정도를 교정하는 방법들을 제공하고, 그리고 걷기에서부터 스포츠 활동까지 골반과 몸통을 안정시키는 방법을 제공하는 도구들과 방법을 습득한다.
- 발목 염좌와 무릎 염좌를 예방한다.
- …

재활의 맥락에서:

- 자세 결함에서, ***생체 역학적으로 부적절하게 반복적으로 행하는 몸짓에서 기인하는*** 근골격계의 만성적인 신체 기능 장애에서 환자를 해방시킨다… 현재 받고 있는 치료법을 방해하지 않으면서 생체 역학적으로 적합한 몸짓을 취하면서 치료를 보완한다.
- . . .

총체적이고 역학적인 몸의 관점은 독자들에게 효과적이고 지속 가능한 치료법을 제공하는데, 독자들은 치료 도구들 중에서 적절한 치료 도구들을 선택하여 독자들의 치료 도구들로 사용하면 도움이 될 것이다.

높은 수준의 스포츠 분야에서:

- 운동선수에게 책임감을 고취시키고, 자신의 몸짓을 관리하도록 가르치고, 자신의 건강을 관리하는 주체가 될 수 있도록 한다.
- 직원들과 더욱 효과적으로 상호 협력하도록 한다.

독서 수준

이 책을 쉽게 읽을 수 있도록, 두 단계로 분리하여 읽을 수 있다. ≪추가 정보≫와 ≪최적의 생체 역학≫이라는 단락은, 독자들이 좀 더 깊은 수준의 지식을 알기 원한다면, 여기에서 다루는 다양한 개념들과 원리들을 심화시킬 수 있고, 그렇지 않은 독자들은, 이 책의 깊은 내용을 이해하지 못하는 것에 대한 두려움 없이 이 단락들을 건너뛸 수 있다.

들어가는 말
Introduction

자세 중립성을 지향하다

우리는 자동화된 몸짓들을 자연스럽게 행할 수 있다는 착각으로 인해, 모든 의식적인 자세 교정들에서 바로 나타나는 불편함 때문에, 피복(sheathing) 결함 또는 자세 결함의 영향을 감지하는 것은 아마도 가장 어려운 일 것이다. 일상생활의 반복적인 몸짓과 스포츠 활동의 반복적인 몸짓으로 형성된 자세는 느리게 변한다. 이러한 변화는, 우리가 행하고 있는 행동을 방해하지 않는 한, 효과적이든 아니든 간에, 우리가 인지하지 못하는 사이에 우리에게 발생한다. 이러한 느린 변화는, ***다양한 보완*** 몸짓이 신체 도식의 구성요소가 되기 때문에 이러한 보완 몸짓으로 의식하지 않고, 우리는 지속해서 수많은 보완 몸짓으로 움직인다.

이러한 보완 능력으로 인해, 경기에서의 승리는 ≪좋은≫ 자세와 ≪좋은≫ 몸짓을 결정하는데 있어 더 이상 유일하게 신뢰할 수 있는 기준으로 간주될 수 없으며 그리고 이 승리는 검토되어야 한다; 챔피언들의 자세와 몸짓은 많은 불완전함을 나타낼 수 있으며 ≪뛰어난 기록을 내는≫ 것처럼 보인다. 여기서 이긴다는 것은 잠재적 가능성을 최고로 끌어 올린다는 것을 의미하지 않는다. ***그러므로 승리로 인해 우리의 비판적 정신이 무력화 되어서는 안 된다!*** 모든 상황에서 우리는 ≪챔피언들≫의 자세와 몸짓에서 ***대칭성*** 수준, ***중립성*** 수준 및 ***피복*** 수준을 관찰할 수 있어야 한다. 이 수준들에서의 결함 또는 결손이 있는 것은 더 많은 ***반응성***, ***용이성*** 및 ***경제성***을 향하여 몸짓과 자세가 ***개선될 수 있는 여백***으로 간주되어야 하는데, 왜냐하면 올바른 자세와 몸짓에서 벗어나는 자세를 취하게 되면 추가로 더 많은 에너지가 소비되고 그리고, 우리가 볼 수 있듯이, 불안정한 자세나 몸짓의 원인이 될 수 있다. ***역학적으로, 이상적인 것은, 중립화된 자세 그리고 유지된 자세를 중심으로 대칭적인 방법으로 움직일 수 있어야 하며,*** 그리고 양손을 더 많이 사용하는 것을 지향해야 한다.

이러한 ***대칭***의 개념과 ***자세 중립성***의 개념을 이해하기 위해, 다음과 같은 예를 들어 보자: 대칭 자세로 서서, 몸통을 옆으로 움직이면서 어깨 축을 좌우로 기울일 수 있다. 그러나 습관에 의해 우리가 왼쪽으로 어깨를 약간 기울인 자세를 지속적으로 그리고 자동적으로 취하게 되면, 우리의 모든 몸짓들은 비대칭이 될 것이다. 따라서 우리의 움직임 폭이 영향을 받을 것이다. 이러한 자세 결함의 영향을 이해하려면, 상반신을 왼쪽으로 약간 기울인 상태를 유지하면서 오른쪽으로 원을 그리며 달리고, 그 후 같은 속도로 왼쪽으로 달리고, 그리고 비슷한 곡률 반경으로 달린다. 이 자세에서 오른쪽으로 원을 그리면서 달리는 것이 더 어려울 것이고 더 많은 보완작용들을 필요할 것이다. 비대칭 자세를 취한 초기에는 우리는 이러한 보완작용들이 신체도식에 완전히 통합될 때까지 비대칭 자세를 인식할 수 있다. 또한 ***자세 중립성***의 부재는 ≪오른쪽으로 끌어당기는≫ 차와 비교***될 수 있으며,*** 따라서 왼쪽보다 오른쪽으로 돌기 위해 더 많은 힘이 필요하다. 이러한 비대칭성은, 중립성 부재로 인해, 차의 작동을 변화시키고 차의 방향을 변경시켜 다른 방향으로 움직이도록 한다.

내가 여러 논문에서 이 현상을 발표했던 것처럼, 움직이든 움직이지 않는 간에 자연스럽게 등이 굽은 어린아이는, 이 자세를 취해도 문제가 없는 것처럼 어떤 통증이나 병리적인 증세가 없다고 해서, 우리는 어린아이가 이런 자세를 지니도록 내버려 둬야 하는가? 아니면 자세를 교정하는 방법을 가르쳐야 하는가? 우리 모두는 등이 굽은 자세는 스포츠 활동을 제한하는 요인이면서, 또한 일상생활을 제한하는 요인이라는 것도 어느 정도 알고 있다. 따라서 우리는 이 어린이의 잘못된 자세를 교정하여 결과적으로 더 많은 편안함, 용이함과 반응성을 찾을 수 있도록 ≪자세≫라고 부르는 운동을 행할 것을 제안한다. 다리와 골반 ≪자세≫에 대해서도 동일하다. 그러므로 왜 스스로 자신을 제한해야 하는가?

강점과 약점을 지닌 몸의 보완 능력에 속지 말아야 한다. 몸의 보완 능력을 강점이라고 말하는 이유는, 몸이 불균형한 상태임에도 불구하고 이러한 구조적 영향이 몸에 미치는 것을 어느 기간 동안 막고 그리고 우리가 하고 있는 행동을 계속할 수 있기 때문이다. 그러나 몸의 보완 능력을 약점이라고 말하는 이유는, 우리 몸이 관절생리학의 한계까지 작동하도록, 움직임 폭을 제한하고 그리고 각 몸짓에서 더 많은 에너지를 소비하도록 우리를 이끌기 때문이다. 의식을 하지 않고 의지적이고 목표를 둔 행동이 없으면, 우리는 훈련, 일상생활 및 외상으로부터 우연히 진행되는 잘못된 움직임을 재현하고 이 움직임을 유지할 것이다. 종종 눈으로 인식하지 못하는 느린 변화는 몸의 움직임이 변하지 않는다는 잘못된 인상을 준다.

불안정과 염좌 예방

걷을 때나, 달릴 때나, 그리고 좀 더 일반적으로 모든 신체 활동과 스포츠 활동에서, 우리는 몸의 전반적인 움직임인, 몸의 유동성, 용이함, 몸의 리듬만을 인식하는 경향이 있다……. 그러나 우리가 방금 언급했듯이, 우리는 지면을 밟고 있는 질과 안정성을 직접적으로 결정하는 많은 매개 변수들을 인식하지 못하고 지나간다. 다리는 하나의 조각으로 구성되지 않고 관절들로 연결된 몇 개의 부분들로 구성된다는 것을[1] 말하는 것은 독자들에게 아무것도 가르쳐주지 않는 것이다.[2] 이러한 부분들은 어느 정도 올바르게 조정되고 어느 정도 유지되고, 안정적이다. 서서 지면을 밟고, 다리를 구부리고 펼 수 있는 것이 가능하다면, 지면을 밟는 주위로 다리를 가쪽이나 또는 안쪽으로 휘게 할 수 있다. 이러한 움직임을 이해하기 위해, 무릎을 옆으로 향하거나 발목을 가쪽 또는 안쪽으로 ≪꺾는≫것으로 충분하다. 다리 움직임을 제어하지 못하는 경우 일반적으로 ≪발목 불안정≫ 또는 ≪무릎 불안정≫으로 불리며 염좌가 쉽게 발생할 수 있다. 이러한 맥락에서, 발목 부분만을 말한다면, 프랑스에서는 평균적으로 매일 6,000건의 발목 염좌[3]가 발생한다.

1 골반, 넙다리뼈, 정강뼈/종아리뼈, 전족부.
2 엉덩이, 무릎, 발목, 목말 밑, IAT(관절 뒤틀림 선).
3 ≪응급 상황에서 발목 염좌 치료≫, *Revue des SMUR et du service de santé des sapeurs-pompiers,* n°104, 2011년 1월.

염좌로 인한 재활은 이러한 하지의 불안정들에 대한 ≪치료≫를 한다. 이 치료는 이 관절들의 피복을 강화하기 때문에 간단하다. 그러나 우리가 앞으로 살펴보겠지만, 이 치료는 해당되는 근육군들을 강화하면서 결손이 있는 부분들을 국소적으로 안정화시키는 것에 국한되지 않고 다리를 구성하는 여러 부분들 사이의 상호작용과 환자가 자연스럽게 취하는 자세를, 즉 관절들 사이에서 위치에 따라 다리를 형성하는 부분들의 구성, 고려하는 것이 적합할 것이다. 우리의 자세가 최적이기 때문에 우리가 안정적이고 균형을 유지하는 것이 아니라고 주장하자. 이러한 맥락에서 몸짓의 효율성과 염좌 예방 또는 넘어지는 것을 예방하는 것은 세 가지 요소의 결합에 달려 있다: ***균형, 안정과 구조***; 서로 서로 영향을 주면서 분리할 수 없는 전체이다.

자신의 몸을 만들고, 다른 신체적 역동성을 지향하다

이 책에서는 ***자세***, 다리와 골반 ***안정***과 ***피복***을 개선하고 강화하는데 초점을 맞추고, 그리고 실행하는 움직임이 어떠하든 간에 척주를 바로 세워 유지할 수 있는 능력을 향상시키는데 초점을 맞춘다(**그림 2**).

이러한 결과가 도출되도록 다음과 같은 순서로 진행한다:

- 몸의 기능을 이해한다. 엉덩이 위치, 무릎 위치, 발목 위치와 발 위치가 시작하는 곳에서 각 관절 간의 상호작용 및 상호관계.
- 시각 좌표들과 감각 좌표들을 습득한다.
- 자세 결함을 감지하기 위해 수직으로, 시상으로, 수평으로 그리고 정면으로 이동할 때 제약을 받는 신체 행동을 분석한다.
- 자세와 이동(자세- 역학)을 결합한 운동들을 통해 자세와 몸짓을 제어한다.

걷기, 달리기와 스포츠 활동에서 이러한 자세-역학 원리들은 일상적인 행위에서 습관화되고 이 원리들의 기술적 전달을 통해 새로운 몸의 역학을 개선하고, 뿌리내리고 자동화한다.

우리는 ***자세 결함들***이 단지 몸짓의 ***고유한 기술적인 결함들***이라고 생각하며 반대의 경우도 마찬가지로 생각한다. ***몸, 몸짓, 자동화 및 자세***를 연결하고 다시 연결하는 재귀적 루프가 있고, 이 모든 것은 우리가 살고 있는 환경, 이 환경속에서 우리의 움직임에 의해 결정된다는 것을 상기해야 한다.

그림. 2

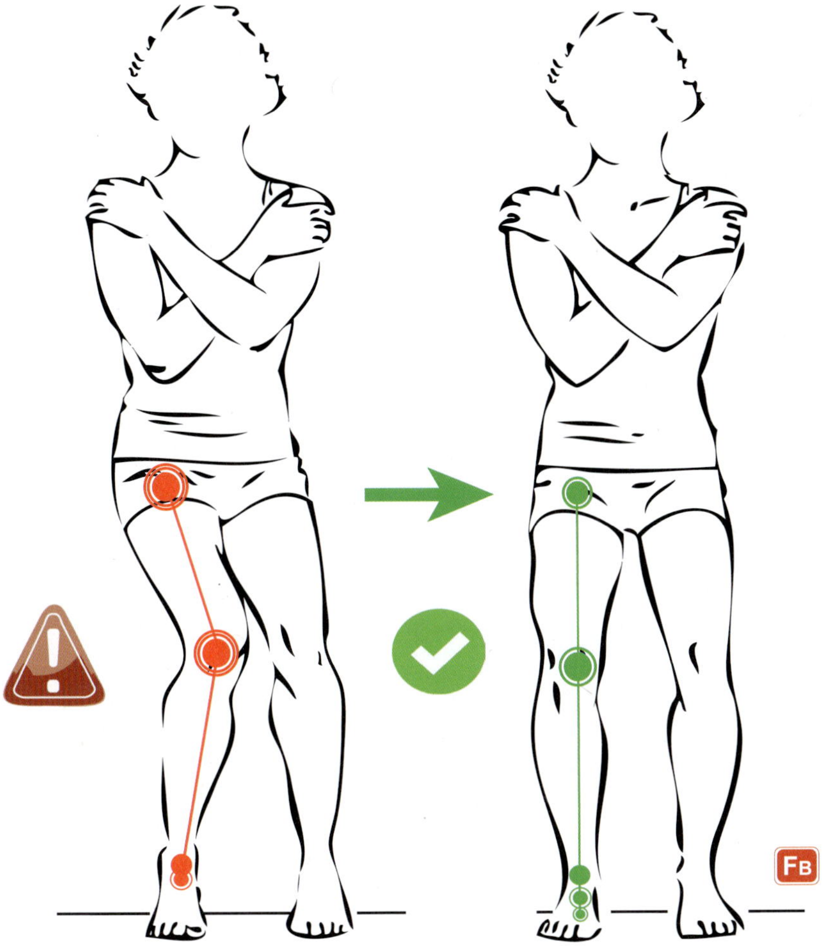

Chapter 1.

몸짓이
작동하는 방식을 알고,
이해하고 느낀다

≪자유는 지식이 끝나는 곳에서 시작된다(J. Sauvan).
법에 대한 지식은 우리를 법에 순종할 것을 요구하기 때문에 자유는 존재하지 않는다.
그 후에 자유는 앞으로 생기게 되는 법에 대한 무지와 법을 모르기 때문에
법에 의해 명령을 받지 않는다는 믿음에 의해서만 존재한다.
실제로 우리가 "자유"라고 부를 수 있는 것은, 이 용어를 실제로 간직하고자 한다면,
인간이 보편적인 결정론의 법칙을 부분적으로 그리고 점진적으로 발견함으로써
얻을 수 있는 상대적인 독립성이다. 따라서 이 법을 단지 생존을 위한
최선의 방법으로 사용하는 것을 상상하는 것이 가능하다…≫

Henri Laborit, 도주의 찬양, Gallimard, 2006, p.74.

몸짓과 자세 가변성

수많은 몸짓

A점에서 B점으로 이동하는, 심지어는 같은 행동을 하는, 수많은 방법이 있는 것을 이해하기 위해, 사람들이 걷거나 달리는 것을 관찰하는 것으로 충분하다. 몸의 가쪽 흔들림 또는 수직 흔들림을 통해서, 두 팔의 흔들림에서 두 다리의 움직임에 이르기까지 수없이 다양한 몸짓을 한다. 점차 시간이 흐름에 따라 익숙해진 걸음걸이는 각 개인을 구별하고 이 걸음걸이는 일상 활동, 실행하고 있는 스포츠, 부상과 우리가 이동하는 지면에 적응하여 걷는 기술에 따라 평생에 걸쳐 점진적으로 변한다.

불행히도, 우리가 사는 도시들은 점점 더 다져진 평탄한 지면들로 형성된다: 도시를 걷기 위해 어떤 수단이나 능력을 거의 필요로 하지 않는, 평탄하고 넓으며, 구멍이 없고, 튀어나오지 않고, 경사도 없는 지면 위에서 발목을 접질리거나 넘어지는 위험이 없이 ≪***어떠한 방법으로도***≫ 걷는 것이 가능하다. 이러한 유형의 지면에서만 걸을 수 있는 걸음걸이들은 자동적인 걸음걸이가 될 수 있고 익숙하지 않은 지면을 걷기 위해 더 많은 걷기 기술이 필요한 경우 걸음걸이는 불확실해질 것이다.

우리는 우리 몸의 구성과 변화하면서 살고 있는 환경***과의 긴밀한 상호작용***을 인식하는 것이 중요하다. 우리의 근육조직, 우리의 반응성, 우리의 자동화, 우리의 몸짓은 환경이 요구하는 수준에 따라 달라지므로, 결과적으로 환경이 요구하는 틀 속에 우리를 갇히도록 만든다. 환경이 몸을 사용하는 기술을 더 적게 요구할수록, 환경은 우리를 더 ≪약하게 만든다≫. 몸을 쓰지 않음으로써 몸의 기능이 상실된다. 시골에 사는 노인이 지면이 평탄하지 않은 산책로를 매일 걷는 경우와 도시에 사는 노인이 평탄한 지면 위를 산책하는 경우에서 편안함의 편차가 생기는 현상을 보자. 첫 번째 경우의 노인은 민첩성이 뛰어나지만 두 번째 경우의 노인은, 도시에서는 걷는데 거의 노력과 관심이 필요하지 않으므로, 민첩성을 잃어버렸거나 혹은 전혀 발달시키지 않았다.

반응성을 갖추려면, 더 많은 제어와 정확성이 요구되는 더 까다로운 환경이 필요하다. 그렇지 않으면 몸을 역동적으로 유지하기 위해 ***매일 운동***을 하여 민첩성과 능숙함을 유지하거나, 혹은 도시 한가운데, 몸을 강화할 목적으로, 건강코스를 보완하여 움푹 파이고, 튀어나오고, 경사면이 있는 오솔길을 만들어 도시인들이 큰 걸음으로 걸을 수 있도록 하여 민첩성과 능숙함을 유지하도록 해야 한다.

그러나 오솔길을 걷는데 더 많은 기술이 필요하고 더 정확하고 더 안정적인 몸짓이 필요하더라도, 최적의 몸 구성과 자세를 보장하지 않는다. 왜냐하면, 우리가 ***자세 가변성***이라고 부르는 몸 구조에서 가변 부분이 있기 때문이다. 이 가변 부분은 우리가 영향을 미칠 가능성의 영역이다.

지면이 다져져 평탄할수록, 이 지면에서 행할 수 있는 몸짓의 분야는 더 넓고, 효율적이거나 그렇지 않을 수 있다. 다져진 평탄한 지면에서, 걸음걸이의 결함들은 몸짓의 안정성, 균형 그리고 유동성을 수용할 수 있거나 거의 영향을 미치지 않지만, 다져진 평탄한 지면이 아닐 때는 이 결함들은 걷는 데 나쁜 영향을 미친다. 반대로, 지면을 걷는데 더 많은 기술이 필요할수록, 더 많은 능숙함, 안정성이 필요하고 특별한 몸 구성을 갖춰야 한다. 우리가 스스로 하는 질문은 다음과 같다: 어떠한 몸을 가지길 바라는가? 이는 공중보건의 문제인데 왜냐하면 모든 ***몸짓, 자세들과 몸짓의 자동화***들은 우리가 이동하는 환경을 관리하는 능력을 직접 결정하고, 환경의 입장에서는, 환경은 우리 몸과 행동의 변화에 영향을 미친다(**그림 3**).

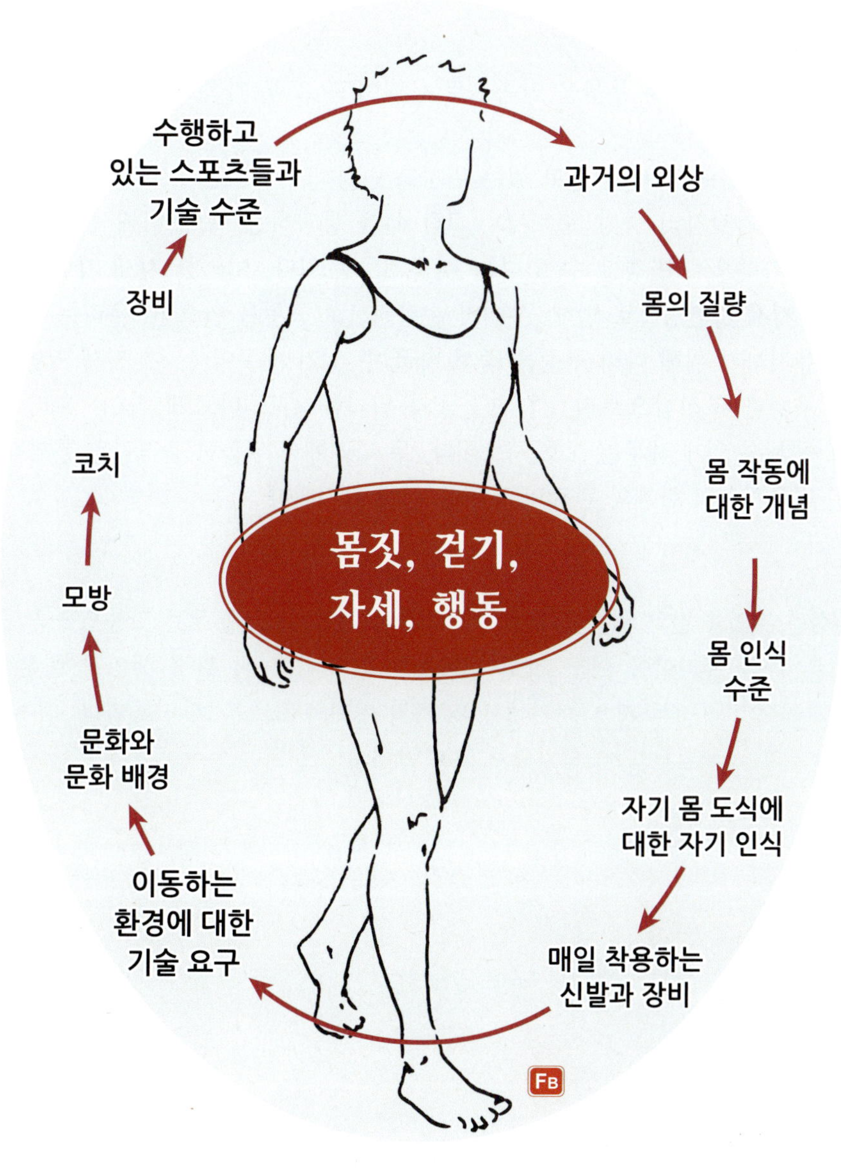

그림. 3

수많은 몸 구성, 자세 가변성

지면을 밟을 때 자세 가변성 개념을 이해하기 위해, 들어가는 말에서 간략히 제시했던 다음 테스트를 수행할 것을 제안한다.

배치 지침

- 서서 거울을 본다.
- 양말을 벗고 엉덩이 폭 만큼 두 발을 벌려 평행되게 둔다.
- 발뒤꿈치가 땅에 닿고 무릎을 약간 구부린다.

실행 지침

- 두 발을 지면에 붙이고 두 무릎을 안쪽으로 움직이고 그 후 가쪽으로 움직인다.

지면을 밟고 있는 주위로, 지면을 밟고 있는 위치를 변경하거나 회전하지 않고, 우리는 엉덩이와 발뒤꿈치 아래쪽 가장자리 중앙(축 EAD[1], **그림 4**)을 통과하는 축에 비해서 무릎과 발목의 위치를 안쪽 또는 가쪽으로 변경할 수 있다는 것을 알 수 있다. 이러한 ***자세 가변성***은 장점이 되는데, 왜냐하면 ***자세 가변성***으로 인해, 우리가 순간적으로 균형을 잃으면, 우리는 부상을 당하지 않고 균형을 유지하기 위해 다리 구성을 즉시 바꿀 수 있기 때문이다. 이 ***자세 가변성***은 어떤 상황에서 다리 구성을 조정함으로써, 즉 관절들의 위치를 서로 다르게 하여, 우리가 취하고 있는 행동을 계속할 수 있게 해주는 보호 구조이다. 두 다리에서 뒤틀림 움직임을 통제할 수 없는 경우, 우리는 관절 움직임의 한계와 관절의 충격을 쉽게 감지한다.

자세 가변성은 지면을 밟고 있는 주위에 관절들을 배치할 수 있는 모든 가능성을 보여준다. 자세 가변성은 관절 생리학에 어느 정도 효과적이고 그리고 이 관절 생리학에 부합하는 위치들이다. 그러므로 우리는 같은 행위에서 두 가지 별개의 요소를 가지고 있다: 한편으로는 ***몸짓 가변성***과 다른 한편으로는 각 몸짓에서 ***자세 가변성***이다.

1 EDA 축, 역학적인 관절 중첩.

그림. 4

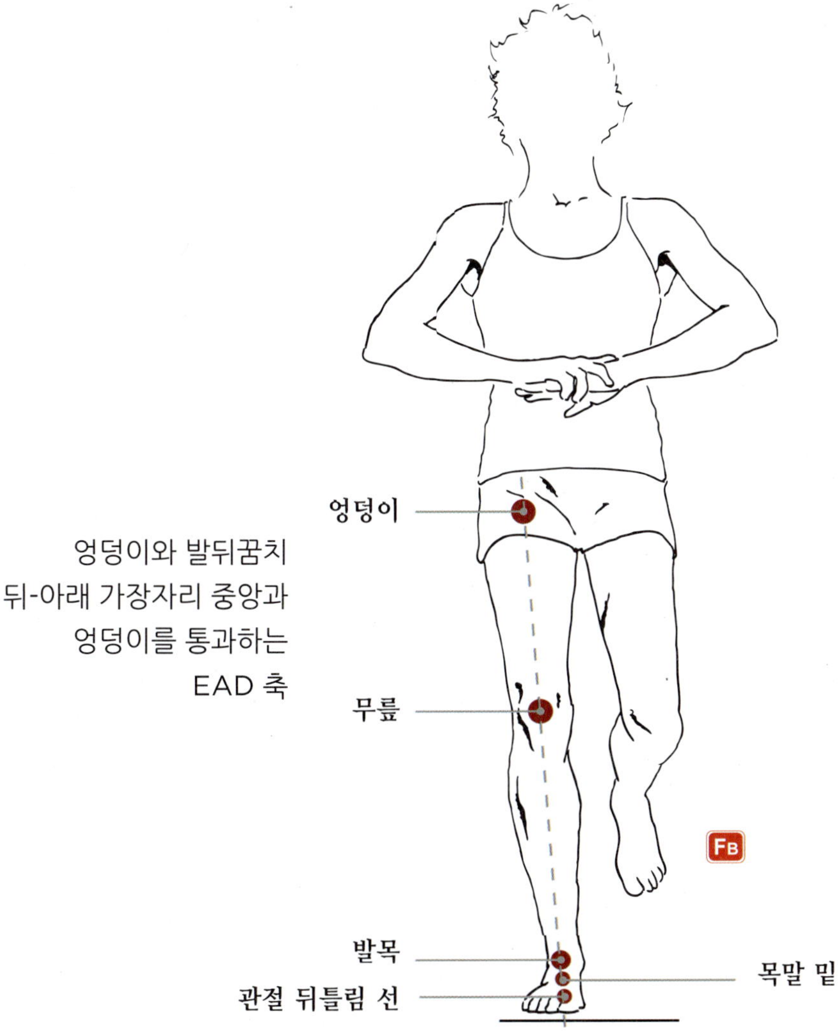

자세 가변성과 역학적 제약

지면을 밟고 있으면, 다리를 구성하는 각 관절에 부과되는 압력과 긴장 분포는 이전에 설명한 EAD 축에 비해서 어떠한 위치를 설정하느냐에 따라 변한다. 이러한 제약의 변화를 느낄 수 있도록 다음과 같은 두 단계 시험을 제안한다.

배치 지침

- 지면에 선을 그리거나 골반 축에 수직으로 자신 앞에 접착테이프를 붙인다.
- 오른쪽 앞발을 스플릿 자세를 취한다.
- 오른발뒤꿈치 중앙과 전족부 중앙을 밴드 위에 놓는다(**그림 5**).
- 발뒤꿈치를 지면에서 약간 들고, 전족부는 지면을 밟는 것을 유지하고, 무릎을 축으로 향하게 하고 난 후, 발뒤꿈치를 땅에 놓는다.
- 이 운동을 하는 동안 발뒤꿈치는 지면에서 떨어지지 않는다.
- 오른다리를 약간 굽힌다.

그림. 5

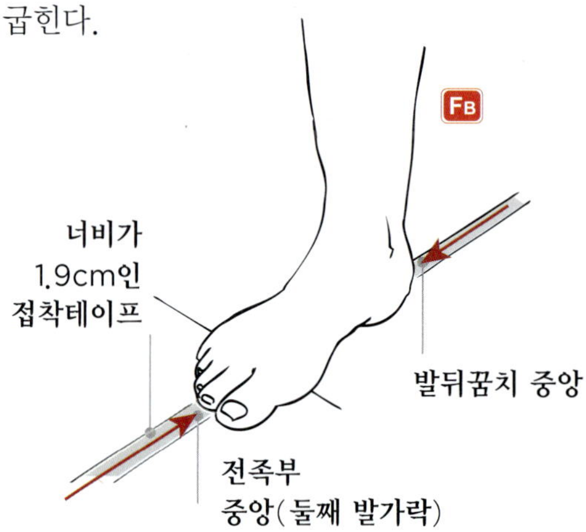

실행 지침

첫 번째 단계

- 체중을 다음과 같이 두 다리에 배분한다:
  앞다리에 체중의 30%를 배분하고 뒷다리에 70%를 배분하고 그 후 오른쪽 무릎을 안쪽으로 향하게 하는데, 즉, EAD 축 안으로 들어가게 한다.
- 이렇게 자세를 취한 후, 오른다리에 실린 체중 30%가 70%가 되도록 체중을 옮긴다.
- 무릎 관절의 긴장과 압력 분포에 집중하면서, 오른다리를 무리하지 않으면서 작은 폭으로 천천히 굽히고 편다.

두 번째 단계

- 뒷다리에 체중을 옮기면서 시작 위치로 돌아온다.
- 오른쪽 무릎을 오른발 축에 위치시킨다.
- 체중을 앞다리에 다시 옮긴다.
- 무릎 관절의 긴장과 압력 분포에 집중하면서 오른다리를 무리하지 않으면서 작은 폭으로 천천히 굽히고 편다.

그림. 6

EAD 축에 비해서 무릎 위치에 따라
무릎에서 체중 배분과 제약들을 평가한다.

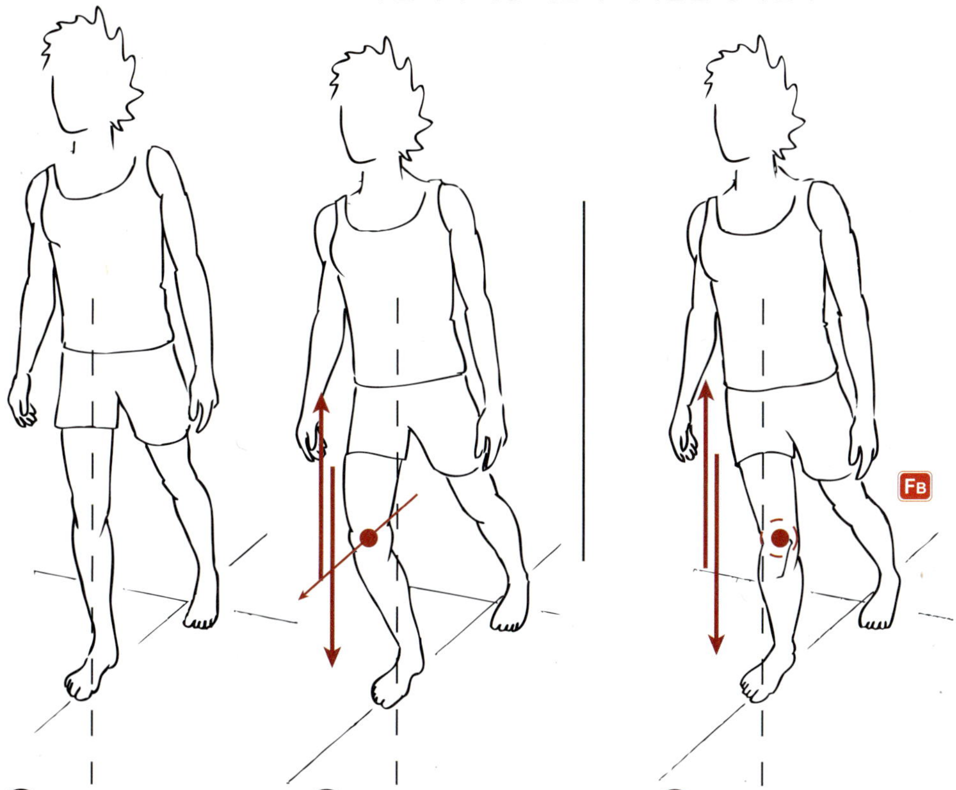

① 선 위에 오른발을 놓는다(발뒤꿈치 중앙, 전족부 중앙)

② 오른다리 굽힘/폄 움직임. 무릎이 축에 위치함

③ 오른다리 굽힘/폄 움직임. 무릎이 안으로 들어감

이 검사는 무릎 굽힘/폄 같은 움직임을 실행할 때 무릎에서 발생하는 압력 분포와 긴장은 EAD 축에 비해서 무릎 위치에 따라 변한다는 것을 느낄 수 있게 한다. 그러므로 무릎 위치가 중앙에서 멀어질수록, 가쪽을 연결하는 요소들(관절 주머니, 인대)이 긴장 상태에 놓이게 되고, 압력 분포가 동질성을 상실하여, 관절계와 관절 주위계의 변질의 근원들이 되는, 지나치게 압력을 많이 받는 부위가 발생한다. 지면을 밟고 있는 다리의 역학적 효율과 다리의 통합성은 EAD 축에 가까이 관절의 위치를 유지하고 안정화하는 능력에 달려 있다. 무릎과 마찬가지로, 발목은 한편으로는 축의 이마면에서 다른 한편으로는 축의 다른 지점들에 위치할 수 있다. 무릎처럼, 발목은 시각적으로 쉽게 측정할 수 있는 좌표라는 것을 기억하자(**그림 6**).

인대계 긴장과 관절 주머니 긴장은, 관절 간 압력의 분포처럼, EAD 축에 비해서 무릎과 발목의 위치에 따라 변한다. 무릎과 발목이 EAD 축에 위치할 때 부과되는 압력과 긴장에서도 더 잘 균형을 이룬다.

자세 가변성 검사

자세 가변성 검사는 발뒤꿈치가 지면을 밟거나 지면에서 떨어지는 것에 따라 지면을 밟고 있는 가변성의 폭을 평가할 수 있도록 하고, 그리고 발에서 뒤틀림 구조(IAT, 관절 뒤틀림 선 Interlinear Articular of Twisting[2])의 중요성을 강조할 수 있다.

배치 지침

- 2개의 끈을 20cm 간격으로 서로 평행하도록 지면에 붙인다.
- 각 발을 끈 위에 놓는데, 각 발의 발뒤꿈치 중앙과 전족부 중앙이 끈 위에 위치해야 한다.
- 무릎을 약간 구부린 상태로 유지한다.
- 무게 중심은 두 발 사이에 있다.

실행 지침

첫 번째 단계

- 두 발의 발뒤꿈치를 지면에 붙이고, 두 발이 회전하지 않도록 하면서 두 무릎을 벌리고 두 무릎이 안으로 들어가게 한다. 두 무릎을 벌리는 움직임은 엉덩이 가쪽돌림에서 기인하고 두 무릎을 서로 접근시키는 움직임은 엉덩이 안쪽돌림에서 기인한다 (**그림 7** ②).
- 이 움직임이 마지막에 다다를 때 무릎에서 빠르게 발생하는 제약과 움직임의 작은 폭을 인식한다.

두 번째 단계

- 시작 위치로 돌아가서 지면에서 발뒤꿈치를 약간 든다(최대 1cm). 전족부가 회전하지 않도록 하면서 이 검사를 반복한다(**그림 7** ③).
- 움직임 폭이 증가하고 이전에 발뒤꿈치들을 지면에 둔 채 행한 검사와 비교할 때 관절들에서 긴장들이 늦게 발생한다.

주의 사항

- 지면을 밟은 두 발은 밟은 부위를 중심으로 회전하지 않는다.
- 전족부 전체가 지면과 접촉한 상태를 유지하고, 두 발은 기울어지지 않는다.
- 이 운동 동안에는 골반 균형을 수평으로 유지한다.
  두 무릎을 벌릴 때 허리를 뒤로 젖히지 않는다.

2 부록 ≪발 해부학≫ 284쪽 참조.

그림. 7

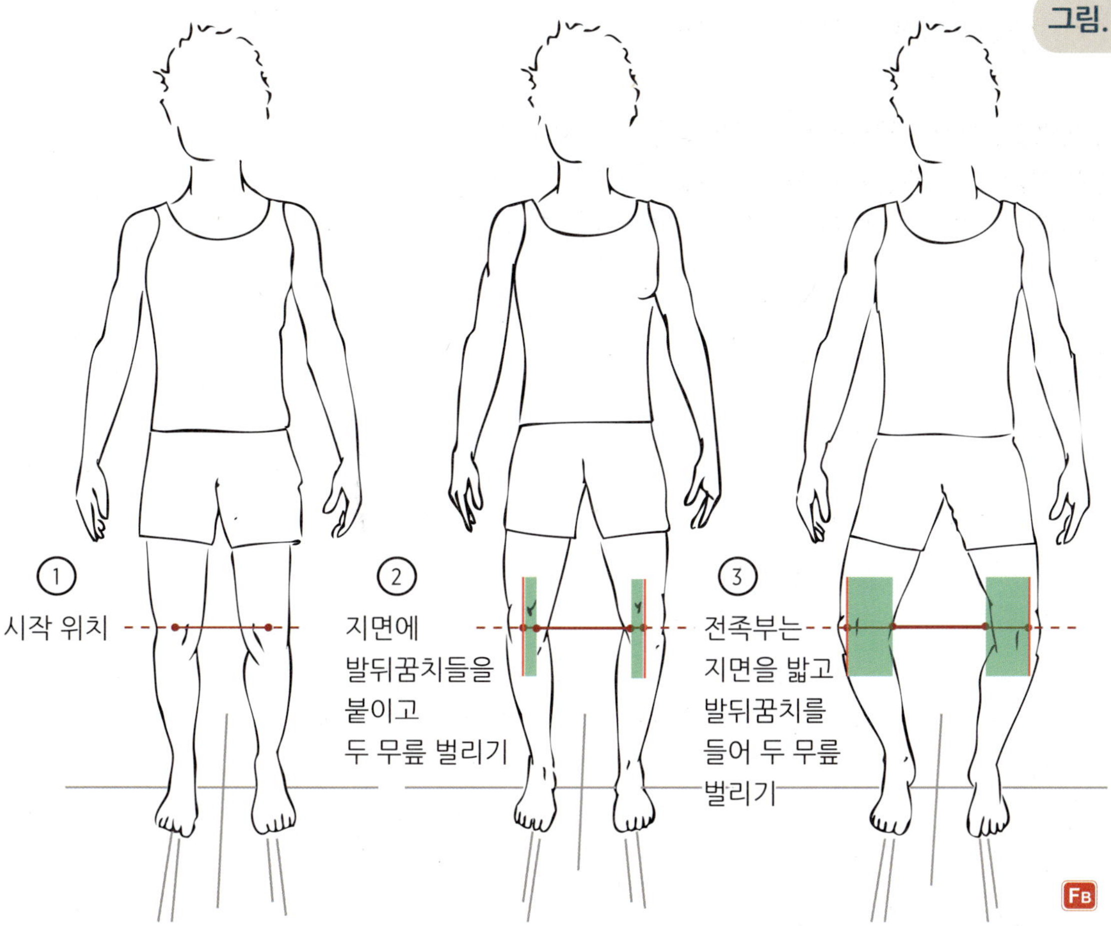

발뒤꿈치가 지면을 밟아 관절 뒤틀림 선의 움직임이 고정될 때 지면을 밟고 있는 엉덩이 가쪽돌림 폭, 또는 발뒤꿈치가 지면에서 떨어져 관절 뒤틀림 선의 움직임이 자유로울 때 지면을 밟고 있는 엉덩이 가쪽돌림 폭

지면에서 떨어진 발뒤꿈치
지면을 밟는 발뒤꿈치

지면에서 두 발의 발뒤꿈치를 들면 전족부와 후족부를 분리하는 뒤틀림 구조[3]를 자유롭게 움직일 수 있다. 지면을 밟고 있는 다리 기울기가 변하거나 다리 방향이 변할 때 나타나는 뒤틀림 움직임들을 하나의 관절[4]이 책임진다. 전족부는 지면과 후족부를 포함한[5], 다리의 나머지 부위 사이에서 ***중화시키는 경계면***(neutralizing interface)이 되는데, 이 경계면은 다리가 회전하고 다리가 기우는 경첩이다. 무릎 관절에서 뒤틀림이 발생하기 전이나 목말 밑 관절이 작용을 그만두기 전에 어떤 제약들 없이 두 무릎을 EAD 축의 안쪽이나 가쪽으로 더 멀리 옮길 수 있다.

3 물기를 빼기 위해 짜는 걸레에 비유할 수 있는 뒤틀림 움직임: 같은 축에서 서로 반대되는 회전력. 관절 뒤틀림 선(IAT) 내에서 실행되는 움직임. 발에서 뒤틀림 정도의 변화는 전족부에 비해서 뒤발꿈치 위치의 변화에 따라 다르게 반영된다는 것을 기억한다(*신발 안창 없이 발 교정하기* + 비디오 링크 참조).

4 관절 복합체는 여러 개의 관절로 이루어져 있으므로, 관절이 하나 이상이다.

5 *발 교정하기* 참조.

따라서 지면을 밟고 있는 모든 자세의 운동은 항상 발뒤꿈치를 약간 들고 실행하는데, 발뒤꿈치를 들면 뒤틀림 구조를 자유롭게 움직일 수 있다.

자세 가변성은 지면에서 발뒤꿈치를 들고 평가하는데, 왜냐하면 발에서 뒤틀림 구조[6]는, EAD 축에 비해서 각 관절의 위치에 직접 영향을 미치고 엉덩이, 무릎 및 목말 밑 관절과 같은 이유로, 정확하게 측정해야 할 필요가 있는 관절에 속한다; 즉 중립위치. 자세 교정과 지면을 밟는 자세- 역학 운동은 발뒤꿈치를 들고 전족부는 지면을 밟고 실행한다.

최적의 생체 역학: 무릎이 안으로 들어감 – 두 발의 발뒤꿈치를 지면에 붙이고 두 무릎을 굽힌다. 발 가쪽번짐(eversion)을 동반하면서(목말 밑 관절 움직임) 무릎을 안쪽으로 향하게 하면 무릎 뒤틀림 움직임(넙다리 아래 정강뼈 가쪽돌림)이 빠르고 자연스럽게 발생한다. 이러한 다른 움직임들을 느끼기 위해, 우리는 다음과 같은 검사를 해 볼 것을 제안한다. 맨발인 두 발을 평행이 되도록 놓고 의자 가장자리에 앉아, 무릎을 90°로 굽히고, 두 발은 두 무릎과 두 발뒤꿈치에 수직이 되도록 놓고 발뒤꿈치는 지면에 놓는다. 오른손을 종아리뼈 머리 위에 놓는다. 무릎 관절을 구성하는 두 뼈 사이에서 돌림움직임들을 느낄 수 있도록 두 개의 손가락(약지와 새끼손가락)은 종아리뼈 머리에 놓고 두 개의 손가락(검지와 중지)은 넙다리뼈가 연장되는 곳에 놓는다(**그림 8**).

- 첫 번째 단계에서, 넙다리뼈 아래 정강뼈 가쪽돌림을 느끼기 위해 오른쪽 무릎을 안으로 움직인다.
- 두 번째 단계에서, 시작 위치로 돌아간 후, 넙다리뼈 아래 정강뼈 안쪽돌림을 느끼기 위해 발목을 안쪽으로 구부린다.
- 세 번째 단계에서는, 발 가쪽번짐(발목을 안쪽으로 구부림)과 엉덩이 모음(오른쪽 무릎을 안으로 움직임), 이 두 가지 움직임을 결합한다. 발 가쪽번짐과 엉덩이 모음의 폭에 따라, 넙다리뼈 아래 정강뼈 안쪽돌림 혹은 가쪽돌림은 거의 발생하지 않는다. 무릎 관절이 관리하지 않는 움직임인, 이러한 ≪무릎이 안으로 들어감≫은 엉덩이 모음 움직임을 일으키는 경향이 있다. 서서, 다리를 약간 굽히고 할 수 있는 검사다; 따라서 엉덩이 돌림이 엉덩이 모음 움직임보다 우세하다.

발뒤꿈치를 들고, 무릎을 안쪽으로 향하게 하면 다리는 엉덩이와 뒤틀림 구조를 중심으로 돌아간다. 만약 무릎 관절과 목말 밑 관절이 충분히 강하다면 지면을 밟고 있는 다리의 돌림 움직임은 무릎 뒤틀림과 목말 밑 가쪽번짐을 발생시키지 않고 발생한다. 지면을 밟고 있는 다리의 방향을 바꿀 때, 발뒤꿈치는 약간 들고 전족부로만 지면을 밟으면, 모든 뒤틀림으로부터 무릎을 보호할 수 있다. 발뒤꿈치로 지면을 밟으면, 무릎 뒤틀림과 목말 밑 움직임 없이는 다리의 방향을 바꿀 수 없다.

6 뒤틀림 구조는 엉덩이, 무릎, 발목, 목말 밑 관절의 움직임 폭으로 인해 그리고 뒤틀림 구조가 유발하는 움직임 폭 때문에, 엉덩이, 무릎, 발목, 목말 밑 관절들과 동일하게 실제로 존재하는 관절로 고려해야 한다.

전족부로 지면을 밟으면서, 다리 피복이 충분히 강한 경우(무릎 관절 피복과 목말 밑 관절 피복), 엉덩이 안쪽돌림 움직임은 후족부를 포함한 다리 전체에서, 따라서 다리를 구성하는 전체 관절들, 안쪽돌림을 발생시킨다는 것을 기억해야 한다. 그러나, 발뒤꿈치가 지면을 밟고 있으면, 엉덩이 안쪽돌림은 다리 전체를 안쪽돌림으로 이끌지 못하며, 안쪽돌림은 뒤틀림을 일으키며, 이 뒤틀림의 충격은 무릎 그리고/혹은 목말 밑에 의해 ≪흡수≫된다: 정강뼈가 돌아가는 것에 비해서 넙다리뼈는 더 많이 돌아간다. 다리의 전반적인 안쪽돌림 움직임에 신경 쓰지 않고 무릎 관절을 독립적으로 관찰하면, 넙다리뼈에 비해서 정강뼈에서 가쪽돌림이 발생한다. 따라서 이 같은 다리뼈들 사이에서 발생하는 특별한 움직임들과 이 다리의 전체에서 발생하는 움직임들을 구별하는 것이 유용하다. 다른 한편으로, 이 다리의 같은 관절을 구성하는 두 개의 뼈가 근육계에 의해 동시에 움직임 일어나면, 돌림 제약이 실제로 다른 관절로 이동된다. 이러한 움직임들에 대한 인식 부족과 제어 부재는 다리 구조의 완전성과 이 움직임의 효율성 모두에 영향을 미친다.

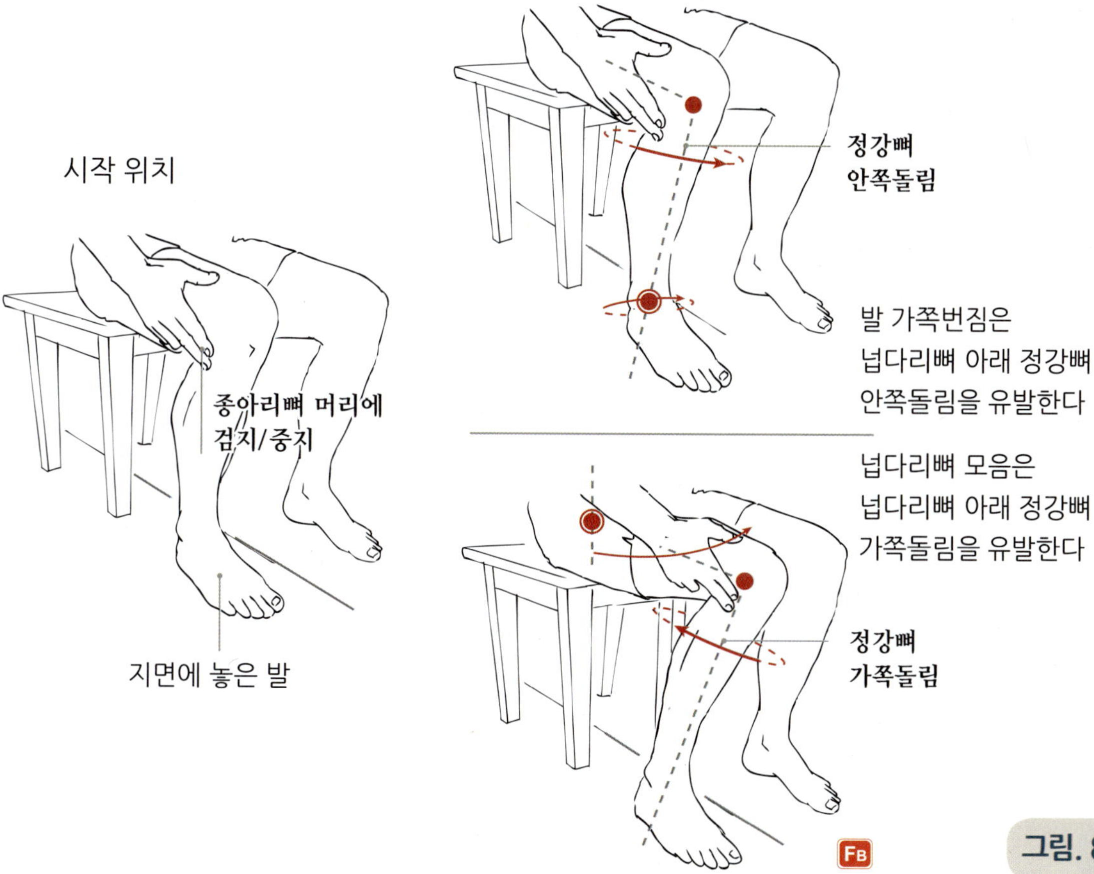

그림. 8

그러므로 무릎 외반을 증가시키는, 넙다리뼈 아래 정강뼈 가쪽돌림이 발생하는, ≪무릎 들어감≫과, 발뒤꿈치를 들고 전족부로 지면을 밟으면서, 무릎 뒤틀림 없이 다리 전체를 안쪽으로 향하게 하는 다리 안쪽돌림과 구별하는 것이 필요하다.

불안정한 구조

아마, 우리 몸(오른쪽 반/왼쪽 반)의 상대적인 대칭성에 의해 기만당하고 또한 안정감을 분출하는 레오나르도 다빈치의 *L' homme de Vitruve* 작품에서 표현한 상대적인 대칭성에 의해 기만 당해, 우리는 다리와 팔의 구조가 비대칭이라는 것을 잊는다.

다리에는 대칭축이 없다. 이 구조는 넙다리뼈와 정강뼈에 의해 형성된 생리적인 외반으로 인해, 그리고 지면을 밟고 있는 점(발뒤꿈치와 발 앞활)에 비해서 목말 밑 관절의 안쪽위치(다리와 발 사이의 교차점)로 인해 안쪽으로 붕괴하는 경향이 있다. 우리가 매번 일어날 때마다, 우리는 다리가 안쪽으로 붕괴하는 경향에 저항하는데,[7] 즉, 엉덩이 안쪽돌림/모음 제약에 저항하는데, 이 제약은 관절 뒤틀림 선(IAT[8]의 뒤틀림 풀림과 넙다리뼈 아래 정강뼈 가쪽돌림(**그림 9**)의 풀림에 대한 제약과 결합한다. 그러므로 운동계와 달리(**그림 10**), 이러한 붕괴에 견딜 수 있는 각 단계마다 ***고정근계***(muscle stabilizer system)가 존재한다. 따라서 걷기, 달리기 또는 앞으로 도약(시상면에서 실행된 움직임들), 그리고 다른 면(이마면과 수평면)에서 구조를 유지하는 것은 꼭 필요하지 않고 적절하지 않은 다른 근육들에 의해 제어된다: 운동 근육들은 종종 고정근들보다 강하고 강력하다.

최적의 생체 역학: 가용성이 있는 움직임 – 붕괴하는 경향이 있는 이러한 구조에 직면하여, 무릎, 목말 밑 관절과 IAT는 피복이 손실되는 경우 인대계가 긴장되기 전에, 움직임의 범위를 허용하는 ≪가용성이 있는≫ 자유도 정도를 지니고 있다. 이렇게 무릎 가쪽돌림은 역동적인 외반을 허용하고, 목말 밑 관절의 가쪽번짐은 발목이 안쪽으로 기우는 것과 IAT 가쪽돌림과 발 뒤틀림 풀림을 허용한다. 또한, 우리는 무릎이 안쪽돌림보다 가쪽돌림을, 안쪽번짐보다 가쪽번짐을, IAT에서 안쪽돌림보다 가쪽돌림이 더 많다는 것을 알아차렸는데, 우리는 이런 작용은 다리가 붕괴하는 경향에 대응하는 진정한 진화적 이점이라고 지적한다. 만약 이 관절은 이러한 정도의 자유도와 움직임 폭이 없다면, 이러한 상황이 발생하자마자 인대계가 긴장하여 더 많은 염좌가 발생하고 잘못된 걸음을 걸을 것이고, 또는 우리는 지금보다 훨씬 더 강력한 인대계를 가지고 있어야 한다. 이러한 움직임은 이 관절들을 보호하고 우리에게 불균형에서 벗어나서 보완할 수 있는 ≪가용성이 있는 움직임≫으로 간주되어야 한다. 다른 한편으로 발의 생체 역학은 IAT가 완전히 자유로워지기 위해 발뒤꿈치를 들고 전족부로 지면을 밟아야 한다는 것을 기억해야 한다.

7 일반적으로 남성보다 여성은 더 넓은 골반으로 인해 제약이 더 크다.

8 IAT, 관절 뒤틀림 선: ≪용어 사전≫ 참조.

그림. 9

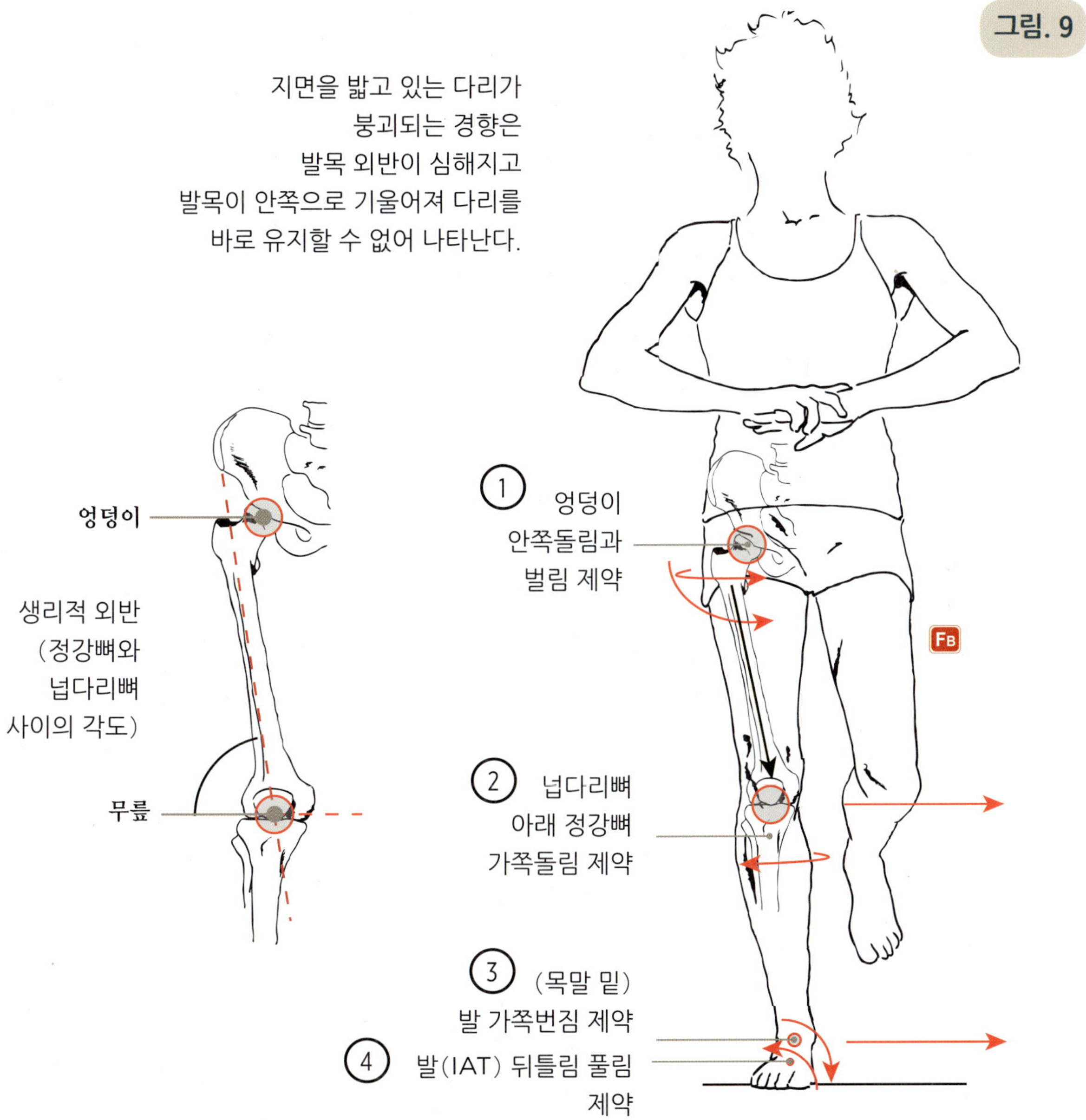

추가 정보: 보완과 복잡성

지면을 밟고 있는 다리의 관절 중첩을 유지하기 위해서, 우리는 다리가 붕괴되는 경향에 대해 끊임없이 저항한다(10). 다리의 (안쪽) 붕괴는 엉덩관절(hip joint) 안쪽돌림과 모음(1), 넙다리뼈 아래 정강뼈 가쪽돌림(2), 후족부 가쪽벌림(3)과 IAT의 뒤틀림 풀림(4)을 유발한다. 발목 안정은 뒤정강근과 긴종아리근이 동시에 수축하는 것에 달려 있는데, 처음에는 두 근육이 서로 반대되는 움직임(≪삼바와 발 이중 피복≫ 참조)으로 인해 협력해서 작동하지 않는 것처럼 보인다. 그리고 무릎 안정은 부분적으로 오금 안쪽돌림근의 질에 달려 있다.

그림. 10

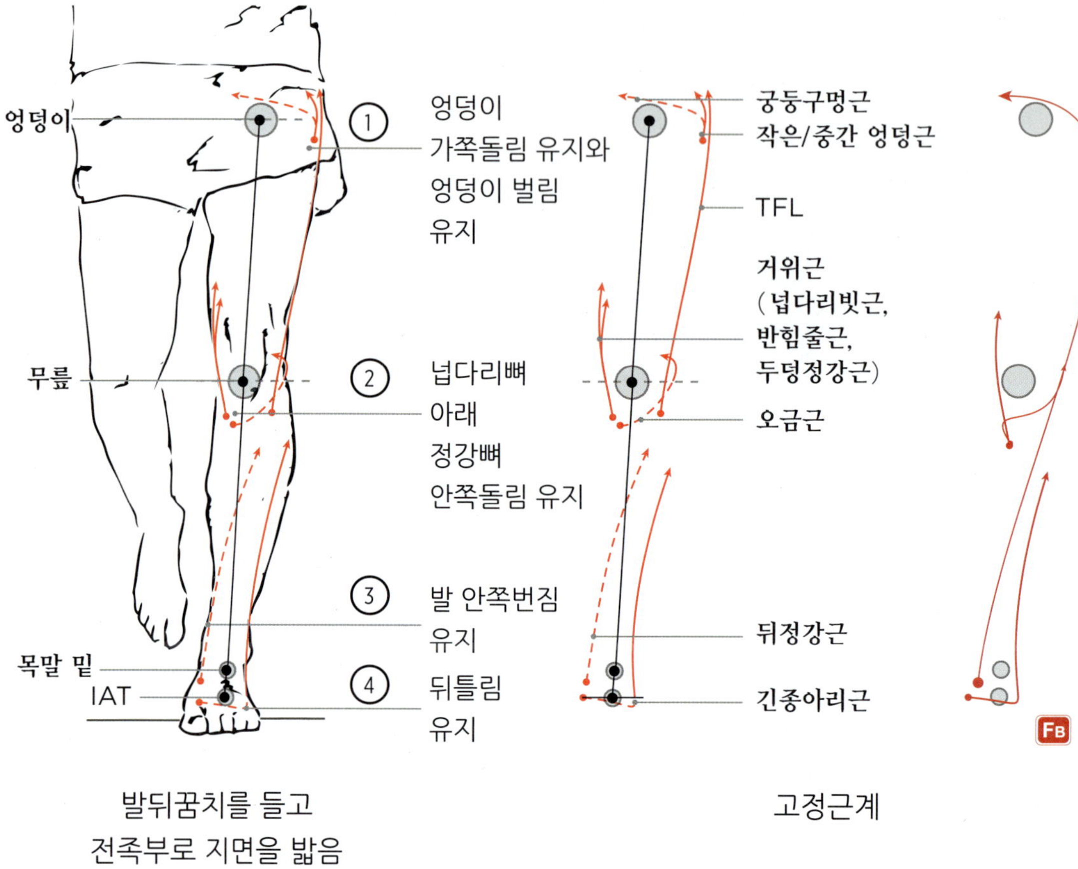

고정근계의 복잡성과 이 부위들의 상호관계의 복잡성 때문에, 무릎은 안정되고 관절이 중첩되지만, 보완 현상들을 내포하고, 각 근육은 원격으로 다른 근육의 약점을 일시적으로 대처할 수 있다.

따라서:

- 목말 밑 유지 결손은 오금근 그리고/또는 벌림근과 엉덩이 가쪽돌림근의 과도한 작용에 의해 보완될 수 있다;
- 엉덩이 가쪽돌림근 유지 결손은 오금근 및/혹은 뒤정강근의 과도한 작용에 의해 보완될 수 있다;
- IAT 유지 결손[9]은 긴종아리근의 과도한 작용으로 또는 엄지발가락 긴굽힘근의 부적합한 사용으로 보완될 수 있다;
- …

9 (저자는 목말밑 결손이라 하였으나 IAT(관절 뒤틀림 선) 유지 결손의 대처에 대해 설명하므로 IAT로 수정함. 역자 주)

지나치게 작용을 받는 각 근육이나 힘줄은 ≪병적인≫것이 될 수 있다. 따라서 트레일 러닝을 고난도 지면(움푹 파이고, 위로 튀어나오고, 경사면…) 위에서 행할 때 이 부위들의 과도한 작용으로 인해 나타나는 뒤정강근 건병증(tendinopathy)은 엉덩이 유지(가쪽돌림근과 벌림근) 결손 혹은 무릎유지(안쪽돌림근) 결손으로 인해 발생할 수 있다. 뒤정강근은 무릎과 엉덩이의 약점을 보완한다. TFL(넙다리근막긴장근)의 말단 부착의 건병증은 목말 밑 유지 결손 또는 엉덩이를 유지하는 결손에서 유래할 수 있다….

또는 다음과 같은 이유에서 기인할 수 있다:

- 가쪽측면인대의 작용을 제한하기 위해, 발의 가쪽번짐이 발생하는데, 이때 치료를 제대로 받지 못한 발목 염좌.
  무릎이 축에 위치하는 것을 유지하기 위해, 무릎에서 뒤틀림 현상들을 제한하기 위해 엉덩이 가쪽돌림에 의해 보완되는 가쪽번짐;
- 길에서 달리기를 하다가 트레일 위에서 달리기를 하는 사람이 지면의 고난도 앞에서 약한 뒤정강근. 이러한 유형의 지면 위에서 달리기에 거의 익숙하지 않은 경우, 목말 밑을 제어하는 근육계가 약한 경우, 보폭마다 발 가쪽번짐을 일으키며, 이는 TFL이 더 많은 부하를 받으면서 엉덩이 가쪽돌림/벌림에 의해 균형이 잡힌다.
- 과도한 훈련. 달리기 선수는 훈련 부하를 갑자기 주당 10 km에서 40 km로 증가시킨다. TFL은 더 많은 과부하를 받는다. 가벼운 염증은 반드시 양쪽에서 나타나야 하지만, 실제로 몸짓과 자세의 비대칭으로 인해 가장 빈번하게 한쪽에서만 과도한 훈련이 부과되어 이 부위에 염증이 발생한다.
- …

이러한 증상이 나타날 수 있는 원인은 여러 가지이며 모두 해결할 수 없을 만큼 많다. 그러나 서로 다른 관절들과 뼈들 사이의 상호작용, 각 상황에서 취할 수 있는 몸짓과 자세, 몸 구조에 대한 제약 등등을 더 잘 이해하면 이 증상들의 원인들을 더 쉽게 알 수 있다.

최적의 생체 역학 – 왜 다른 발허리뼈들보다 첫 번째 발허리뼈(큰 발가락)가 더 큰가? 특히 지면을 밟는 다리와 발이 붕괴하는 경향에 저항하기 위해, 우리는 뒤정강근과 긴종아리근을 동시에 수축시킨다. 이 두 근육은 발에서 뒤틀림을 유지하는 이중 피복의 역할을 한다. 따라서 첫 번째 발허리뼈는 다른 발허리뼈들보다 더 큰 제약을 받는다. 첫 번째 발허리뼈를 통해, 긴종아리근은, 지속적인 기계적 제약인, 지면을 밟고 있는 발의 뒤틀림이 풀리는 것에 저항한다(**그림 10**). 따라서 더 큰 첫 번째 발허리뼈의 존재는 인간의 진화적 이점이 될 것이다.

관절 위치 제어와 다리 안정의 제어 및 근원

어떤 요소들이 무릎과 발목 위치를 제어하는가?

이마면 및 수평면에서 무릎과 발목 위치를 제어하는 근육과 관절, 그리고 골반 균형을 제어하는 근육과 관절을 인식하기 위해서는, 지면에 선을 긋거나 혹은 거울 앞면에 수직으로 접착테이프를 붙인다. 거울 앞에 서서, 두 발을 붙여 평행되게 놓고, 오른다리를 굽혀 앞쪽으로 향하게 하여 오른발을 선(발뒤꿈치 중앙과 전족부 중앙) 위에 놓는다. 운동하는 동안 발뒤꿈치는 지면에 접촉한 상태를 유지한다.

오른쪽 엉덩이와 오른발뒤꿈치 중앙을 통과하는 축을 시각화한다. 처음에는 오른쪽 무릎을 이 축의 안쪽과 가쪽으로 움직인다. 무릎이 측면으로 이동하는 것을 관찰하면서 엉덩이의 움직임을 느끼기 위해 오른쪽 엉덩이(큰돌기) 위에 오른손을 놓는다(**그림 11**). 엉덩이 움직임은 이마면에서 무릎 위치를 제어하고, 발의 안쪽활을 들어가게 하거나 평편하게 하면서, 발목 위치와 발 모양에 영향을 미치고, 그리고 발 아래에서 압력 분포를 변하게 한다.

그림. 11

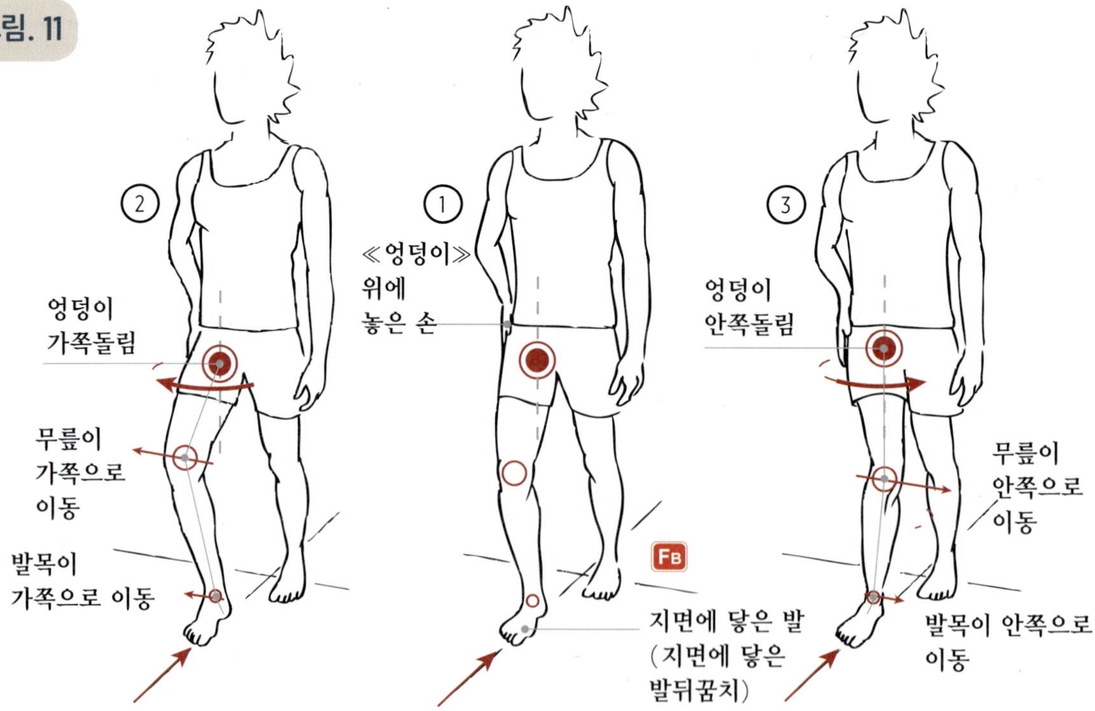

다리가 가쪽으로
활모양으로
굽는다.

다리가 안쪽으로
활모양으로
굽는다.

두 번째 단계에서, 엉덩이와 발뒤꿈치를 통과하는 축에 무릎을 위치시킨 다음 안쪽(가쪽번짐 움직임)과 가쪽(안쪽번짐 움직임)으로 ≪발목을 꺾는다≫. 이 움직임은 목말 밑 관절에서 발생하며 발목 위치뿐만 아니라 무릎 위치도 직접 변하게 한다. 처음에는 큰 움직임으로 시작하여, 발바닥이 지속적으로 지면과 접촉한 상태를 유지시키기 위해 움직임 폭을 감소시키고 그리고 이전처럼 발바닥이 편평하거나 혹은 안으로 움푹 들어가는 발 모양의 변화를 관찰한다. 지면을 누르고 있는 목말 밑 움직임은 이마면과 수평면에서 발목과 무릎 이동을 발생시킨다. 따라서, 목말 밑 관절 움직임은 엉덩관절에 영향을 미치고, 심지어는 그 이상으로 영향을 미친다.

이마면(정면에서)과 수평면에서 무릎과 발목 위치를 제어하는 것은, 우리가 생각하는 것처럼 무릎(돌림 매개 변수를 넘어)과 발목이 아니라 엉덩관절과 목말 밑 관절에 달려 있다.

위의 도표는 관찰 항목들(발목, 무릎, 엉덩이)로 사용된 세 점의 정렬을 표시하고 그리고 수평면과 이마면(**그림 12**)에서 엉덩이에서 내려가면서 발목과 무릎 위치에 미치는 영향과 목말-발뒤꿈치-발배 관절(≪목말 밑≫) 복합체가 올라가면서 발목과 무릎 위치에 미치는 영향을 표시한다. 각 관절의 영향은 삼각형의 형태로 표현된다. 이 도표가 너무 복잡해지지 않도록 IAT 뒤틀림 매개 변수가 올라가는 영향을 나타내는 것을 의도적으로 생략했다.

따라서 우리는 다음과 같이 도표를 요약할 수 있다:

- 무릎 위치는 엉덩관절과 목말-발뒤꿈치-발배 관절 복합체에 달려 있는데,
  기억해야 할 것은, 발목이 무릎 위치를 결정하지 않다는 것이다.[10]
  엉덩관절은 더 큰 이동성으로 인해 무릎 위치 결정 시 목말-발뒤꿈치-발배 관절 복합체보다 더 큰 영향을 미친다. 넙다리뼈 아래 정강뼈 돌림을 조절하면 무릎 위치를 유지하는 데 도움이 된다;
- 발목 위치는 엉덩관절과 목말-발뒤꿈치-발배 관절 복합체에 달려 있다.
  엉덩이는 큰 유동성 때문에 발목의 위치에 영향을 미치고 목말-발뒤꿈치-발배 관절 복합체는 발목관절과의 근접성 때문에 영향을 미친다;
- 발 모양(안쪽활)은 목말-발뒤꿈치-발배 관절 복합체와의 근접성 때문에 강하게 영향을 받고 또한 엉덩관절의 큰 유동성 때문에 강하게 영향을 받는다.

10 발목은 정강뼈(경골, tibia)와 종아리뼈(비골, fibula)의 발목관절(ankle joint)와 목말뼈(거골, talus)의 경첩관절(hinge joint)로 이루어져 있다.

그림. 12

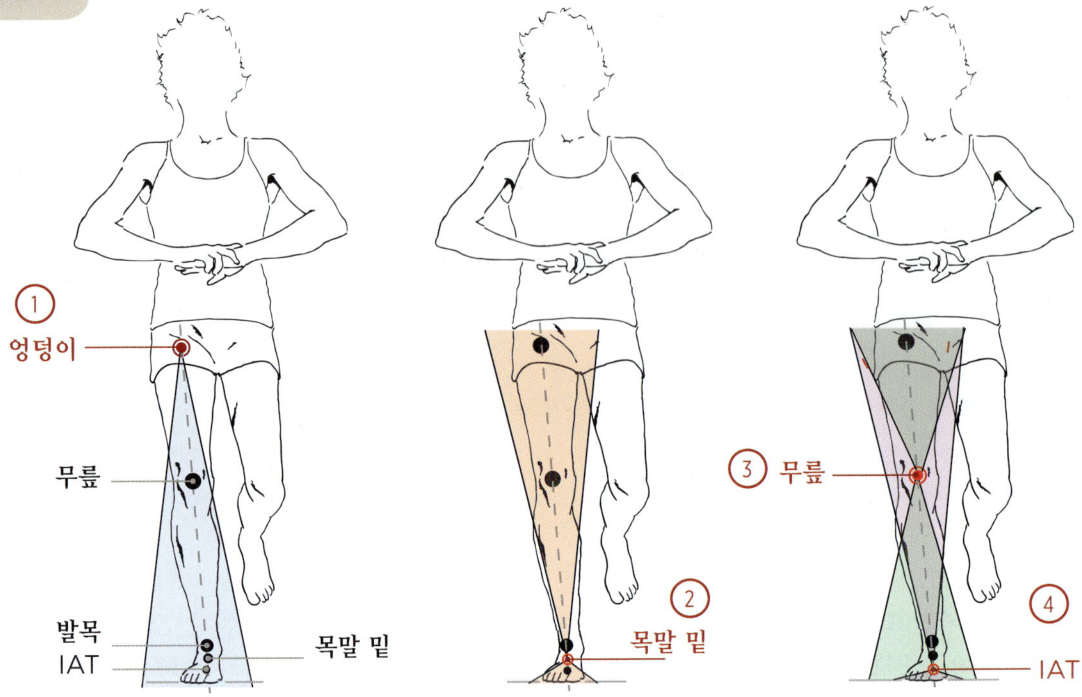

엉덩이에서 내려가는 고정근계

목말 밑에서 올라가고 내려가는 고정근계

무릎과 IAT에서 올라가고 내려가는 고정근계

최적의 생체 역학 – 무릎돌림의 매개 변수에 엉덩관절과 목말 밑 관절이 내려가고 올라가는 영향을 추가하여야 한다. 지면을 밟고, 무릎 주위로 회전할 수 있다(정강뼈에 비해서 넙다리뼈 돌림). 따라서, 다른 관절들의 위치를 유지하거나 제어하는 것은 또한 넙다리뼈 아래 정강뼈 돌림근육에 달려 있다. 엉덩이 안쪽돌림에서 발생한 무릎이 안으로 들어가는 움직임은 정강뼈 가쪽돌림을 발생시킨다는 것을 기억해야 한다(앉은 자세에서 검사 참조). 이 부위에서 피복이 효과적일 때 이 돌림은 넙다리뼈 아래 정강뼈 돌림근들에 의해 차단된다.

몸 감각을 발달시킨다 - EAD 부위

비록 거울 앞에서 시선으로 관절들 위치를 쉽게 제어할 수 있다고 하더라도, 거리에서 걸을 때, 테니스를 칠 때, 달릴 때, 혹은 이 책에서 제시하는 운동들을 실행할 때, 시각 지표들의 도움 없이는 관절들을 제어하는 것은 더 어렵다. 그런데도 우리가 새로운 몸짓을 자연스럽게 실행하기를 원한다면 각 관절 위치와 그 변화를 느껴야 한다. 이를 위해 우리는 다리 구성에 대한 정보와 그 변화에 대한 정보를 알려주는 감각 센서가 많이 있는 발바닥[11]부터 시작하여 우리의 감각을 개발할 것이다.

발아래의 압력 분포는 결과적으로 다리 구성과 발이 놓이는 지면의 모양에 달려 있다. 자세와 자동화된 몸짓에 따라 개인마다 압력 분포가 달라지고, 특히 이 압력 분포의 변화는, 엉덩이 조절, 목말-발뒤꿈치-발배 관절 복합체와 전족부와 후족부 사이의 뒤틀림의 정도에 달려 있다. 따라서 발아래, 특히 전족부의 압력 분포에 초점을 맞춤으로써(**그림 13**), 우리는 다리 구조의 조절 수준에 대해 알게 될 것이다.

그림. 13

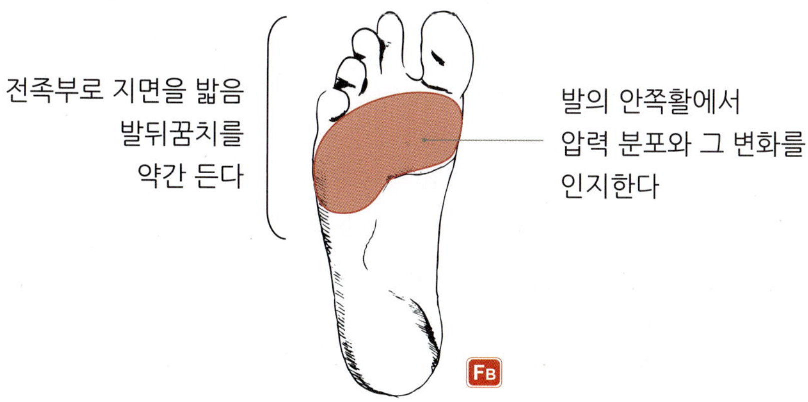

11 ≪민감한 호모쿨루스≫ 부록, 참조.

다리 구조와 압력 분포의 변화

관절들의 위치에 따라 발밑의 압력 분포의 변화를 인식하기 위해 다음과 같은 검사를 제안한다.

목표

- 엉덩관절과 목말 밑 관절 움직임에 따라 발밑에서 압력 분포의 변화를 알 수 있다.
- 지면을 밟는 정확성과 질은 엉덩관절, 목말 밑 관절과 무릎 관절의 효과적인 제어를 요구한다는 것을 인식한다.

배치 지침

- 맨발로 거울 앞에 서서, 양발을 붙여 평행되게 놓고,
  오른다리를 앞쪽에 놓는데, 이때 오른발을 선 위에 놓고 스플릿 자세를 취하고,
  발뒤꿈치 중앙과 전족부 중앙을 선 위에 놓는다.
- 발의 앞활(가로활, 발허리뼈머리)로 지면을 밟기 위해 발뒤꿈치를 약간 든다.

실행 지침

첫 번째 부분, 엉덩이의 영향

- 발의 앞활에서 압력 분포의 변화에 집중하면서 무릎을 안쪽과 가쪽으로 움직인다(**그림 14**). 앞활은 무릎의 위치에 따라 변한다.
  무릎이 안쪽으로 더 많이 이동할수록, 압력 분포는 더 많이 엄지발가락
  (첫 번째 발허리뼈머리 – ②) 방향으로 이동하고
  반대로 무릎이 가쪽으로 이동할 수록, 압력 분포는 더 많이 가쪽
  (다섯 번째 발허리뼈머리 – ③) 방향으로 이동한다.

그림. 14

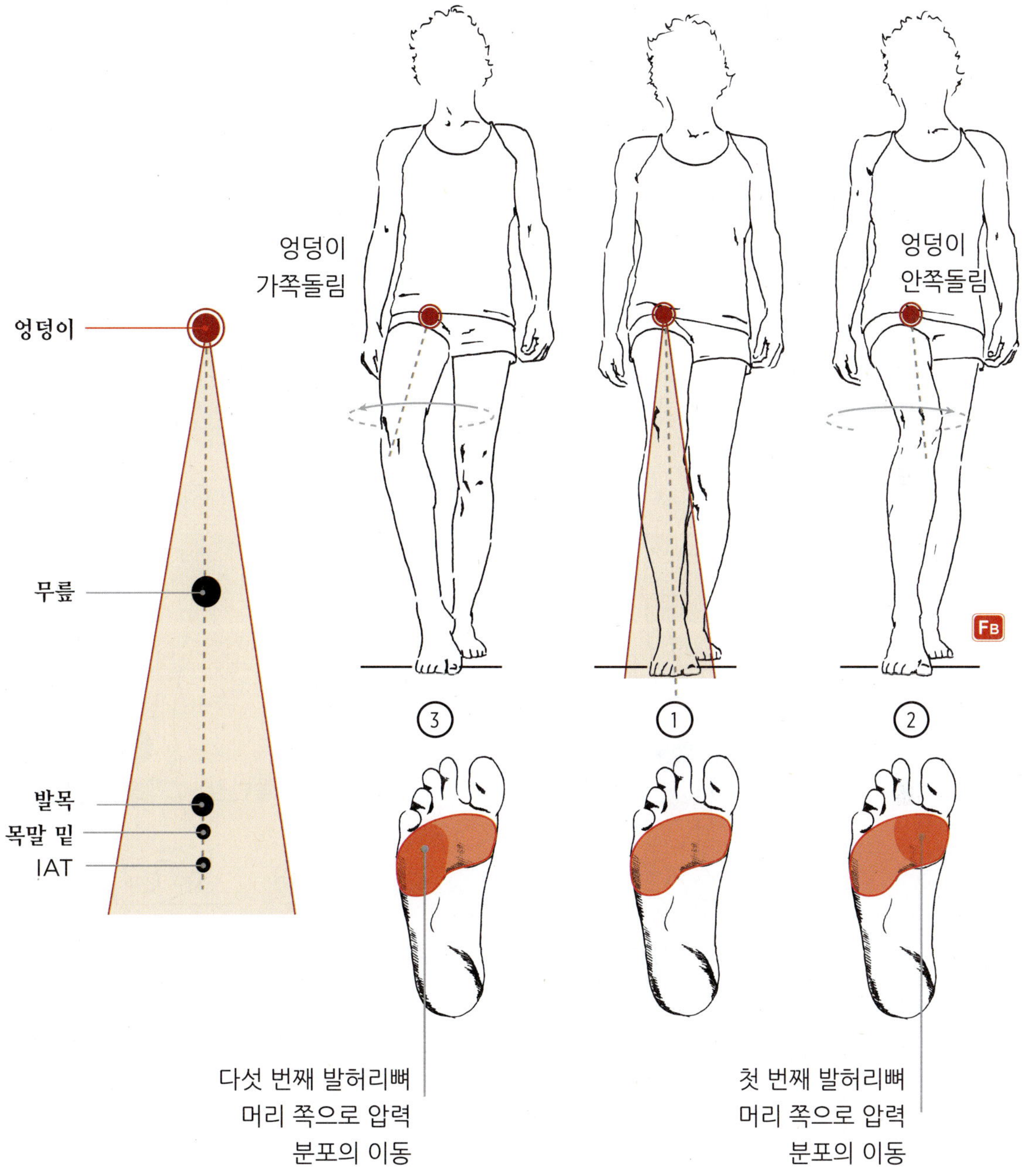
엉덩이
무릎
발목
목말 밑
IAT
엉덩이
가쪽돌림
엉덩이
안쪽돌림
FB
③
①
②
다섯 번째 발허리뼈
머리 쪽으로 압력
분포의 이동
첫 번째 발허리뼈
머리 쪽으로 압력
분포의 이동

두 번째 부분, 목말 밑 관절의 영향

- 발뒤꿈치를 지면에 붙인 자세에서 무릎을 축에 놓고, 특히 목말 밑 관절을 움직이기 위해 ≪발목을 안쪽으로 꺾고(발 가쪽번짐 움직임) 그리고 가쪽으로 꺾는다(발 안쪽번짐 움직임)≫. 점차, 발뒤꿈치를 조금 들고 목말 밑 관절을 지속해서 움직이면서 앞활 전체가 지면과 접촉하는 것을 유지한다.
- 발 앞활 아래 압력 분포의 변화에 집중하면서 천천히 움직인다. 발 가쪽번짐 혹은 안쪽번짐 정도에 따라 압력 분포가 변한다. 가쪽번짐 움직임의 경우, 지면을 밟는 힘은 엄지발가락(첫 번째 발허리뼈머리 – ②) 쪽으로 이동하고, 안쪽번짐 움직임의 경우, 새끼발가락(다섯 번째 발허리뼈머리 – 3 부위) 쪽으로 향한다(**그림 15**).
- 압력 분포의 변동은 목말 밑 관절이 가깝게 위치하기 때문에 엉덩관절이 움직일 때 보다 더 빠르고 더 큰 비율로 발생한다.

그림. 15

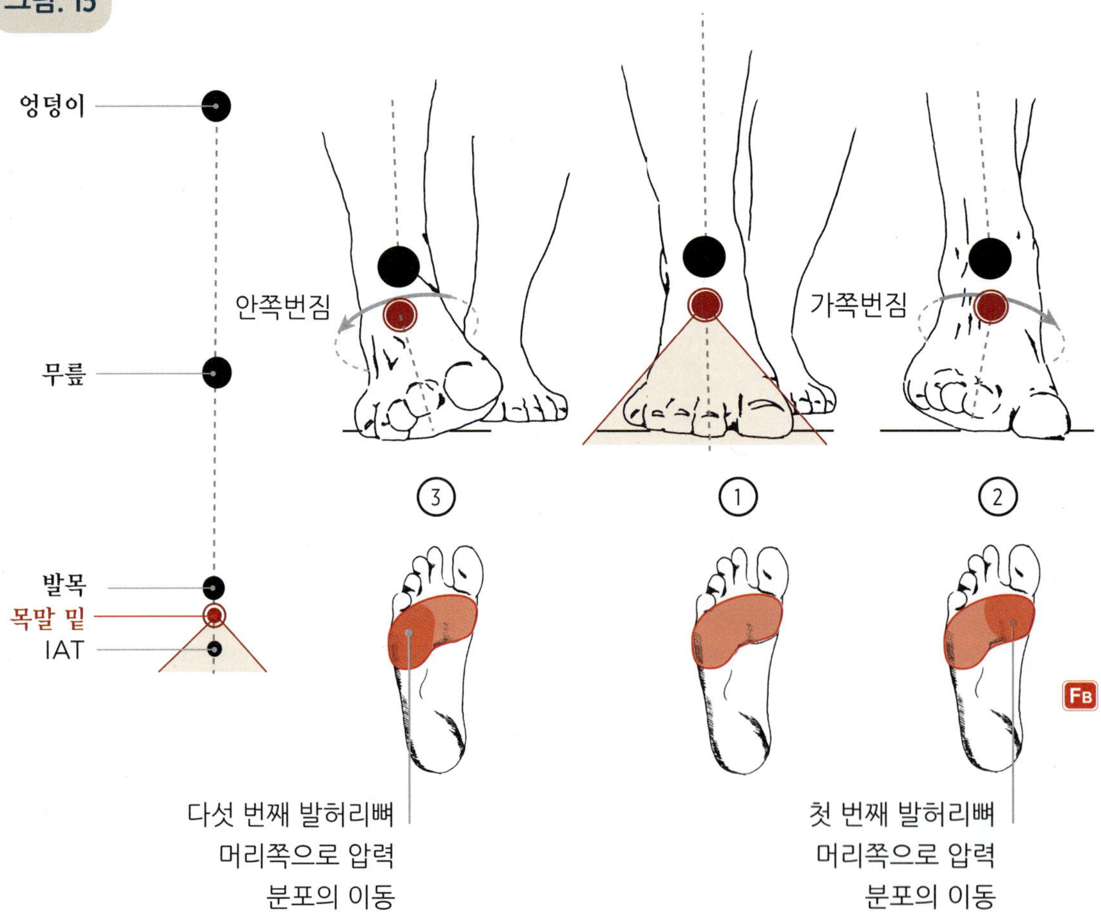

여기서 우리는 목말 밑 관절이 발밑 압력 분포의 위치에 미치는 영향뿐만 아니라 또한 지면을 밟는 안정성과 정밀도의 범주에서 목말 밑 관절을 제어해야 하는 중요성에 대해서도 알고 있다. 우리가 반응적이고 정확하게 지면을 밟기를 원한다면, 효과적으로 이 관절을 제어할 필요가 있다.

세 번째 부분, 압력 변화와 관절들의 위치를 서로 연관시킨다

이 운동을 다시 실행하고, 거울 앞에서 무릎 이동과 그 후 발목 이동을 관찰하는데, 이때 이 이동과 앞활 아래에서 압력 분포의 변화와 서로 연관시킨다. 움직임 폭과 압력 분포의 변화를 서로 연관시킨다. 동시에 앞에서 언급했듯이, 정확하고 명확하게 지면을 밟는 것은 엉덩관절과 목말 밑 관절을 제어하는 능력에 달려 있다는 것을 인식해야 한다. 효과적으로 이 관절들을 제어하지 못한다면, 지면을 밟는 동안 공백 시간, 반응성이 일어나지 않는 시간이 발생한다. 우리는 이 현상을 더욱 잘 이해하기 위해 다음과 같은 평행선을 만들 수 있다: 움직임에서 관절들 위치를 제어하면 탄성적인 틀(자세)에서 훨씬 더 반응이 빠른 탄소적인 틀(carbon frame)로 이동할 수 있다.

전족부에서 이러한 민감성을 발달시키면서, 압력 분포는 우리가 수행할 여러 운동에서 사용할 수 있는 ***자세-역학 좌표***가 될 뿐만 아니라 걷기, 달리기 또는 훈련 중에 사용할 수 있는 ***자세-역학 좌표***가 된다. 이것은 우리에게 몸 구성 및 유지 관리, 관절 피복, 지면을 밟는 반응성과 정밀도에 대한 정보를 제공한다. 특히 우리가 제안하는 분리 운동 덕분에 관절을 통제하는 지각은 다리를 구성하는 모든 관절로 확장될 것이다. 집중이 필요로 하는 이 인식은 점차 노력 없이 자연적으로 할 수 있게 되어, 우리 안에 있는 잠재력을 더 잘 활용할 수 있게 된다.

뼈들의 유지 결손과 방향 결함

자세 결함, 구조 결함 또는 동적 관절 중첩 결함에 대해 말할 때, ***자세를 유지하는데 나타나는 결손***과 ***자세 방향에 대한 결함***을 구별하는 것이 필요하다. ***방향 결함***은 지면을 밟기 전에(공중 단계) 발생하고, ***유지 결손***은 지면을 밟는 단계에서 발생한다. 유지 결손이 발생하면, 다리는 제약에 ≪구부러지고≫, 근육계는 다리조직을 유지할 수 없다. 따라서 지면을 밟는 것을 필요로 하는 걷기, 달리기 또는 다른 유형의 이동에서, 이러한 자세-역학 원리들의 틀에서 두 가지 단계를 구별해야 한다: ***공중 단계와 지지 단계***. 첫 번째 단계는 두 번째 단계에 영향을 미치고 반대로 두 번째 단계는 첫 번째 단계에 영향을 미치는데: 만약 방향 결함으로 발을 지면에 놓으면, 지지 단계에서 이러한 결함이 지속할 것이다…. 다른 한편으로, 방향 결함이나 혹은 유지 결함은 몸짓이 자동화되거나 피로하거나 예를 들어 지형의 고난도 특성에 따라 제한적으로 나타날 수 있다.

공중 단계에서 부분들의 방향

공중 단계에서, 다리를 구성하는 부분(넙다리뼈, 정강뼈/종아리뼈/발뒤꿈치뼈/목말뼈/후족부, 전족부)들이 아무렇게나 방향을 잡을 수 있고 지지 단계에서 이 부분들이 여러 방향으로 향할 수 있다. 각 부분 축이 시상면(정면/후면)에 평행한 중립위치 주위에서 흔들릴 수 있는 한 영역이다.

공중 단계:

- 엉덩관절은 넙다리뼈 방향을 정한다;
- 무릎 관절은 정강뼈 방향을 정한다;
- 목말–발뒤꿈치–발배 관절 복합체는 후족부 방향을 정한다;
- IAT(관절 뒤틀림 선)는 전족부 방향을 정한다.

공중 단계를 제어하는 것이 중요하다는 것을 강조하는데 왜냐하면 발이 지면을 밟을 때 방향 결함이 발생하는 것은 지지 단계에서 다리 구조, 다리 평형과 안정성 정도뿐만 아니라 이 구조를 유지하기 위한 에너지 비용을 결정하기 때문이다(≪방향 결함의 영향≫ 참조). 이 두 부분의 각도가 클수록, 이 구조를 유지하기 위해 더 많은 힘이 필요하다; 경제적인 것은 기계적으로 정렬되는 것이다. 따라서 공중 단계에서 지면을 밟을 때까지 이 부분들의 방향을 제어하는데 특별히 주의를 기울여야 하며, 이 제어능력을 획득하는 것은 비교적 단순하다(분리 운동과 걷는 운동과 끈과 압정을 사용하여 제자리 달리기…, 그 후 거울 앞에서 러닝머신 위에서 달리기 참조).

그러나 걷거나 혹은 달리기를 할 때 골반에 비해서 발 방향 결함에 대한 교정은 여러 가지 원인 때문에 복잡해 보일 수 있다: 엉덩이, 무릎, 목말 밑(**그림 16**).

이동 경로에 비해서 발 방향은 몸짓의 자동화와 관련이 있다. 이 자동화는 생각으로 실행되는 것이 아니고 또한 신체 활동, 과거의 외상, 부모의 걷기(모방) 등등에 따라 개인마다 다르다.

그림. 16

관절에 따라 골반 축에 비해서 발 방향
(엉덩이 가쪽돌림은 표시되지 않음)

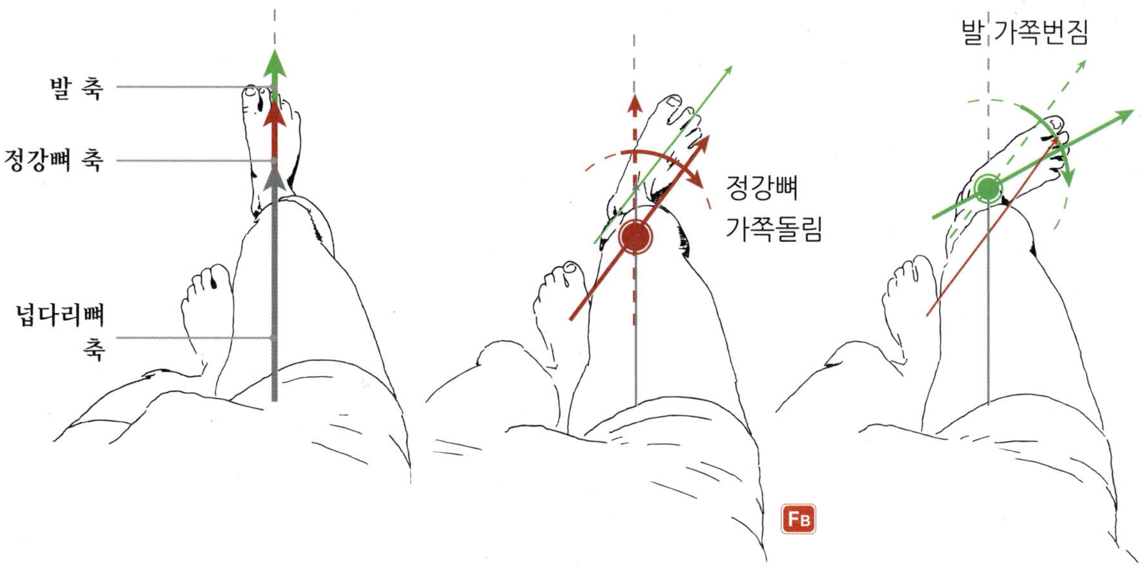

지지 단계에서 방향 결합

이동 축에 비해서 다리를 구성하는 여러 부분의 방향은 몸짓 효과, 지면을 밟는 효과에 직접 영향을 미친다. 그러나 우리가 어떤 방향으로 자연스럽게 향하든 간에, 이 방향은 우리가 앞으로 나아갈 수 없도록 방해하지는 않는다는 것에 당황할 수 있다: 엉덩이, 무릎과 발목에서 굽힘/폄 움직임이 가능하다. 이것은 아마도 우리가 일상생활에서 이러한 다양한 매개 변수들의 영향을 인식하지 못하거나 혹은 이 영향을 거의 인식하지 못하는 이유 중 하나일 것이다. 왜냐하면, 일상생활은 기술적으로 매우 높고 특별하게 어려운 수준을 나타내지 않기 때문이다. 그러나 우리는 다양한 검사를 수행함으로써 인정하게 되겠지만, 이러한 다양한 매개 변수들은 안정, 균형 및 압력 분포에 영향을 미친다.

알파인 스키에서 발 방향 결함의 영향

지면을 밟을 때, 발 방향 결함의 영향을 더욱 잘 이해하고 느끼기 위해서, 스키를 타는 사람의 예를 들어보자.[12] 알파인 스키에서, 스키어는 스키의 평행을 유지하려고 노력하고 그가 가려고 하는 경로에서 벗어나지 않으려고 노력한다. 우리가 이전에 언급했듯이, 골반에 비해서 수평면에서, 발 방향, 따라서 스키 방향은 엉덩이, 무릎과 목말 밑 관절에 달려 있다. 이 3개의 관절 중 하나의 관절에서 기인하는 방향 결함이 발생했을 때, 스키를 평행으로 유지할 수 있도록 다른 2개의 관절에서 이 방향 결함을 보완해야 한다. 따라서, 다리에 비해서 발 방향 결함이 있는 스키어는, 일반적으로 ***엎침 발*** 또는 ***뒤침 발*** 이라고 부르는, 이 결함을 지닌 채 스키신발을 신고, 특히 발 안쪽번짐/가쪽번짐 움직임들을 차단하는 스키신발을 신고 스키를 탈 것이다. 다음 검사를 하면서 우리가 이러한 제약을 느끼려고 하는 것처럼, 이러한 행위는 결과가 없는 것은 아니다(**그림 17**).

배치 지침

- 20cm 떨어진 두 개의 평행선을 지면에 그린다. 이 두 선은 알파인 스키를 탈 때 두 발을 평행하게 놓는데 발생하는 제약을 나타낸다.
- 각각의 선에 한발씩을 놓고, 발 방향 결함의 영향을 더 느낄 수 있도록 발뒤꿈치 중앙과 전족부 중앙을 선 위에 놓는다.

실행 지침

- 다리를 약간 구부리고, 무릎을 긴장하지 않고, 발뒤꿈치로 지면을 밟기 위해 오른발의 전족부를 들고 난 후 최대한으로 가쪽번짐 움직임을 행한다(오른발이 가쪽으로 향한다). 주의할 것. 이 움직임은 목말 밑 관절에서만 실행되고 따라서 이 움직임은 단지 다리에 비해서 발과 관련된다. 무릎은 지면에 그린 선 축을 향한 상태로 유지된다. 또한, 넙다리뼈에 비해서 정강뼈 가쪽돌림이 더는 없다.
- 이렇게 다리에 비해서 발 방향은 오른쪽 ≪엎침≫ 발이라 불리는 모양이 된다.
- 이 방법으로 스키를 탈 수는 없으므로, 다시 말해 한 발을 벌린 채로 스키를 탈 수 없으므로, 발 안쪽번짐이 아니라 엉덩이 안쪽돌림을 하여 오른발 전족부를 선 위에 올려놓아야 한다. 왜냐하면, 일단 스키신발을 신으면 발은 안쪽돌림 움직임이 불가능하기 때문이다.
- 일단 이 동작을 실행한 후, 전족부를 지면에 놓는다.

12 Frédéric Brigaud, ≪알파인 스키를 탈 때 자세 위치≫, AFESA, hors séie, juin 2017.

그림. 17

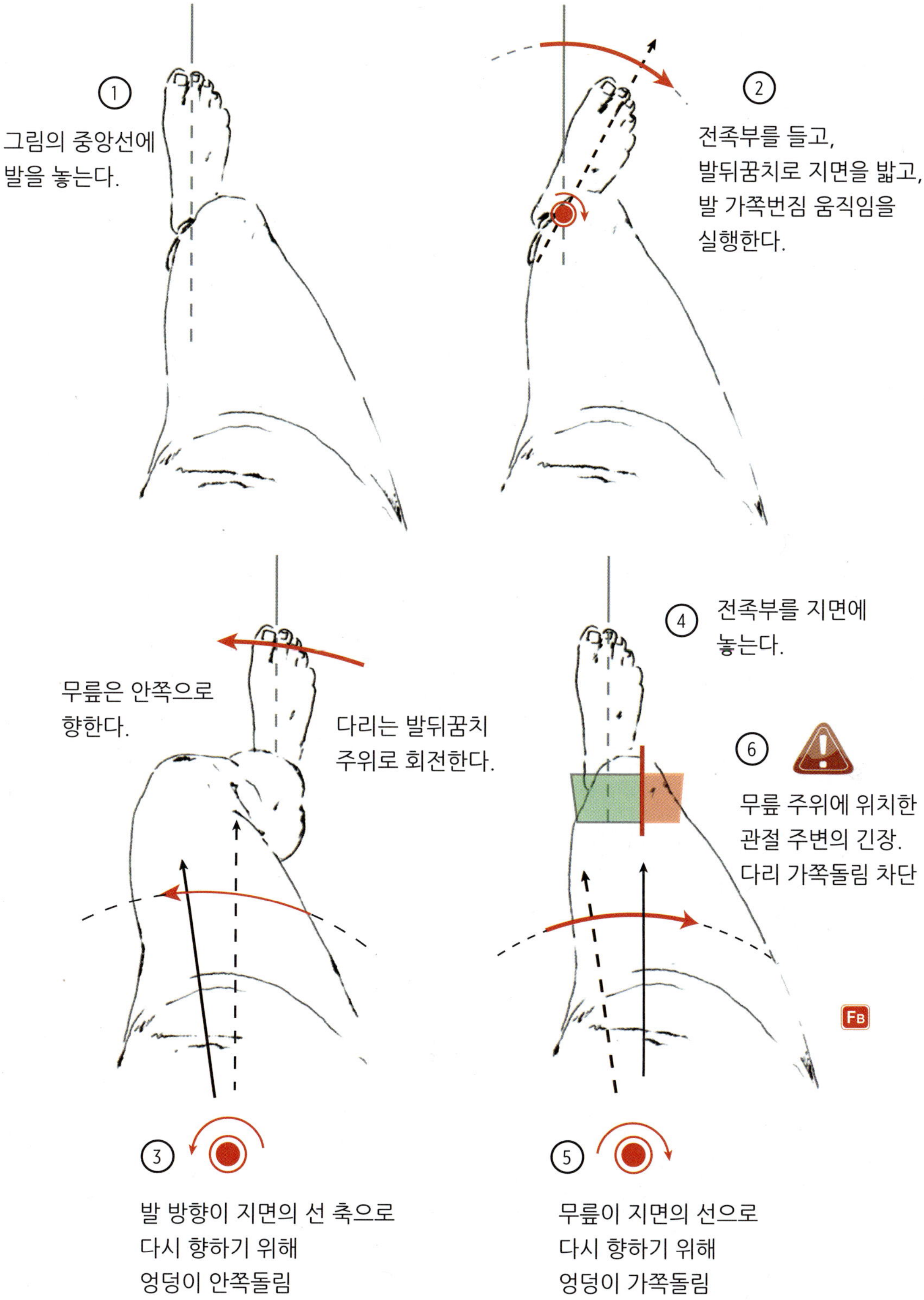
①
그림의 중앙선에
발을 놓는다.
②
전족부를 들고,
발뒤꿈치로 지면을 밟고,
발 가쪽번짐 움직임을
실행한다.
무릎은 안쪽으로
향한다.
다리는 발뒤꿈치
주위로 회전한다.
③
발 방향이 지면의 선 축으로
다시 향하기 위해
엉덩이 안쪽돌림
④
전족부를 지면에
놓는다.
⑥
무릎 주위에 위치한
관절 주변의 긴장.
다리 가쪽돌림 차단
FB
⑤
무릎이 지면의 선으로
다시 향하기 위해
엉덩이 가쪽돌림

- 다시 두 발은 평행이 되지만 다리는 다르게 조정된다: 오른쪽 무릎이 안으로 향한다.
- 이렇게 위치가 결정되고, 다리 굽힘/폄 움직임을 몇 회 실행하는데, 이 굽힘 움직임을 실행할 때마다 오른쪽 무릎이 안으로 들어가는 것이 두드러지게 나타난다.
- 이런 방식으로 스키를 타는 것은 생리학적으로 적절하지 않고 효과적이지도 않은데, 즉 안으로 향한 오른쪽 무릎으로 두 발을 지면과 접촉을 유지하면서 그리고 두 발을 평행하게 유지하면서 오른쪽 무릎을 축 위에 다시 놓는 것은 생리학적으로 적절하지도 않고 효과적이지도 않다. 이를 위해, 무릎이 땅에 그려진 선축에 다시 올 때까지 오른쪽 엉덩이 가쪽돌림을 실행해야 한다.
- 무릎과 다리를 구성하는 다른 관절들의 긴장에 주의를 집중한다.

오른쪽 무릎에서 긴장들이 나타나고 왼다리 움직임에 비해서 엉덩이 가쪽돌림 움직임 폭(오른쪽)은 제한된다. 다른 한편으로, 궤적과 평행한 무릎 방향을 유지하기 위해 오른쪽 엉덩이 벌림근들과 가쪽돌림근들에는 더 많은 작용이 부과된다. 비대칭적인 긴장은 골반에 직접적인 영향을 주고 특히 척주의 기저부인 꼬리뼈에 직접적인 영향을 준다.[13] 이러한 긴장은 종종 골반 너머로, 다른 보완들을 유발하는, 허리뼈까지 전달된다.

이러한 맥락에서, 오른쪽 무릎이 통증을 발생시키는 원인이 아니지만, 오른쪽 무릎 관절에서 통증을 느끼고, 이 무릎 관절은 정강뼈에 비해서 발 방향 ***결함***으로 인해 영향을 받는다. 이 무릎 관절의 제약들을 줄이려면, 가쪽돌림을 행할 때 더 많이 움직일 수 있는 공간을 늘리고 오른다리와 왼다리 사이의 근육 긴장들이 균형적으로 발생해야 하는데, 단지 발 방향의 결함을 교정하는 것으로 충분하다.[14]

알파인 스키를 타는데, 필요한 장비(스키신발과 스키)로 인해 그리고 이 장비를 착용하여 관절들의 움직임이 차단됨으로 인해, 매우 특별한 방법으로 인체의 ***생체 역학적인 자원들***을 사용한다. 따라서, 발 방향(엎침 발/뒤침 발) 결함은 알파인 스키를 타는데 더 많은 영향을 미치는데, 왜냐하면 고난도가 낮은 지형에서 ≪오리발≫로 걷거나 달리기를 할 수 있지만, 이렇게 스키를 타는 것은 불가능하기 때문이다.

❖ 이 검사를 통해 무릎 통증의 원인, 심지어 무릎의 병리학적 원인은, 다른 관절에서 기인할 수 있거나 혹은 완벽하지 않은 자세 결함에서 기인할 수 있다는 것을 이해할 수 있다.
인체를 구성하는 모든 요소 사이에는 기계적인 연결 고리가 있다.
예를 들어, 스키 오프 시즌 동안 발목의 가쪽측면 인대들의 염좌 부상을 입은 스키어는 발 벌림(발 가쪽범짐)에 의해 이 인대들의 긴장이 제한되는 것을 조심해야 한다.
왜냐하면 이러한 방향 결함이 자동적으로 발생하는 것은 스키를 신자마자 직접적으로 자세, 무릎관절과 엉덩관절, 또한 골반과 등에 영향을 미칠 것이다.

13 궁둥구멍근(piriformis muscle)의 부착으로 인해 엉치뼈에 직접 영향을 미치는 비대칭 긴장.

14 *신발 안창 없이 발 교정하기* 참조.

❖ 기술적 관점에서, 스키어는 스키를 편평하게 유지하는데 어려움을 겪을 것이다. 왜냐하면, 엉덩이 가쪽돌림으로 인해 스키가 가쪽으로 치우치게 되기 때문이다.

❖ 발 방향 결함은 또한 넙다리뼈 또는 엉덩이에 비해서 정강뼈 가쪽돌림에서도 발생할 수 있다.

균형을 유지하는데 지면을 밟는 방향 결함의 영향

발 방향 결함은 **또한** 다리와 몸의 균형과 안정에 직접적인 영향을 미친다. 이 현상을 감지하려면, 다음 검사를 수행한다.

배치 지침

- 지면에 20cm 간격으로 두 개의 평행선을 그린다.
- 평행선 위에 한발씩을 놓는데, 발뒤꿈치 중앙과 전족부 중앙이 선 위에 놓여야 한다.
- 어깨 부위에서 양팔을 교차한다.

실행 지침

첫 번째 단계

- 오른다리로만 지면을 밟도록 왼다리를 지면에서 든다.
- 오른쪽 몸통을 바르게 유지하면서 오른다리로 굽힘/폄 움직임을 실행한다.
- 다리와 몸의 균형과 안정 수준을 평가한다(**그림 18**).
- 왼발을 선 위에 다시 놓는다.

두 번째 단계

- 두 다리를 약간 구부리고, 두 무릎을 긴장시키지 않고, 오른발뒤꿈치로 지면을 밟을 수 있도록 오른발의 전족부를 들고 최대한으로 가쪽번짐 움직임이 발생하도록 한다. 발은 가쪽으로 향한다.
- 가쪽번짐 발을 유지하고, 이전 검사에서와 같이, 엉덩이 안쪽돌림을 행하면서 선 위에 전족부를 놓는다. 오른다리는 지면을 밟고 있는 발뒤꿈치 주위로 돌아간다.
- 두 발은 다시 평행이 된다.
- 어깨 부위에서 양팔을 교차한다.
- 왼다리로만 지면을 밟도록 오른다리를 지면에서 든다.
- 오른쪽 몸통을 바르게 유지하면서 오른다리로 굽힘/폄 움직임들을 실행하고 균형 수준과 안정 수준을 비교하고 이렇게 전체적으로 움직이는 오른다리가 자연스럽게 취하는 구조를 비교한다.

그림. 18

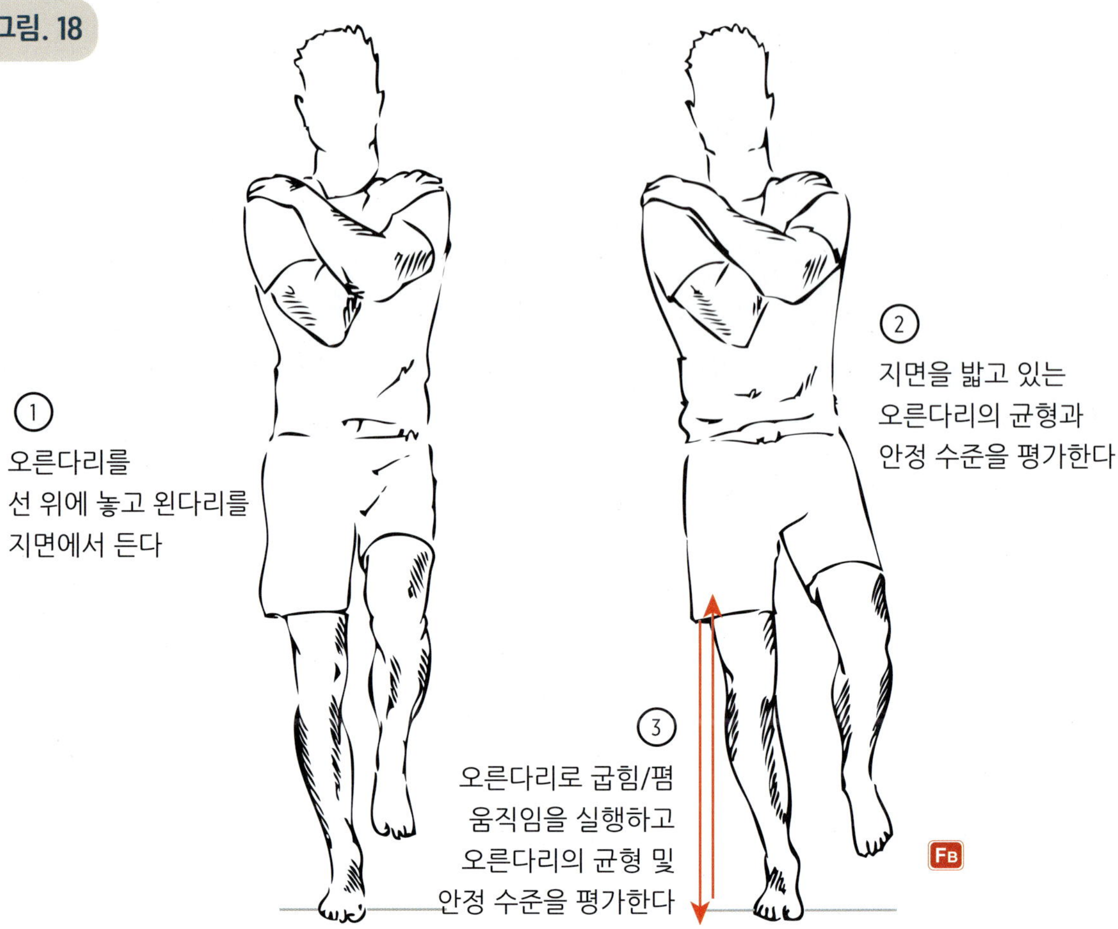

우리는 전반적인 몸 안정과 몸 균형이 변질된 것을 알 수 있다. 불균형들을 보완해야 할 **필요가 있고** 이에 따라 우리가 수행하는 움직임이 가능하도록 추가로 에너지를 더 많이 소비해야 한다.

또한, 다리에 비해 발 방향 결함으로 인해 무릎이 쉽게 안으로 들어가는 것을 알 수 있다. 즉, 지난 검사에서 보았던, 지면을 밟고 유지하는 결함으로 인해 움직임 폭이 줄어든다는 것을 알 수 있다.

우리는, 걷는 것이 자동화가 되어, 걸을 때마다 나타나는, 지속해서 방향 결함이 있는 사람과 과도한 불균형을 보완하기 위해 혹은 지면의 제약 조건에 적응하기 위해 순간적으로 다리 구성요소들의 방향을 수정하는 사람과 구분할 필요가 있다. 후자는 지나치게 경사가 심한 지형에서 불균형을 보완하기 위해, 트레일 러너의 경우와 마찬가지로, 지면을 밟는 단계 동안 정강뼈에 비해서 발 방향을 변화시키고, 하지만 공중 단계에서 다리 구성요소들의 전체 축이 이동 축과 평행이 되도록 다시 방향을 조정하는 능력이 있는 경우이다.

넙다리뼈에 비해서 정강뼈 방향 결함은 안정과 균형에 직접적인 영향을 준다는 것을 기억해야 한다. 이 현상을 감지하기 위해서는, 다음과 같이 발을 움직이는 검사가 아니라 정강뼈를 움직이는 검사를 다시 시행하는 것으로 충분하다:

실행 지침

- 두 다리를 약간 구부리고, 두 무릎을 긴장시키지 않고, 오른발뒤꿈치로 지면을 밟을 수 있도록 오른발의 전족부를 들고 정강뼈가 최대한으로 가쪽번짐이 되도록 한다. 정강뼈와 발은 가쪽으로 향한다. 앞 검사와 다른 점은, 발에서 가쪽번짐 움직임 발생하지 않는다는 것이다.
- 정강뼈 가쪽돌림을 유지하고 엉덩이 안쪽돌림을 실행하면서 전족부를 선 위에 놓는다. 다리 전체는 지면을 밟고 있는 발뒤꿈치 주위로 회전한다.
- 두 발은 다시 평행이 된다.
- 어깨 부위에서 양팔을 교차한다.
- 오른다리로만 지면을 밟도록 왼다리를 지면에서 든다.
- 오른쪽 몸통을 바르게 유지하면서 오른다리로 굽힘/폄 움직임을 실행하고 균형 수준과 안정 수준을 비교하고, 이렇게 전체적으로 움직이는 오른다리가 자연적으로 취하는 구조를 비교한다.

다시 한 번, 우리는 무릎이 자연스럽게 안으로 들어가는 경향이 있으며 다리 안정과 균형이 변질되었음을 알 수 있다. 넙다리뼈에 비해서 정강뼈 방향 결함은 또한 무릎이 쉽게 안으로 들어간다. 이러한 다양한 방향 결함들은 몸 전체의 안정과 균형에 직접 영향을 미치며 그리고 우리가 수행하는 움직임을 가능하도록 추가로 에너지를 더 많이 소비하도록 한다.

트레일 연습에서 발 방향 결함의 영향

거의 ≪아무렇게나≫ 달리고 거의 고르지 않은 지면에서 달리는 목적을 달성한다고 하더라도, 더 많은 정밀성과 균형 및 안정이 요구되는 산길을 달리는 것은 훨씬 더 어렵다. 도시에서 달리는 사람이 산길을 달리면 ≪덜 편하다는≫ 것을 느낄 것이다. 이러한 불편함은 반드시 자세 결함과 연관시키지 않지만 자기 수용성(proprioception) 부족으로 인해 달리는데 더 어려움이 있다고 연관시킬 것이다. 앞의 검사에서, 발 가쪽번짐을 유지하고 엉덩이 안쪽돌림을 실행하면서 오른발 전족부를 선 위에 놓을 때, 우리는 엎침 발로 달리는 사람의 모습이 된다. 이 사람은, 산에서 고난도적인 지형 위를 달리는 중에, 몇 발씩 달릴 때마다 오른발(엎침 발) 방향을 달리는 궤적과 평행하도록 두어야 한다. 지난 검사 도중에 느꼈던 것처럼, 균형과 안정이 변질하는 형상이다.

균형을 유지하는데 필요한 인체의 ***생체역학적인 자원***들의 수준이 지형의 고난도에 따라 변한다는 것을 기억해야 한다. 따라서 지형의 고난도가 더 높을수록 방향 결함이나 혹은 유지 결함의 영향이 커진다. 다져진 평탄한 지형에서 보완할 수 있는 것은 고난도 지형에서는 덜 보완적일 수 있다. 그리고 앞서 언급했듯이 "오리걸음"으로 걷거나 혹은 달리기할 수 있다면, 이러한 행위는 지형의 고난도 수준이 높아지자마자 덜 효과적이고 실용적이지 못하다.

이 문제들을 해결할 수 있는 이러한 구조들과 방법들에 대한 지식이 있으면, 이 문제들에 대해 대응할 수 있다. 우리의 ***신체 역학***은 고정되어 있지 않고 변화할 수 있다는 것을 기억해야 한다. 본질적으로 끊임없이 변화하는 순환 루프 속에 있는 몸, 몸짓, 자세와 자동화는 밀접하게 연결되어 있다. 자세-역학 공부 후에, 우리 몸 기능에 대한 인식과 이 기능에 대해서 보다 정확한 개념화로 시작하여, 위와 같이 문제들이 있는 경우, 달리는 사람이 지지 단계 동안 간단하게 다리에 비해서 두 발 방향을 제어하고 유지할 수 있도록 한다.

Germain Grangier 트레일 러너의 증언

나는 항상 내가 하는 운동인, 트레일 러닝의 세부 사항들에 대해 매우 강한 애착을 지니고 있었다. 항상 쓸데없는 행동을 피하면서 필요한 사항들을 추구하면서, 지면을 밟는 견고함과 발목 피복을 강화하는 상호의존성의 문제를 극복하기 위해 Frédéric Brigaud를 만났다. 우선, 내가 하는 운동에서, 나는 실내에서 정적 연습 또는 유사-역학(pseudo-dynamic) 연습에 대한 유익함을 이해하는데 어려움을 겪었다. 이러한 사실을 인식하는 것은 나에게 거의 명백하지 않았다. 그런데도 나는 이 연습의 이점들을 빨리 느꼈고… 특히 기술적 트레일 내리막에서! 조금씩 내 발목이 강해졌고, 염좌는 나쁜 기억이 되었다! 이렇게 지면을 견고하게 밟는 것을 습득한 것 외에도, 지면을 밟는 시간은 더 짧아지고, 더 역동적으로 되었으며 반응성이 더 좋아졌으며, 이제는 나는 내리막길에서 고양이처럼 더 자유롭게 움직인다.

나는 기술과 속도를 획득했고, 그리고 더 좋은 기록을 내었는데, 왜냐하면 나에게는 이러한 기록은 속도로만 인해 나오는 것이 아니라 발전 속도와 기술적인 것과 조합되었기 때문이다. 나는 심지어는 예술적인 평가도 추가할 것이다! 우리 발들이 강화되지 않는데 허벅지들을 강화하는 것은 무슨 소용이 있는가? 발은 지면과 접촉하는 첫 번째 요소이고, 이 발을 통해 에너지가 우리 몸을 통과한다. 발은 근육이 있어야 하고 반응이 빨라야 한다. 그렇지 않으면 시멘트 같은 독자들의 넓다리근은 아무 쓸모가 없을 것이다. 걸으세요, 독자들은 발에 집중할 시간을 가지면, 독자들은 발의 유익함을 발견할 수 있으며 특히 새로운 감각을 다시 발견할 수 있을 것이다. 우리는 달리기를 한다. 발이란 단어는 문제가 되는 스포츠의 핵심 요소이다. 그래서 발을 연습하기 위해 무엇을 기다리는가? 숙고를 해 볼 필요가 있다!

방향 결함이 지면을 밟고 있는 반응성에 미치는 영향

우리는 우리 자신의 불균형과 그 영향을 반드시 감지하지 못한다는 사실을 강조하는데 왜냐하면 우리는 이러한 불균형과 영향을 자연스럽게 보완하고 우리 자신이 다르게 움직이는데 익숙해져 있기 때문이다. 따라서 이를 깨닫지 못하고, 몇몇 움직임이나 변이된 부위를 내버려 둔다. 골관절염이 생겨서 엉덩이에 보철물을 설치하여 몇 달 동안 쉰 후 다시 골프 연습을 재개하는 사람의 경우를 예로 들어보자. 우리가 그 사람에게 변화를 느끼는지 물어볼 때, 그 사람은 자신의 몸짓이 개선되고, 다시 찾은 편안한 움직임에 놀란다. 그는 걷는데 약간 저는 것을 제외하고는, 골관절염의 반향을 느끼지 못한다는 것을 이해하면서, 골관절염이 몸짓의 진행을 제한하면서, 무의식적으로 고통스러워졌던 부위들을 포기하면서, 기술적 몸짓에 강하게 영향을 미쳤다는 사실을 깨닫는다. 이러한 사례의 이미지처럼, 적응 현상을 종종 인식하지 못하고 그 영향력을 생각하지 않는다.

우리가 자동화한 몸 구조는 ***이동의 편안함***과 ***반응성에 영향***을 미친다. 이러한 면을 느끼기 위해 다음 검사를 제안한다.

배치 지침

- 시작 위치
- 지면에 테이프를 붙인다.
- 오른발을 테이프 위에 놓고 두 발 사이에 무게 중심을 두면서 두 발을 어깨너비로 벌린다.
- 무릎을 펴고 발뒤꿈치를 약간 들고 전족부로 지면을 밟는다.
- 첫 번째 발허리뼈로 지면을 밟는데, 이러한 움직임은 무릎이 안으로 들어가고 발 가쪽번짐이 발생한다.

실행 지침

- 첫 번째 단계에서, 첫 번째 발허리뼈로 지면을 밟도록 하면서, 즉, 무릎이 안으로 들어가고 발 가쪽번짐을 유지하면서, 지면 선의 양쪽에서 빠 샤세(pas chassé, 땅을 스치듯 이동하는 발레 걸음걸이, 역자 주)를 실행한다.
- 두 번째 단계에서는, 시작 위치로 다시 돌아온 후, 네 번째 발허리뼈로 지면을 밟으면서 선 양측에서 오른쪽과 왼쪽으로 번갈아 가면서 빠 샤세를 실행한다.
- 무릎이 안으로 들어가거나(안쪽으로 누름) 또는 축 가까이에 있을 때(가쪽 밟음) 빠 샤세(편안함, 반응성, 발달시키는 힘...)의 효율성을 비교한다.

무릎을 축에 유지하면 반응성은 더 개선되고 움직임은 더욱 더 유동적이다. 따라서 다리 구성에 따라, 우리의 움직임은 어느 정도 반응적이고 효과적이다.

유지 결함

지면을 밟고 있는 관절들의 위치를 유지하는 결함은, 제약(피로, 더 많은 하중, 기술적인 어려움 …) 때문에, 올바르게 구성된 다리에 나타날 수 있을 뿐만 아니라 또한 방향 결함이 있는 다리에서도 나타날 수 있다. 기계적으로, 관절들의 위치가 EAD 축에서 멀어질수록 자세를 유지하는데 더 많은 힘이 필요해진다: 위치를 제어하는 근력이 더 많이 요구된다.

Chapter 2.

EAD
자세-역학 검사

≪체인의 견고함은 가장 약한 고리의 견고함이다.≫

Peter Wohlleben, 나무의 비밀스러운 생명, The Arènes, 2017, p.31

자세-역학을 목표로 하는 검사 양식

우리가 제안한 기본 검사들은 자세를 평가하는데, 즉, 공간의 다양한 면에서 특히 고정근계를 작용시키면서 방향 결함들과 유지 결함들의 존재 여부를 평가한다. 이 검사들은 일상생활에서 스포츠 활동 (도약, 빠 샤세[Pas chassé], 한 다리로 굽힘/폄 움직임, 걷기, 달리기, 회전, 등등)까지 우리의 이동을 특징짓는 일련의 움직임들로 구성된다. 페널티 때 공차기, 도약 또는 테니스의 포핸드처럼, 운동선수의 어떠한 특정한 기술적 움직임의 분석을 심화시키는 검사는, 특정한 기술적 움직임에서 방향 결함 또는 유지 결함의 존재 여부를 감지할 수 있다. 또한, 이 검사는 고정근계의 질을 검사할 수 있고 다양한 상황에서 습득한 자동화된 몸짓을 검사할 수 있고, 자세-역학 운동에서 기술적 몸짓과 실행해야 할 이 몸짓의 조정에서 발생하는 전이(transfer)를 측정할 수 있다. 자동화된 기술적 결함들에 대해, 즉 ≪자세(postural)≫ 결함들을 볼 수 있는 접근법이다. 우리는 ***유지 결함***들과 ***방향 결함***들을 찾기 위해 계단을 오르내리는 몸짓에 대한 분석뿐만 아니라 러닝머신 위에서 걷기와 달리기에 대한 분석을 통해 이러한 검사를 보완할 것이다(≪러닝머신에서 걸음걸이 분석 및 걷는 기술의 개선≫, ≪계단을 오르내리고 자세를 유지한다≫ 참조)(**그림 19**).

그림. 19

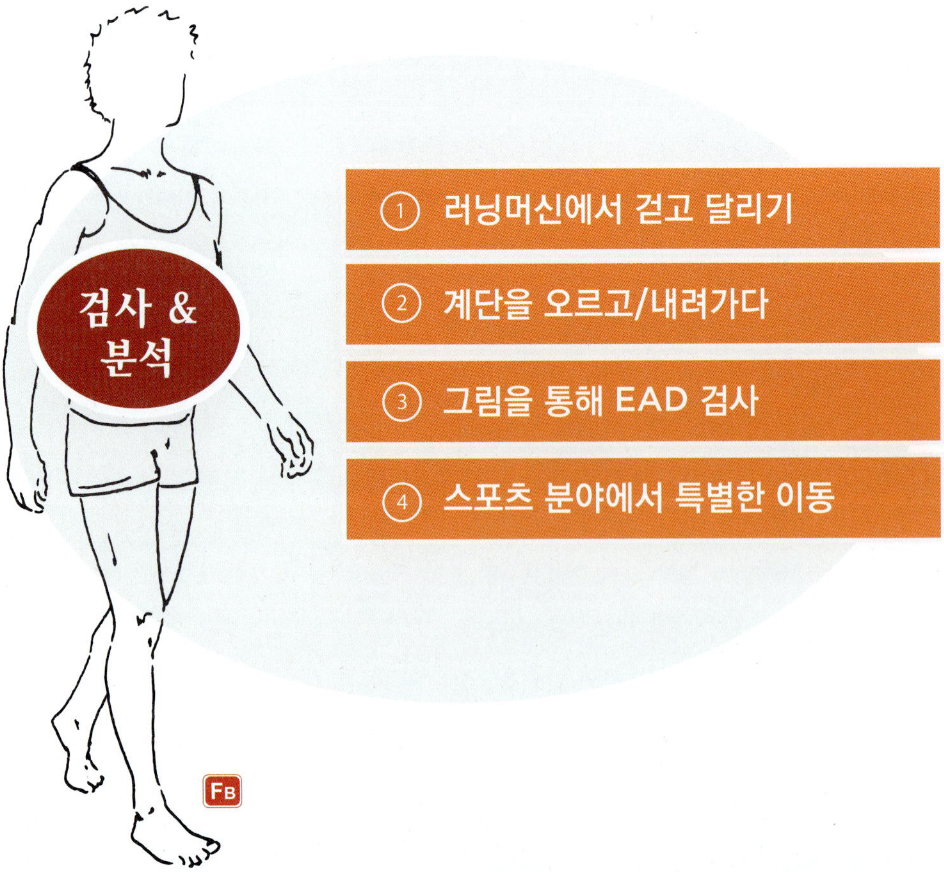

몸은 우리가 수행하는 모든 움직임에 대해 가지는 강점과 약점이 동일하다: 따라서 목표는 수직, 이마, 수평 및 시상 제약들을 관리하기 위해 고정근계를 측정하고 강화하고 움직임의 자동화를 평가하는 것이다. 아래 첫 글자는 각 제약 축과 일치한다(**그림 20**).

그림. 20

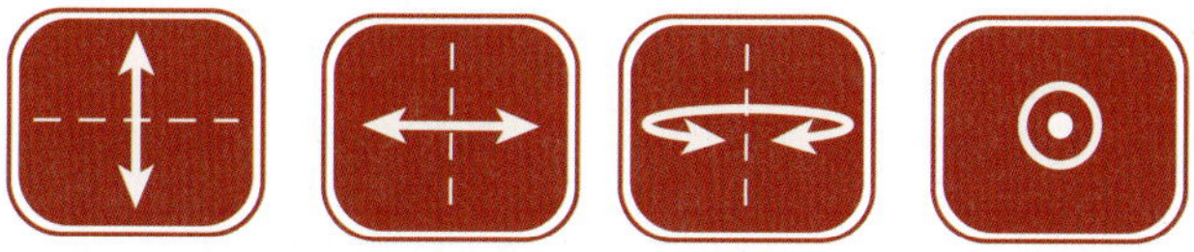

EAD 그림

동일한 조건들에서 다른 자세 역학 검사들을 쉽게 재현하기 위해, 폭이 약 1.9cm 페인트 테이프를 지면에 붙인다. 이 선은 두 발 위치와 다른 이동 방향들을 나타내는 매체 역할을 한다. 점차 제약이 증가하는 검사들을 수행하는 눈금이 매겨진 그림이다. 가로축이 20cm마다 눈금이 매겨지고 10cm 떨어진 평행한 거리를 둔 3개의 세로축이 50cm마다 눈금이 매겨진 그림이다(**그림 21, 그림 22**). 검사의 필요들에 따라, 우리는 세로좌표 축 중에 하나 또는 두 개 위에 발들을 놓는다. 이러한 위치 제약 조건은 방향 결함들 및 유지 결함들을 나타내고 또한 운동의 능란함을 나타낸다.

그림. 21

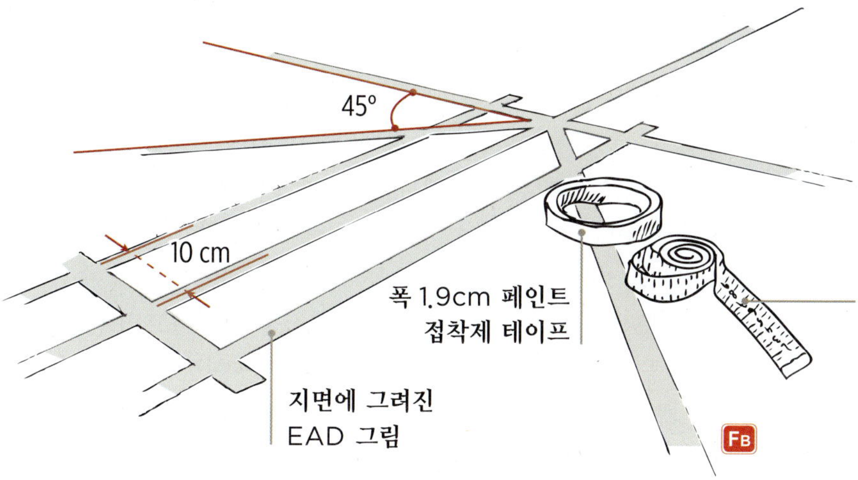

학습자가, 지면을 밟거나 여러 이동 방법을 정하지 않고, 균형을 잡기 위해 어떻게 자연스럽게 조정을 하는지를 보기 위해, 다른 움직임들을 수행하는 자유로운 검사를 하는 것은 흥미롭다. 움직임들과 자세들은 방향을 정한 검사들과 비교할 수 있다. 이 검사의 목표 중 하나는 학습자의 신체적 잠재력, 기술적 잠재력과 자세의 잠재력을 개발하는 것이며, 이 3요소는 밀접하게 연관되어 있음을 기억한다.

그림. 22

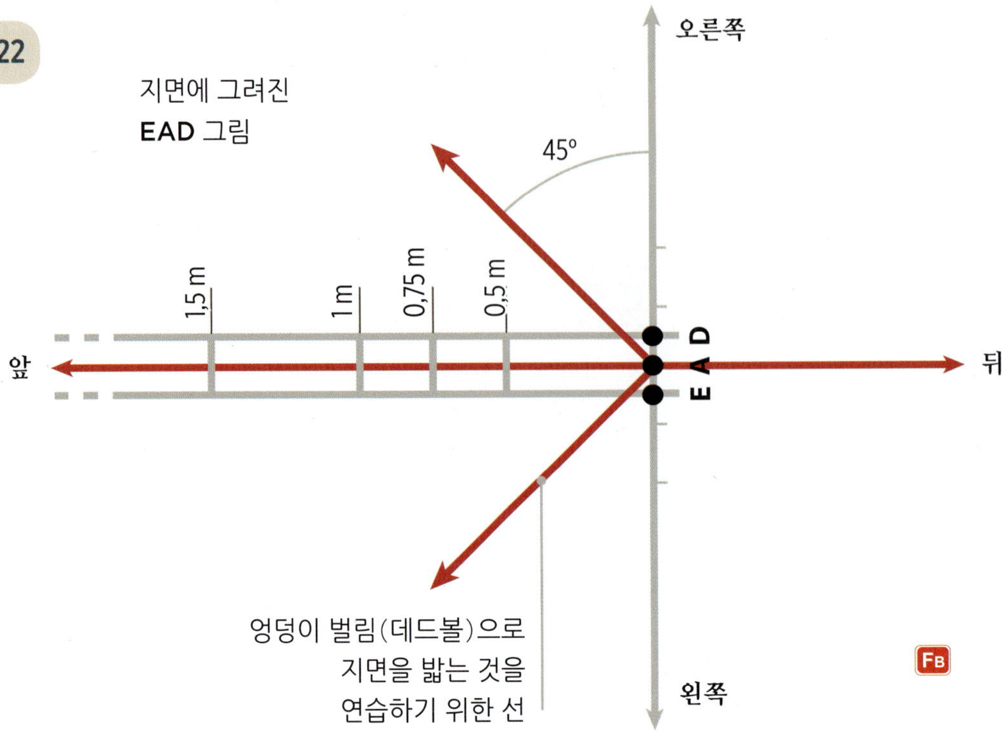

중앙 세로좌표(A) 축에 수직선을 벽에 그리면, 이 수직축은 지면을 밟는 주위의 측면 움직임들을 명확하게 할 수 있다.

왜 이 검사들을 동영상으로 찍는가?

이 비디오의 목적은 눈이 방향 및 유지 결함들을 모두 감지할 수 없으므로 느린 동작에서 몸짓의 진행을 분석하는 것이다. 또 다른 장점은 비디오가 자세와 몸짓의 변화를 추적할 수 있는 시간적인 좌표라는 것이다. 또한, 비디오 캡처의 측면에서(정의, 초당 이미지 수, **느린 동작** 등등) 그리고 컴퓨터 측면에서(비디오 분석 소프트웨어, 속도 프로세서) 그리고 스마트 폰을 통한 접근성은 모든 사람이 자신의 몸짓과 다른 사람의 몸짓들을 쉽고 간단하게 탐색할 수 있는 수단을 제공한다. 이 접근성은 자신의 몸짓에 대한 더 나은 분석과 인식을 촉진하고 또한 더 많은 고찰과 상호작용을 하는 기회를 제공한다. 효율성을 높이고 부상을 예방하면서 잠재력을 개발하기 위해 ***결함이 어디서 기인하는지, 무엇을 목표로 하고 어떻게 교정해야 하는지를 배우고, 생각하고, 아는 것***만으로도 충분하다.

촬영 관련 배치 지침

- 촬영하고자 하는 사람 앞에서, 무릎 높이에 카메라를 놓는다.
- 사람이 돋보이는 밝은 배경을 선택한다. 조명에 신경을 쓴다.
- 우리가 촬영하는 학습자는 맨발이며 반바지를 입는다.
- 필요하다면 도약과 빠 샤세 검사들을 위해 **느린 동작** 기능을 사용한다.

어떻게 그리고 왜 두 발을 놓는가?

우리가 이미 언급했듯이, 다리에서 방향 결함들과 이로부터 생기는 관절들의 위치는 균형과 안정에 영향을 미친다(검사 ≪지면을 밟을 때 방향 결함이 균형에 미치는 영향≫ 참조). 발의 적응력(뒤틀림 구조)으로 인해 발 모양이 바뀌는 결함들이다. 발의 적응력은 항상 지면과 접촉에서 편평한 발바닥 표면이 될 수 있는 보완 구조가 된다. 따라서, 각 발의 모양(전족부와 후족부 사이의 뒤틀림 정도)은 다리를 구성하는 다양한 상부 요소들의 특정 방향과 일치한다.

발 중앙을 골반 축에 수직으로 향하게 하면, 상부 요소들의 모든 방향 결함이 검사 중에 눈에 띄게 나타나고 수행하는 움직임에 더 큰 영향을 미친다. 학습자는 때때로 자신의 두 발을 놓는 데 불편함을 느낄 것이며, 이러한 불편함은 방향 결함들이 있다는 신호이다.

최적의 생체 역학 - 우리의 걸음걸이와 자세가 자동화가 되면 점진적으로 발목이 어느 정도 뒤틀어진다: 뒤틀림 정도는 후족부 기울기를 결정하고 EAD 축에 비해서 발목 위치를 결정한다. 딱딱한 신발을 신어서 보강된 현상[1]이다. 이 고정된 형태의 발은 우리를 항상 같은 자세로 앉도록 하는 휜 세 발 걸상을 생각하게 한다. 특정 형태로 발을 고정하려는 것은 비생산적인데, 왜냐하면 발 모양은 실제로 한순간에 부합하는 다리 조정에만 해당하기 때문이다. 발 모양은 결과일 뿐이다. 그러므로 안정과 균형을 촉진하기 위해 독립적인 전족부와 다리에 통합된 후족부[2]와 함께 기능적인 발[3]을 만드는 것이 유리하다. 자세한 내용은 ***신발 안창 없이 발 교정하기***를 참조한다.

관찰 항목들

여기서 관찰 항목들은 우리가 자세와 자세의 변화를 평가할 수 있는 시각적 요소에 해당된다. 우리는 각 검사에서 이미 사용한 다른 관찰 항목들을 다시 사용하고 자세하게 설명할 것이다. 우리는 다음과 같은 지표들을 사용할 것이다:

- 지면에 그려진 선 방향에 비해서, 다리 전체의 방향뿐만 아니라 또한 넙다리뼈, 정강뼈/종아리뼈의 방향과 특히 발의 방향;
- EAD 축 (내반 또는 외반)(varus or valgus)에 비해서 발목 위치와 안정;
- EAD 축 (내반 또는 외반)에 비해서 무릎 위치와 안정;
- 발 모양 변화(발 안쪽활 모양의 변화);

1 딱딱한 신발은 발의 움직임들을 차단한다: 전족부와 후족부 사이의 뒤틀림 움직임들, 뒤틀림 정도에 따라 가쪽 이동과 발뒤꿈치 기울기 그리고 일반적으로 앞활 아래에 놓이는 표면의 형태에 따라 형성되는 발 앞활(anterior arch)의 유동성을 차단한다. 발은 단단한 블록이 아니다. 반대로, 우리는 발의 움직임들을 변경하거나, 제한하지 않는 모든 면에서 뒤틀어지고/접히고 부드럽고 얇은 신발에 대해 말할 것이다(≪신발을 선택하기 위해 발을 더 잘 이해한다≫. 참조. 두 번째 참조는 *신발 안창 없이 발 교정하기*. 출판사 웹 사이트에서 다운로드 가능).

2 부록 참조.

3 *신발 안창 없이 발 교정하기*.

- 발가락들의 움직임과 발가락들이 지면을 밟음;
- 골반 돌림과 기울기;
- 상체 돌림, 상체 기울기와 이동;
- 공중에서 다리 움직임과 다른 부분들의 방향;
- 움직임 유동성;
- 몸 전체의 안정;
- 오른다리와 왼다리 사이의 대칭 또는 비대칭;
- 지면을 밟는 정확성;
- 지면을 밟는 기술.

자세-역학 검사

굽힘/폄 검사

수직

목표

- 한 다리로 지면 위에 설 때 수직적인 제약들을 관리하는 것을 평가한다.
- 구조 결함(다리를 구성하는 부분들의 방향과 관절들의 자연스러운 위치)과 유지 결함을 평가한다.

배치 지침 - 시작 위치

- 맨발과 반바지.
- 오른발뒤꿈치(A점) 중앙과 전족부 중앙(**그림 23**)이 선 중앙 위에 놓이도록 주의하면서 오른발을 선 중앙에 놓는다.
- 양쪽어깨 고정근의 효과를 제한하기 위해 양팔을 교차하여 양손을 양쪽어깨에 놓는다.
- 수평으로 바라본다.

실행 지침

- 오른다리가 지면을 밟을 수 있도록 왼다리를 약간 올리고 접는다.
- 1초당 1회의 속도로 오른다리 굽힘/폄 움직임을 10회 실행하고 난 후 다리를 바꾼다.
- 이 운동을 하는 동안 다리 고정근계를 자극하기 위해 등을 바르게 편 상태를 유지한다. 학습자는 몸통을 구부릴 수 있는 경향이 있다.
  이 실험의 목표는 결함들을 나타내는데 있다는 것을 기억한다.
- 무릎 굽힘이 90°를 넘지 않는다.

분석

분석은 정면에서 행한다. 지면을 밟고 있는 다리의 제어 수준과 다리 구조를 관찰할 것인데, 즉 다시 말하자면:

- EAD 축에 비해서 발목 및 무릎 위치,
- 발 모양 변화,
- 발가락들 움직임,
- 골반 돌림과 기울기,
- 상체 돌림과 기울기,
- 공중에서 다리 움직임,

QR-code n°1

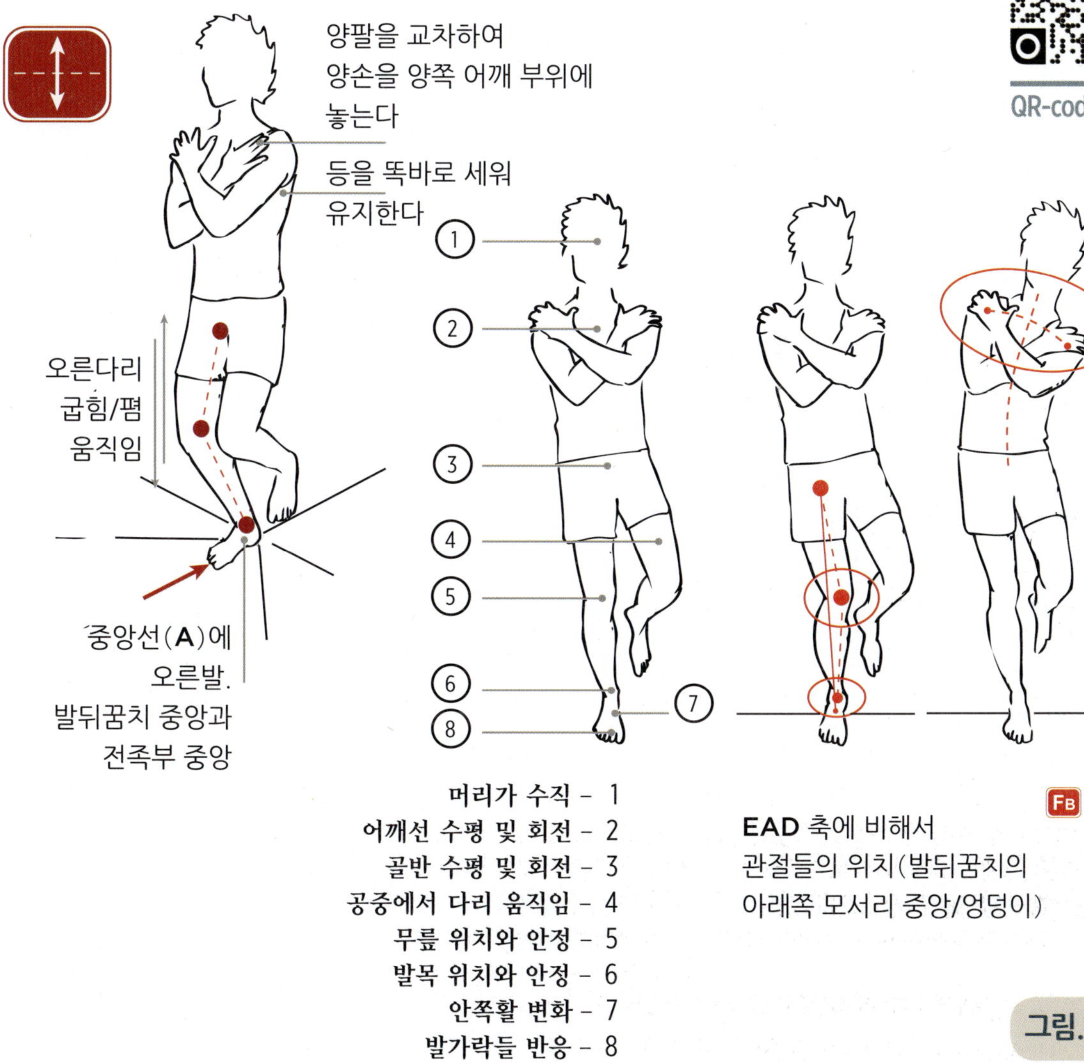

그림. 23

- 움직임 유동성,
- 다리와 몸의 안정,
- 오른다리와 왼다리 사이의 대칭과 비대칭.

검사 중에 생성된 몸짓과 완벽한 몸짓, 즉, 움직임 내내 완벽한 중첩(EAD 축에서 관절들 위치), 골반과 어깨의 수평, 똑바로 선 몸통, 허리 돌림 부재, 바로 선 머리와 수평으로 바라보는 시선, 발가락들의 움직임 부재, 왼다리로 서거나 오른다리로 설 때 몸 전체의 안정성과 균형. 완벽한 몸짓에서 멀어질수록 고정근계는 더 ≪약해지고≫ 많은 보완작용이 발생한다.

이 검사 동안 상체 움직임은 근본적인 불균형을 재조정하려는 시도의 신호이다. 그러나 상체에서 오는 자세의 결함은, 예를 들어 어깨선 기울기, 균형을 유지하기 위해 다리에 의해 보완된다는 것을 잊어버릴 수 있다. 오른다리로 지면을 밟으면서, 상체가 왼쪽으로 기울어지면 오른쪽 엉덩이 고정근들을 더 자극하고, 무게 중심이 왼쪽으로 이동되는 것을 느낀다. 반대로 우리가 상체를 오른쪽으로 기울일 때는 반대가 된다. 따라서 우리는 일반적으로 상체가 기울어진 사람에게 똑바로 서라고 요청하면, 이 사람은 상체가 기울어지는 쪽의 엉덩이를 안정시키는데 어려움이 있을 것이고 엉덩이 근육들은 더 많이 자극을 받을 것이다. 따라서 상반신은 균형을 다시 잡아야 한다(***자세 개선하기***, 참조).

자세 결함 평가

0과 3사이에서 각각의 관찰 항목은, 0 완벽함(방향, 위치와 안정)과 3 나쁨임을 유의한다. EAD 축에 비해서 관절들의 안정과 위치를 동시에 평가하는데, 왜냐하면 하나의 관절이 ***잘못 배치되었을 수 있지만,*** 즉 EAD 축에서 벗어나지만, 안정을 유지하기 때문이다.

- 안쪽활 모양 변화와 함께 발목 위치와 안정을 강화한다. 과도한 엎침 발, 혹은 안정적인 과도한 뒤침 발은 점수 3을 부여하고, 발목은 최대한으로 안쪽에 위치한다.
- 무릎(외반 또는 내반) 위치와 안정.
- 발가락들 움직임. 여기서 우리는 발가락들이 자세를 조절하는 면을 평가할 것이다. 자세가 균형을 이루면, 균형을 다시 찾기 위해 발가락들을 사용할 필요가 없다. 따라서 움직일 때, 발가락으로 지면을 움켜잡거나 혹은 세워서는 안 된다: 첫 번째 발가락 굽힘근은 뒤정간근의 약함을 보완한다.
- 골반 돌림, 골반 기울기와 전경/후경.
- 상체 돌림과 기울기.
- 움직임 유동성.
- 다리와 몸 전체의 안정.

완벽한 몸짓은 21점 만점에 0점을 받는다.

	오른다리	왼다리
발목 위치와 안정		
무릎 위치와 안정		
발가락 움직임		
골반 방향과 안정		
상체 방향과 안정		
머리 방향과 안정		
움직임 유동성		
신체의 전반적인 안정과 균형		
합계		

다리를 구성하는 다양한 요소들 사이의 상호 작용에 대한 포괄적인 통찰력이 필요하다: 이를 위해, 주저하지 말고 다리를 구성하는 각 관절과 그 상호 작용을 연결하는 밀접한 관계를 인식하고 이해하고 통합하는 ≪움직임의 근원≫을 참조한다.

또한, 제약 조건에 따라 변동될 수 있는 천 개의 경로, 수천 개의 조합을 발견 할 수 있음을 기억해야 할 것이며, 이러한 복잡성은 반드시 우리의 관찰에서 벗어날 수 있다는 것을 기억해야 한다. 우리는 이러한 검사들을 통해 고정근계를 많이 필요로 하는 움직임들에서 몸의 전반적인 구성과 몸의 움직임을 강조하는 것을 잊어서는 안 된다. 그런 다음 쉽고, 효율적이며, 예방을 위해 우리의 잠재력을 높이기 위한 교정과 보강의 시간이 올 것이다.

기억할 것

경험을 통해, 시각적 관찰이 완벽해지고 그리고 몸의 구조가 흩어지는 첫 번째 요소와 그 후 발생하는 움직임들의 단절을 감지할 수 있을 것이다. 유지 결함 또는 위치 결함:

- 골반 유지 결함 또는 위치 결함 또는 무릎 유지 결함 또는 위치 결함은 엉덩이 고정근들의 제어 결손 또는 이 근력들이 약한 결손의 신호이다. 이는 또한 목말 밑 관절에서 또는 발 뒤틀림 결함에서 기인하는 발목을 유지하거나 위치를 잡는데 나타나는 결함의 결과일 수 있다;
- 무릎 유지 또는 무릎 위치의 결함은 엉덩이 고정근들의 제어 결손 또는 이 근력들이 약한 결손의 신호이다. 이는 또한 목말 밑 관절에서 또는 발 뒤틀림 결함에서 기인하는 발목을 유지하거나 위치를 잡는데 나타나는 결함의 결과일 수 있다;
- 발목 유지 또는 발목 위치의 결함은 목말 밑 관절의 고정근들의 제어 결손 또는 이 근력들이 약한 결손의 신호이거나 또는 발 뒤틀림 결함의 신호이다. 이는 또한 엉덩이에서 기인하는 무릎을 유지하거나 위치를 잡는데 나타나는 결함의 결과일 수 있다.

단순화한 평가표

각 검사에 대해, 우리가 행하고자 하는 심층 분석에 충분할 수 있는 단순화한 평가표를 제안한다. 각 부분은 항상 0에서 3까지 등급이 매겨진다. 발목 위치의 변화는 목말 밑에 내재한 움직임, 무릎 위치의 변화는 엉덩이 움직임을 강조한다. 이렇게 하면 쉽게 결손 부분들을 목표로 삼을 수 있고 수업 중에 이 부분들의 변화를 밝힐 수 있다.

	오른다리	왼다리
몸통(상체/골반)		
무릎		
발목		
합계		

도약 검사

수직 또는 수평 도약 또는 뛰어오름은, 웅덩이, 장애물을 뛰어넘든 간에, 등등, 또는 한 다리 또는 양쪽 다리를 사용하여 추진력을 받아 몇 단계를 뛰어넘든 간에 또는 몸을 웅크린 후 펴면서 몇 단계를 뛰어넘든 간에, 또는 한 다리 또는 양쪽 다리로 착지를 하던 간에, 우리가 이동하는 방법들 일부이다. 테니스(상대가 로빙을 시도하고 공을 받으려고 시도하는 동안 공을 치기 위해 뛰기), 축구(머리로 공을 치기 위해 도약), 가라데, 농구, 배구, 핸드볼… 등등처럼 많은 스포츠에서 이러한 움직임들을 발견한다. 코치와 체력 전문가가 운동인들의 신체 능력을 향상시키기 위해, 특히 수직 이완을 향상시키기 위해, 훈련을 시키는 동안 도약을 지도하기 위한 특별한 수업을 설정한다. 그러나 도약 방법을 최적으로 지도하였을까?

클럽이나 스키 스터디[4]에서, 젊은 스키어를 위한 도약 수업을 예를 들어보자. 그들 앞에 서서, 젊은 스키어들이 도약할 때마다 자연스럽게 채택하는 다양한 몸짓과 자세를 분석하자. 이 수업은 젊은 스키어들의 이동노선을 만들고, 높이와 길이를 결정하는 종종 장애물(hedge), 플린스(plinths)…로 구성된 코스의 형태에서 진행된다. 따라서 젊은 스키어들 모두가 같은 수준의 난이도를 가진 코스를 통과해야 한다면, 일부는 다리를 축에 유지할 수 있지만 다른 일부는 무릎 그리고/또는 발목이 안으로 들어가고, 골반은 기울어지고, 혹은 어깨 수평이 무너진다(**그림 24**). 또한, 도약 길이나 도약 높이가 높아질수록, 제약 조건이 증가하고, 자세가 더 나빠진다. 그들이 대부분 인지하지 못하는 현상이다. 그들은 착지에서 움직임과 안정을 달성하는데 있어 다소간의 용이성이나 어려움만을 인식한다. 이러한 원인을 이해하지 못하는 거의 명확하지 않은 인식들을 지니는데, 촬영과 설명을 통한 검사들은 젊은 스키어들이 이 현상의 원인을 이해하고 몸짓의 효과가 미치는 영향을 인식할 수 있다.

4 Frédéric Brigaud, ≪알파인 스키에서 자세 위치≫, *AFESA*, hors-séie, printemps 2017.

그림. 24

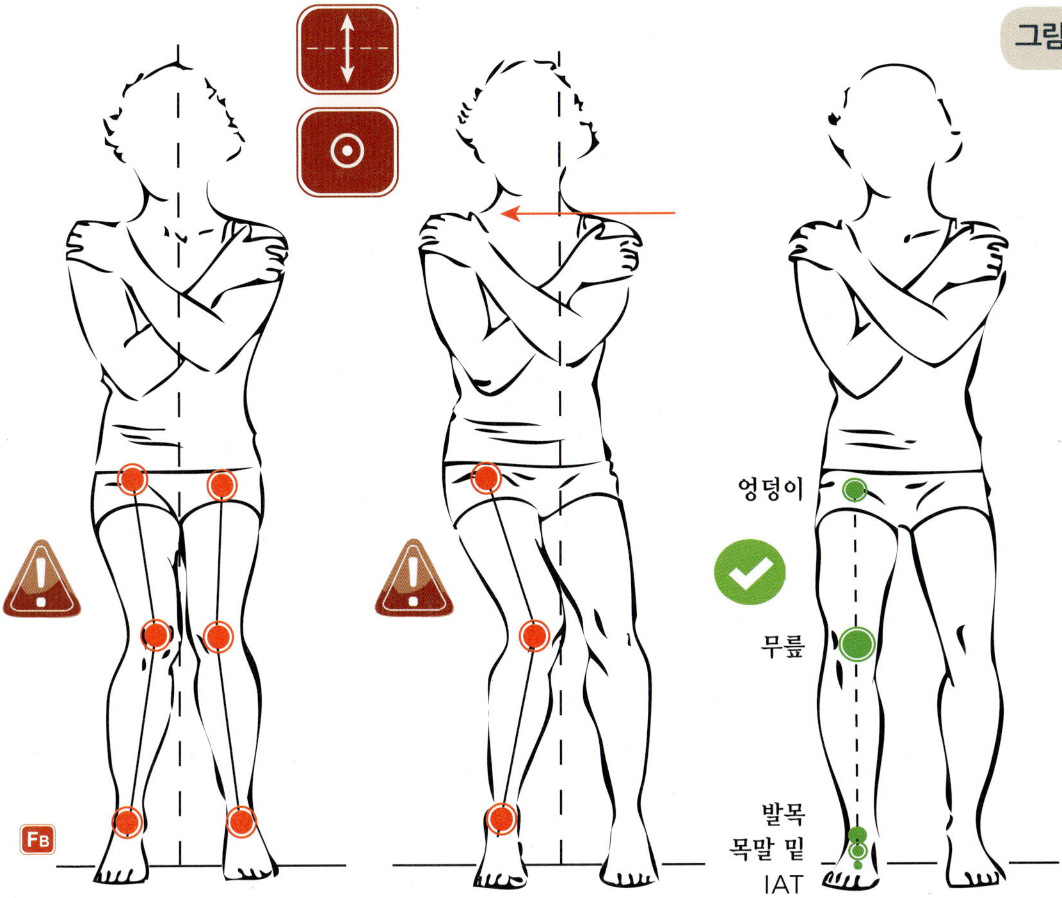

오른다리와
왼다리 **EAD** 붕괴

오른다리에 체중 전달과
관련된 **EAD** 붕괴

관절 위치를 준수

점진적인 검사를 확립

우리는 매번 도약할 때마다 50cm씩 거리를 넓히는 점진적인 도약 검사를 제안한다: 50cm, 1m, 1.5m, 등등. 도약에서 도달할 수 있는 최대 길이와 더이상 자세를 유지할 수 없는 길이 사이에 차이가 있다는 사실을 강조하는 검사이다. 제약 수준에 따라 몸의 구성을 유지할 수 있는 능력(EAD 수준)을 ***평가하는*** 간단한 검사이다.

이 점진적인 검사는, 여기서는, 유일한 ≪기록≫인, 도약 길이는 움직임의 질을 측정하는 데 충분한 좌표가 아니라는 점을 강조하는데, 왜냐하면 반응성과 정확성을 희생하면서 더 높은 에너지 비용을 사용하면서 완전히 몸 구조를 무너트리면서, 멀리 뛸 수 있기 때문이다. 자세가 붕괴하기 시작하는 제약 단계에서도 우리가 여전히 행동을 계속할 수 있다는 것을 기억해야 한다. 따라서 이러한 사실은 몸 구조를 유지하는데 관여된 근육계와 일반적으로 받는 제약들에 따라 도약하는 근육계를 조화시키는 특별한 운동을 수행하는 것을 의미한다.

도약 검사의 설정

이전과 마찬가지로 자세-역학 결손들을 강조하기 위해 검사를 시작하는데, 검사를 시작할 때 어떤 위치를 요구한다(**그림 25**).

목표

- 시상과 수직 제약들의 관리를 평가한다.
- 유지 결함들과 방향 결함들을 평가한다: 시작 자세, 도약 단계, 공중 단계, 착지 단계.
- 지면을 밟는 정확성을 평가한다.

배치 지침 - 시작 위치

- 맨발과 반바지.
- 오른발을 D선에, 왼발을 E선에 놓고,
  발뒤꿈치 중앙과 전족부 중앙을 해당 선에 놓는다.
- 무릎을 약간 굽힌다.
- 무게 중심은 두 발 사이에 있다.
- 보완 현상을 제한하기 위해 양팔을 교차하여 양손을 양쪽 어깨 부위에 놓는다.
- 수평을 바라본다.
- 도약은 접착 밴드 축과 평행 되게 앞으로 실행된다.

실행 지침

- 50cm 앞으로 향해 첫 번째 도약을 2P/2P(두 발로 도약하고 두 발로 착지)로 하는데 평행한 양 선에 두 발을 놓는다: 오른발은 D선에 왼발은 E선.
- 지면을 밟을 때 충격을 줄인다(착지할 때 소리 없음).
- 착지할 때 최소 5초 동안 자세를 유지한다.
- 걸어서 시작 위치로 다시 돌아온다.
- 1m 앞으로 향해 두 번째 도약하고 난 후, 1.50m, 2m, 2.5m로 향해 도약한다…
  유지 결함이 발견되는 즉시 검사를 중단한다.
- 도약을 할 때 다리 굽힘이 발생하지만, 몸통 굽힘은 발생하지 않는 것에 주의한다.
  어떤 사람들은 다리에 가해지는 제약들을 완화하기 위해 본능적으로 몸통 굽힘/폄 움직임을 만든다.

분석

앞의 검사와 마찬가지로 몸 구조 유지 결함들은 다음과 같은 관절들의 결손에 기인한다: 목말 밑, 무릎, 엉덩이, 척주, 어깨-가슴. ***이 다른 관절들의 제어 수준을 감지하기 위해*** 도약 단계에서 움직임과 안정을 관찰하고 발목, 무릎, 골반, 상체와 머리의 위치를 관찰할 것이다. 우리는 이러한 몸짓과 완벽한 몸짓을 비교할 것이다.

그림. 25

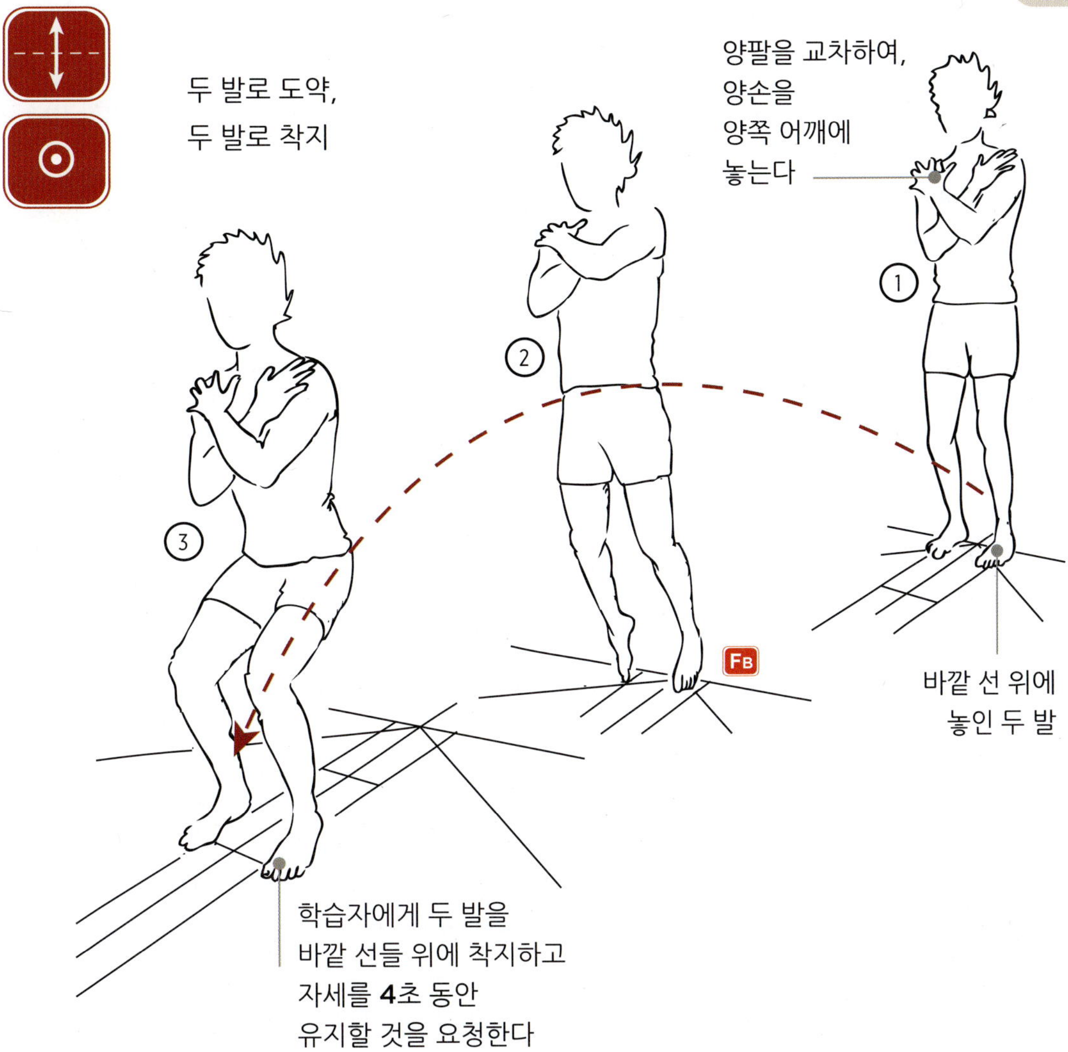
두 발로 도약,
두 발로 착지
양팔을 교차하여,
양손을
양쪽 어깨에
놓는다
1
2
3
FB
바깥 선 위에
놓인 두 발
학습자에게 두 발을
바깥 선들 위에 착지하고
자세를 4초 동안
유지할 것을 요청한다

도약할 때

발목과 발

- 완벽한 움직임에서 발목은 EAD 축에 위치한다. 발목이 안쪽 혹은 가쪽으로 위치하거나 혹은 이동하는 것은 목말 밑 관절의 피복 결손 있음을 나타낸다.
  첫 번째 경우, 발이 가쪽으로 번지고 발의 축은 안쪽으로 기운다(안쪽번짐 근육 결손).
  두 번째 경우에는, 발은 안쪽번짐이 되고 발의 축은 가쪽으로 기운다(가쪽번짐 근육 결손).
  따라서 발의 축이 중앙에 위치해야 하는데도 불구하고 첫 번째 경우 발 안쪽부위가 지면을 누르고 두 번째 경우는 발 가쪽부위가 지면을 누른다.
- 움직임이 시작될 때 다른 발가락들과 독립적으로 다섯 번째와 네 번째 발가락을 올리는 것은 가쪽돌림 근육들이 작용한다는 신호이다. 가쪽돌림 근육들이 안쪽돌림 근육들보다 우선시가 되어 안 되기 때문에 결함으로 간주되는 움직임이다.
  발가락 전체는 지면에 닿아 있어야 하며 발가락들이 들려서도 안 되고 발가락들이 하얗게 변하도록 강하게 지면을 움켜잡아서도 안 된다. 엄지발가락이 지면을 더 많이 누를 때, 엄지발가락 굽힘 근육이 아마도 고정근계의 약함을 보완한다.

무릎

- 완벽한 움직임에서, 무릎은 EAD 축에 위치한다. 무릎이 안쪽으로 들어가거나 혹은 가쪽으로 나오는 것은 엉덩관절의 유지 결함이 목말 밑 관절의 유지 결손과 결합하거나 혹은 이러한 상태를 추론할 수 있다. 그러나 목말 밑 관절의 유지 결손(발 가쪽번짐)은, 만약 엉덩이근육이 이러한 결함을 보완하지 못한다면, 무릎이 안쪽으로 들어갈 수 있다. 극단적인 경우, 발 붕괴를 보완하기 위해 무릎이 튀어 나오는 것을 관찰하는 것도 가능하다. 보다 일반적으로, 엉덩이를 제어하는 근육들이 약해져서 그리고 목말 밑을 제어하는 근육들이 약해져서 지면에서 도약할 때 양쪽 무릎이 서로 부딪히고 발목이 붕괴되는 것을 관찰할 수 있다.

골반

- 완벽한 동작에서, 골반은 수평을 유지하고, 회전하지 않으며, 전경/후경 움직임이 발생하지 않는다. 골반의 모든 움직임은 주로 엉덩관절의 제어 결함을 나타내는 신호이다.

몸통/어깨 축

- 완벽한 움직임에서, 상체는 축에 위치한다. 이 단계에서의 움직임(상체 돌림, 기울기, 굽힘)은 이전에 언급했듯이 보완 현상으로 나타낼 수 있다.

착지할 때, 우리는 앞에서 언급한 요소들에 다음과 같이 추가될 요소들을 관찰할 것이다:

- 선 위에 두 발을 놓을 수 있는 능력, 지면을 밟는 간격;
- 발과 다리 벌림;

QR-code n°2

그림. 26

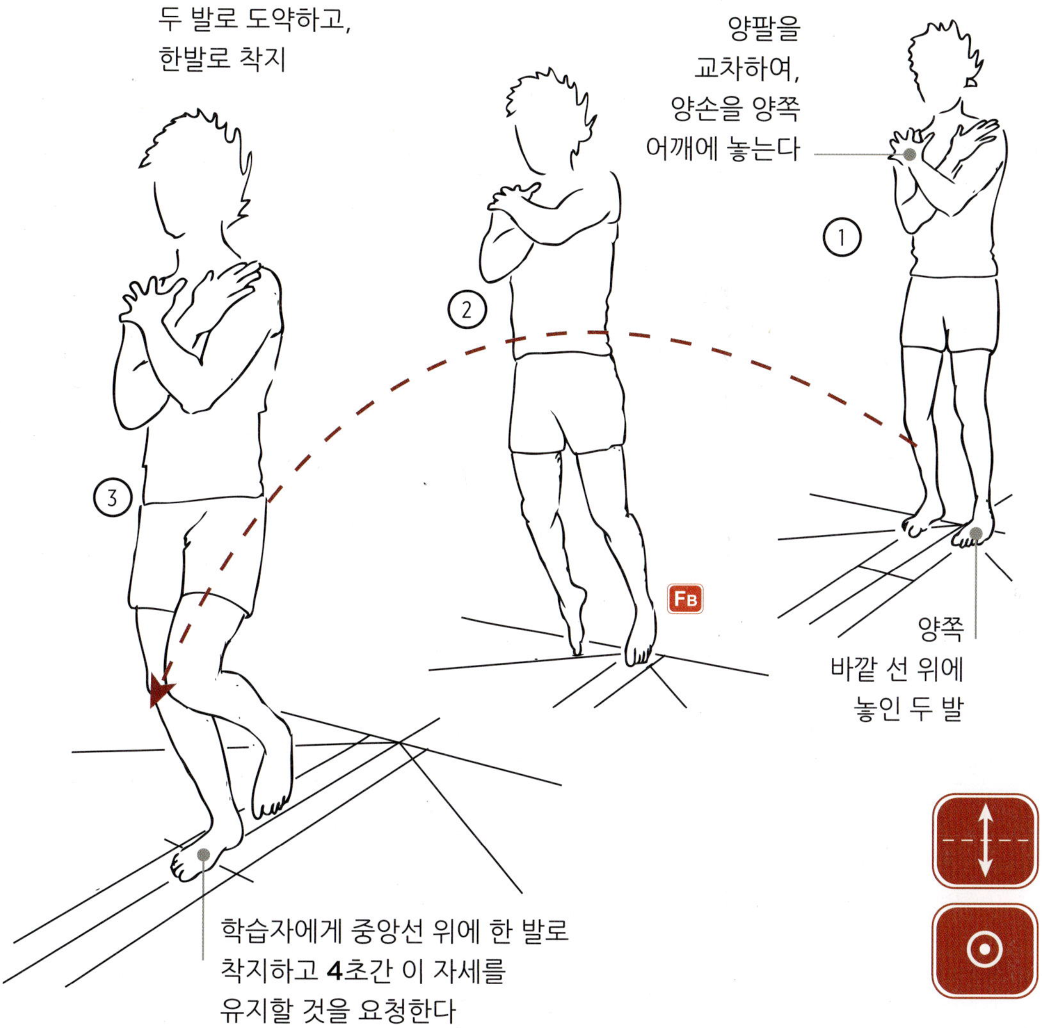

– 뻣뻣함, 관절들의 경직, 충격 완화 부족…은 일반적으로 학습자가 착지할 때 자세가 안정되기 전에 연속적으로 작은 도약을 수반한다;
– 가쪽 균형 상실, 또는 앞쪽으로 균형 상실…
– 지면을 밟는 주위, 다리 주위, 엉덩이 주위, 무릎 주위로 굽어지는 몸…
– 몸 축이 가쪽으로 이동.

최적의 제어력을 가진 사람은 ***완벽한 몸짓***이라고 부를 수 있는 움직임을 실행할 수 있다. 우리는 이 검사를 받는 사람에 의해 생성된 몸짓과 이러한 ***완벽한 몸짓***의 기준과 비교할 것이다.

두 발/두 발로 도약을 검사한 후, 가장 제한이 적은, 두 발/한 발 검사 후 한 발/한 발 검사를 한다(**그림 26**). 제어 결손들이 명확하게 나타나면, 검사를 계속하는 것은 유용하지 않다. 이러한 의미에서 학습자가 도약 1m부터 제어를 할 수 없고 1m 50부터 제어 결손이 더 심하게 나타나면, 도약 거리를 넓히는 것은 유용하지 않고, 결함들은 악화만 되고 몸짓은 뻣뻣해진다.

도약

	오른다리	왼다리
발목 위치와 안정		
무릎 위치와 안정		
발가락 움직임		
골반 방향과 안정		
상체 방향과 안정		
머리 방향과 안정		
움직임 유동성		
몸 균형과 전반적인 안정		
합계		

착지

	오른다리	왼다리
두 발을 선 위에 놓는 능력		
발목 위치와 안정		
무릎 위치와 안정		
골반 방향과 안정		
상체 방향과 안정		
머리 방향과 안정		
움직임 유동성		
몸 균형과 전반적인 안정		
자세를 유지하는 능력		
합계		

단순화한 평가표

도약

	오른다리	왼다리
몸통(상체/골반)		
무릎		
발목		
합계		

착지

	오른다리	왼다리
몸통(상체/골반)		
무릎		
발목		
정확성		
합계		

Marine Gauthier의 증언

프랑스 알파인 스키팀의 전 멤버주니어 월드 하강과 슈퍼-G 세계 챔피언

내가 10살 때 Fred에게 EAD를 처음으로 배웠다: ≪도약해. 이제 다시 도약하지만 덜 멀리 도약해≫. 나의 경쟁 정신은 그에게 질문했다: ≪왜? 나는 훨씬 더 멀리 도약하는 법을 아는데, 왜 내가 이 작은 도약에 만족하길 당신은 바라는가?≫ 그는 실질적으로 내가 더 멀리 도약할 수 있다고 설명하였지만, 그는 내가 도약하는 방법은, 즉 축을 잘못 잡고, 내 몸을 상하게 하는데 왜냐하면 내 몸의 관절들은 내가 도약하는데 적절하게 작용하지 않기 때문이라고 설명하였다. 비록 내가 젊었는데도, 나는 내 몸이 운동가로서 내 인생에서 가장 귀중한 작업 도구이고, 앞으로도 도구가 될 거라는 것을 이해했으며, 그리고 나는 스키신발과 반대로 내 몸은 오직 하나라는 것을 이해했다! 나는 커브를 돌 때마다 내 스키가 작은 바위 위를 지나가고 회전하는데 필요한 스키의 측면들이 조금씩 닳는다는 것을 생각하지 못했을 것이다. 그러나 나는 매번 도약을 할 때마다, 내가 인지하지 못하지만 ≪무릎이 안으로 들어가≫ 내 무릎에 충격을 주었다.

EAD 덕분에, 나는 다음과 같은 특정 요소들에 주의를 기울임으로써, 몸을 느낄 수 있었고, 몸의 중첩과 몸의 유지를 느낄 수 있었다: 내가 도약할 때 무슨 일이 일어나는가? 아주 짧은 순간에 한 걸음 뛰기 위해, 나는 발목, 무릎, 내 골반을 정렬했는가? 지면에 착지할 때 두 발은 가지런하게 평행한가? 내가 걸을 때 내 발이 옆으로 기울어지지 않고 발목과 축을 잘 이루는가?

따라서 나는 자연스럽게 이루어지는 움직임과 이 움직임에서 나오는 정보를 점차 연결했다. 나는 도약 중에 그리고 도약 후 처리하는 이 정보를 분석하는 것을 배웠고 이 분석을 스키에 전달했다. 나는 움직이는 것을 더 잘 느낄 수 있었고 나는 기록을 갱신하는데 더 적극적이었다. 나는 내가 어떻게 느꼈는지 주의를 기울였기 때문에 코치에게 바라던 기대가 적어졌다.

나는 또한 이 세월 동안 내 몸을 더 보호하고, 상해 후에 쉽게 회복했다. 무릎 안쪽측면인대 염좌는 매우 가벼운 것처럼 보일 수 있지만, 치료를 잘못하면 더 심각한 부상을 유발할 수 있다. 특히 부상을 입었을 때 잘못된 몸짓을 자동화하기가 쉬우므로 더 심각한 부상을 유발할 수 있다. 나에게 이러한 염좌가 발생했을 때 우리는 종일 Fred와 함께 무릎을 축에 따라 배치하는 것을 다시 배우고 내가 수행한 움직임의 정확성을 보장하기 위해 내 감각을 ≪측정했다≫. 하루가 끝나면, 내 몸은 다시 정상적으로 작동할 수 있었고 내 감각을 통해 내 두뇌는 움직일 때 관절 중첩의 질을 판단하는 ≪중요한 요인≫이 되었다. 또 다른 때에는, 발목 인대의 일부가 파열되어 수술 후 석고로 고정하였고 8주를 보낸 후, 내 몸을 어떻게 움직여야 하는지를 더는 알지 못했고 내 발이 취하는 각 자세는 매우 낯설어 보였지만 나는 첫걸음을 걷자마자 어떤 움직임을 취해야 하는지 그리고 어떤 움직임을 하지 않아야 하는지를 알았다.

나는 몸을 더 좋게 유지하는 방법을 배웠다. 내 직업에서 보디빌딩 수업을 하는 동안 나는 자세가 정확하지 않거나 혹은 통증이 있었다고 느꼈을 때 ≪stop≫을 말할 수 있었고, 또 알 수 있었다. 이제는 고난도 수준의 스키를 타는 것을 멈추었고, 일상생활에서 EAD 이점을 계속해서 보고 있다. 왜냐하면, 내가 25세가 될 때까지 고난도 수준의 스키 연습을 했음에도 불구하고 나는 16살 때부터 보디빌딩을 시작했고 심지어는 완벽한 스쿼트로 110kg까지 역도를 수도 없이 들어 올렸고, 수백 개의 계단을 뛰어올랐고 90km/h 이상의 스키에서 여러 번 추락하였다. 나는 되풀이되는 고통으로 인해 자신이 좋아하는 스포츠를 하지 못하는 과거 운동선수들에 속하지 않는다. 내가 강조할 또 다른 중요한 점은, 나는 ≪스키어의 부상≫인 무릎 전방 십자인대 (LCA) 파열이 없다는 것이다.

그러나 그 이상을 넘어, 나는 또한 움직임을 행할 때마다, 혹은 내가 움직이는 것을 볼 때 마다, 내가 움직이는 것에 비판적으로 바라볼 수 있는 의식을 지니게 되었고 전문가의 도움이 없이, 내 몸을 훼손하는지 혹은 아닌지를 알 수 있는 의식을 습득했다. 이것이 바로 Fred가 15년 전에 준 선물이며, 내 눈에는 가격을 매길 수 없는 선물이다……!

삼각형 빠 샤세 검사

이러한 유형의 빠 샤세를 올바르게 수행하려면 학습 시간이 필요할 수가 있다. 그러므로 우리는 학습자의 자세를 교정하지 않고 학습자가 실행해야 하는 움직임을 보이기를 주저하지 않을 것이다.

수직 정면

목표

- 정면 제약과 수직 제약의 관리를 평가한다.
- 방향 결함들 및 유지 결함들을 평가한다.
- 지면을 밟는 정확성을 평가한다.

배치 지침 – 시작 위치

- 오른발 발뒤꿈치 중앙과 전족부 중앙을 밴드에 놓는 것에 유의하면서 오른발을 중앙 밴드(A선) 위에 놓는다(**그림 27**).
- 왼발을 어깨너비 이상으로 벌리고 무릎을 약간 구부린다.
- 무게 중심을 중앙선 위에 배치하기 위해 체중을 오른쪽으로 이동한다. 운동을 하는 동안 무게 중심이 이 선 위에 유지될 것이다. 골반과 몸통은 옆으로 움직이지 않는다.
- 양팔을 교차하여 양손을 양쪽 어깨 부위에 놓는다.
- 수평을 바라본다.

실행 지침

- 밴드 위에 무게 중심을 유지하면서 오른발과 왼발로 미끄러지듯 걷는다. 왼발은 밴드 위에 놓고 오른발은 가쪽에서 지면을 밟는다.
- 피검사자는 운동 전반에 걸쳐 밴드 위에 무게 중심을 유지하는데 주의를 기울이면서 움직임의 속도를 점진적으로 올리고 가쪽 발을 지면에 다시 놓는다.

주의 사항

- 몸통을 구부리지 않고 등을 똑바로 유지한다.
- 발을 가쪽에 놓는다.
- 다리 굽힘 정도를 변화시킨다.
- 무게 중심을 같은 높이로 유지한다.

그림. 27

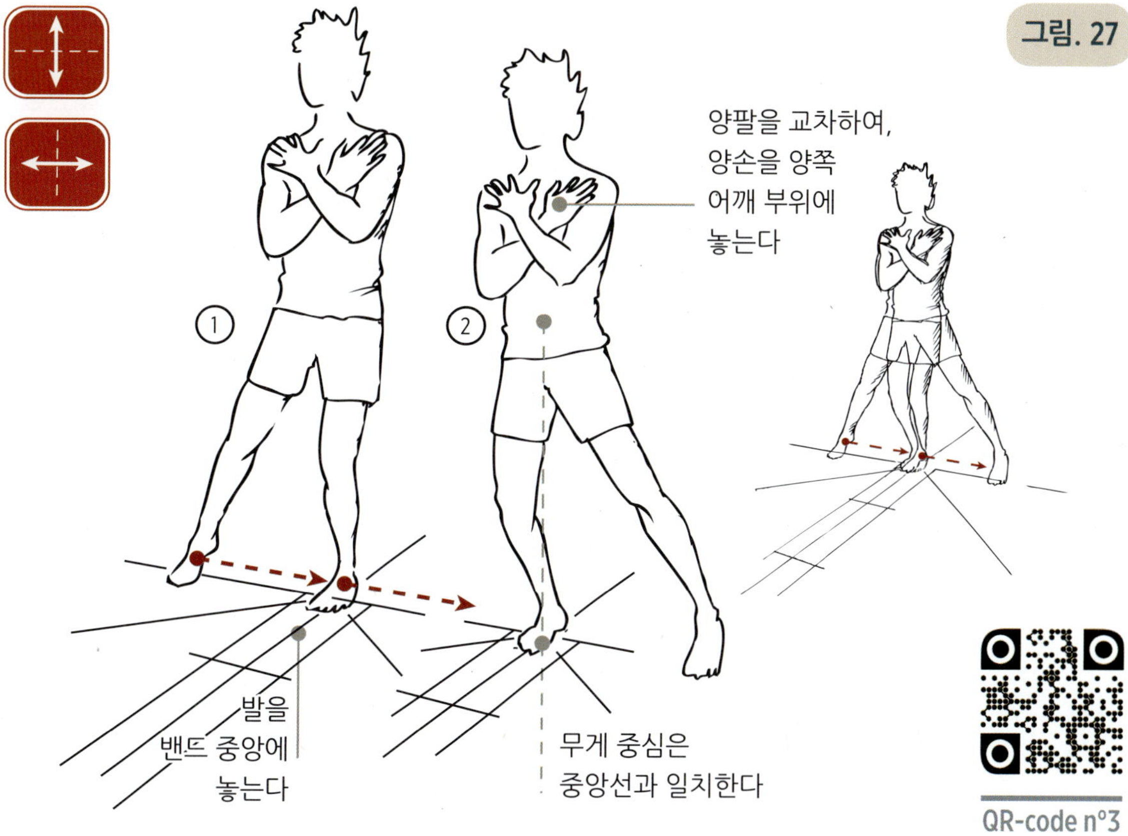

분석

우리는 중앙선을 밟고 있는 다리의 제어 수준에만 집중한다. 이 유형의 빠 샤세는 고정근계의 작용을 더 많이 요구하므로 결과적으로 매우 적다고 하더라도 방향 결함과 유지 결함을 잘 나타낸다. 유지 수준을 감지하기 위해, 우리는 앞에서와 같은 관찰 항목들을 사용한다: 발, 발목, 무릎, 골반, 상체와 머리(**그림 28, 28 bis**).

우리는 지면을 밟을 때 다리에 비해서 발 방향을 밝힐 것이고 또한 발목 위치와 무릎 위치 그리고 발목 위치 변화와 무릎 위치 변화, 골반 방향과 골반 기울기를 밝힐 것이다.

하지만 또한:

- 지면을 밟을 때 다리의 전반적인 방향,
- 움직임 유동성
- 몸 전체 가쪽 기울기
- 선에 비해서 가쪽 발 위치(가로축), 발 방향과 발 간격의 대칭(세로축),
- 선을 밟는 능력.

우리는 이러한 상황에서 학습자가 행한 몸짓과 완벽한 몸짓을 비교한다. 즉: 모든 지지 단계 동안 EAD 축에 다리 관절들이 위치하고 유지하고, 골반이 돌아가지 않고, 기울지 않고, 전경/후경이

그림. 28

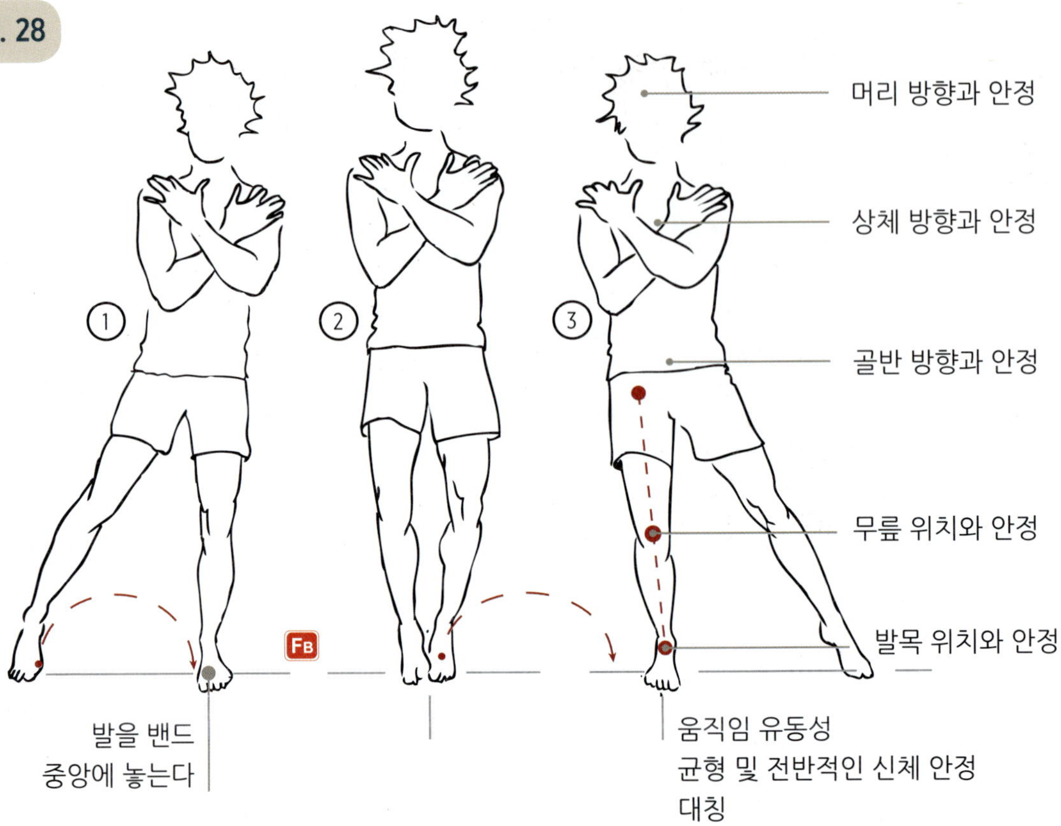

되지 않고 수평이 되고, 그리고 상체가 축에 위치한다. 발이 지면에 닿거나 움직임 방향이 변할 때, 급작스러운 감속 또는 가속에 해당하는 더 큰 제약의 순간이 있다.

	오른다리	왼다리
발목 위치와 안정		
무릎 위치와 안정		
골반 방향과 안정		
상체 방향과 안정		
머리 방향과 안정		
움직임 유동성		
몸 균형과 전반적인 안정		
대칭		
합계		

만약 삼각형 빠 샤세가 몸짓으로 문제점이 드러나지 않으면, 학습자에게, 제약이 훨씬 강한 유지된 빠 샤세를 행하도록 요구한다(≪빠 샤세≫ 운동. 참조).

그림. 28 bis

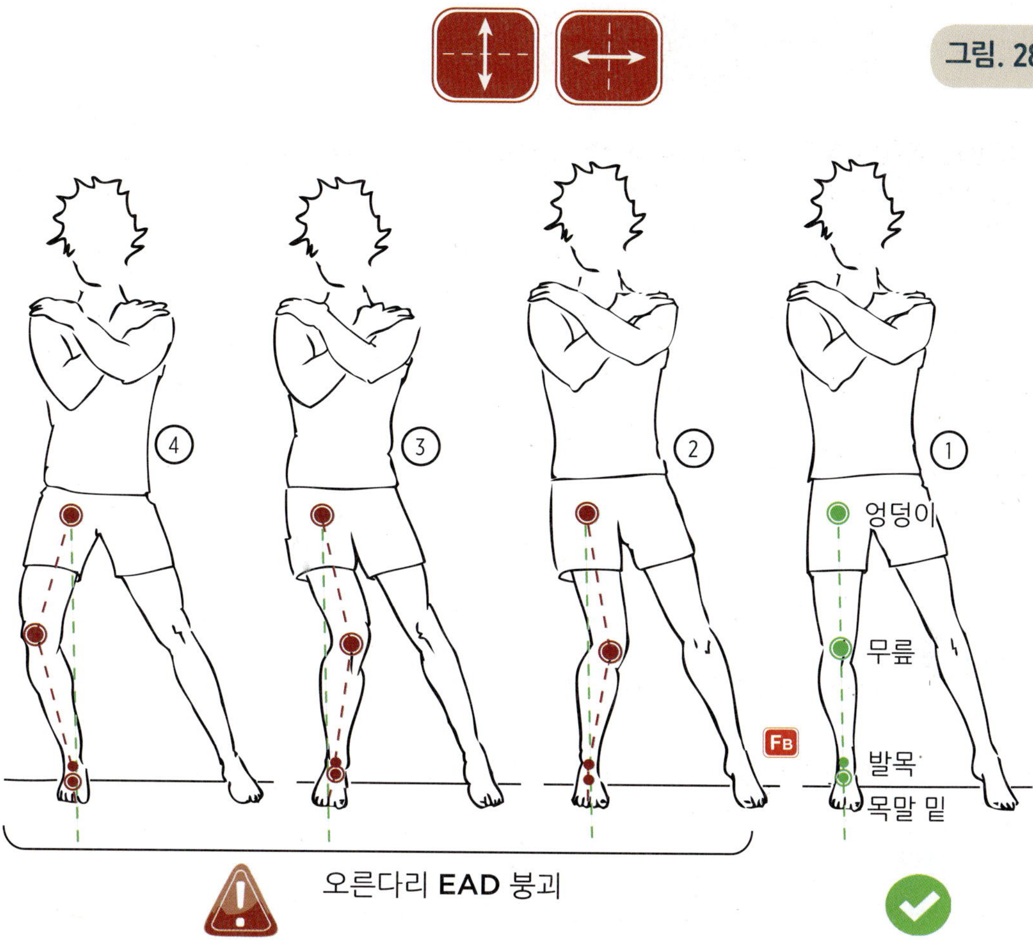

그림 28 bis 분석

1. 완벽한 중첩
2. EAD 붕괴 – 엉덩이가 벗어남.
3. EAD 붕괴 – 엉덩이와 목말 밑 벗어남.
4. EAD 붕괴 – 엉덩이 벌림근들과 돌림근들의 지나친 작용.

단순화한 평가표

	오른다리	왼다리
몸통(상체/골반)		
무릎		
발목 – 발 벌림		
정확성		
합계		

$\frac{1}{4}$ 안쪽돌림과 가쪽돌림 검사

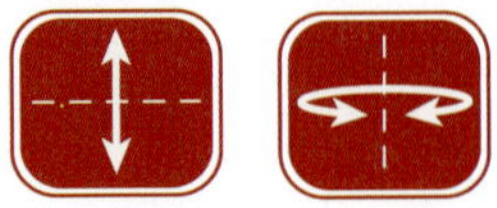

수직 정면

목표

- 수평면에서 제약들의 관리를 평가한다.
- 방향 결함들과 유지 결함들을 평가한다.
- 지면을 밟는 정확성을 평가한다.

배치 지침 - 시작 위치

- 카메라를 향해 몸 왼쪽이 보이도록 측면으로 선다.
- 두 발의 전족부를 A선에 놓고 A점과 거리가 같게, 엉덩이 넓이로 두 발을 벌린다.
  A점 위에 무게 중심을 둔다.
- 양팔을 교차하여 양손을 양쪽 어깨 부위에 놓는다.
- 수평을 바라본다.
- 무릎을 약간 굽힌다.

실행 지침

- 도약하면서 공중에서 왼쪽으로 $\frac{1}{2}$바퀴 돈다(**그림 29**).
  오른발로 A선 위에 착지하는데 전족부는 수평 수직으로 교차하는 2선 위에 놓고,
  왼다리는 공중에 둔다.
  최소 5초 동안 이 자세를 유지한다.
- 시작 위치로 돌아간다.
- 도약하면서 공중에서 왼쪽으로 $\frac{1}{2}$바퀴 돈다. 왼발로 A선 위에 착지하고,
  오른다리는 공중에 둔다. 최소 5초 동안 이 자세를 유지한다.
- 카메라를 향해 몸 오른쪽이 보이도록 하면서 시작 위치로 돌아온다.
  도약하면서 공중에서 오른쪽으로 $\frac{1}{2}$바퀴 돈다.
  오른발로 A선 위에 착지하고, 왼다리는 공중에 둔다.
  최소 5초 동안 이 자세를 유지한다.
- 시작 위치로 돌아간다.
- 도약하면서 공중에서 오른쪽으로 $\frac{1}{2}$바퀴 돈다.
  왼발로 A선 위에 착지하는데, 오른다리는 공중에 둔다.
  최소 5초 동안 이 자세를 유지한다.
- 지면에 착지할 때 충격을 줄인다(소리 없음).

QR-code n°4

그림. 29

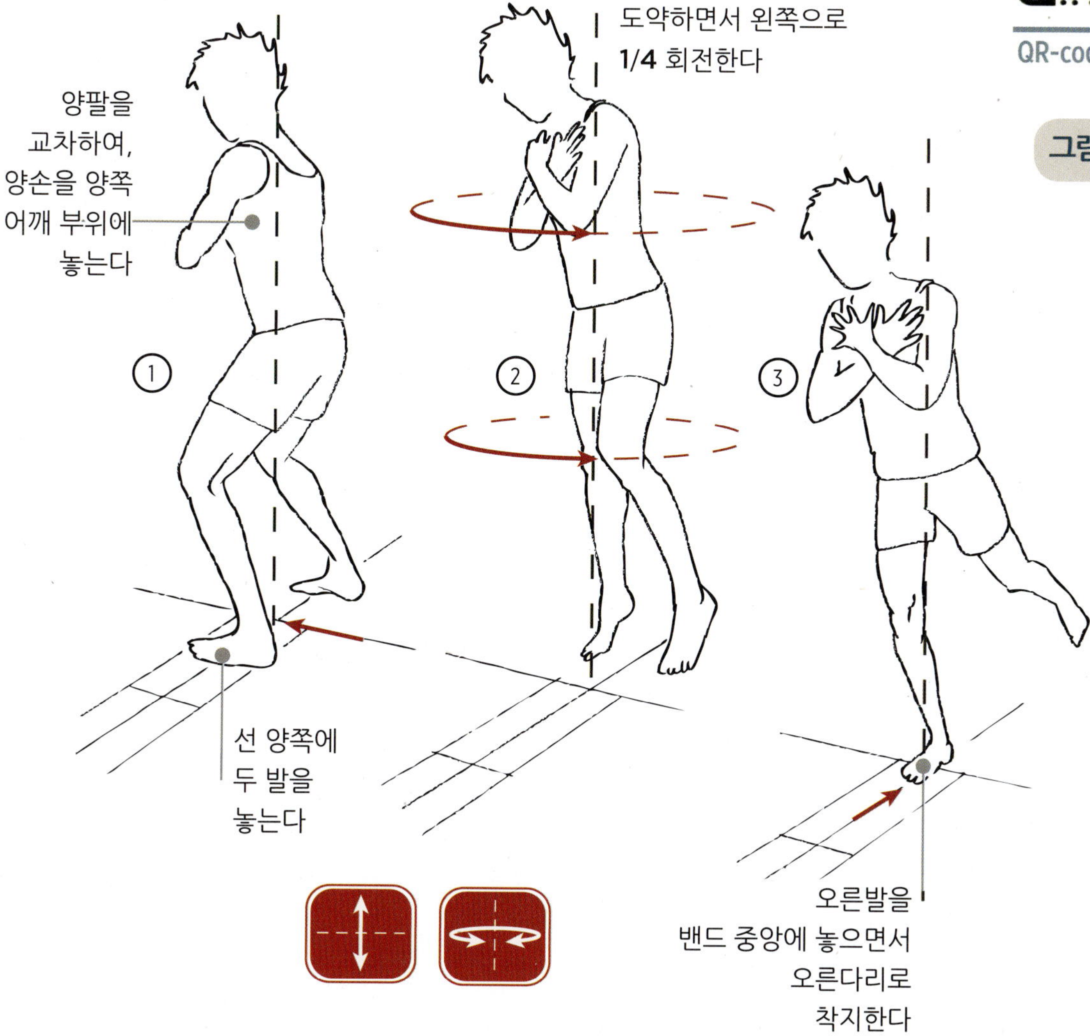

분석

우리는 밴드 위에 다시 착지하는 다리의 반응과 몸 전체를 관찰할 것이다. 다리 제어 수준을 평가하기 위해, 우리는 앞에서처럼 다음과 같은 관찰 항목들을 사용한다: 발, 발목, 무릎, 골반. 우리는 발목과 무릎의 위치와 유지, 발 안쪽궁의 변화, 골반 방향과 기울기에 주목한다.

우리는 이러한 상황에서 학습자가 행한 몸짓과 완벽한 몸짓을 비교한다. 즉: 착지단계와 충격 완화 모든 단계 동안 EAD 축에 다리 관절들이 위치하고 유지하고, 골반이 돌아가지 않고, 기울지 않고, 전경/후경이 되지 않고 수평이 되고, 상체는 축에 위치하고, 착지 시 충격을 약화하는 능력과 이 자세를 5초 이상 유지할 수 있는 능력.

	왼쪽 돌림		오른쪽 돌림	
	Ri	Re	Re	Ri
	오른다리	왼다리	오른다리	왼다리
발목 위치와 안정				
무릎 위치와 안정				
골반 방향과 안정				
상체 방향과 안정				
머리 방향과 안정				
움직임 유동성				
몸 균형과 전반적인 안정				
지면을 밟는 정확성				
합계				

단순화한 평가 차트

	왼쪽 돌림		오른쪽 돌림	
	Ri	Re	Re	Ri
	오른다리	왼다리	오른다리	왼다리
몸통(상체/골반)				
무릎				
발목				
정확성				
합계				

회전 검사

수평

목표

엉덩이를 분리하는 능력을 평가하는데, 즉 지면을 밟고 있는 다리와 독립적으로 골반을 회전시키는 능력을 평가한다. 테니스, 가라데, 축구와 같은 많은 스포츠에서 발견되는 움직임이다.

배치 지침 – 시작 위치

- 발뒤꿈치 중앙과 전족부 중앙을 밴드 위에 놓는 것에 유의하면서 오른발을 E밴드에 놓고 왼발을 D밴드에 놓는다(**그림 30**).
- 양팔을 교차하여 양손을 양쪽 어깨 부위에 놓는다.
- 수평을 바라본다.
- 무릎을 약간 굽힌다.

실행 지침

- 체중을 오른다리로 옮기고, 왼발을 들어 올리면서 동시에 골반을 왼쪽으로 돌린다.
  지면을 밟고 있는 오른다리 주위로 몸은 회전한다.
  골반을 45° 정도 회전하고, 왼발을 놓고 난 후 시작 위치로 돌아간다.
  오른다리로 5번 회전하고 다리를 바꾼다.
- …

분석

우리는 이러한 상황에서 학습자가 행한 몸짓과 완벽한 몸짓을 비교하는데, 즉 움직임이 진행되는 동안 회전하는 다리 관절들이 EAD 축에 위치하고 유지하는 것을 비교한다. 일반적으로, 우리는 엉덩이, 무릎과 목말 밑 사이의 회전 분포를 관찰하는 반면, 회전은 엉덩이에서만 발생해야 하는데, 회전하는 다리의 견고함을 결정하는 무릎과 목말 밑의 피복을 보장하는 유일한 방법이다.

	오른다리	왼다리
발목 위치		
무릎 위치		
발가락 움직임		
골반/다리 분리		
합계		

QR-code n°5

그림. 30

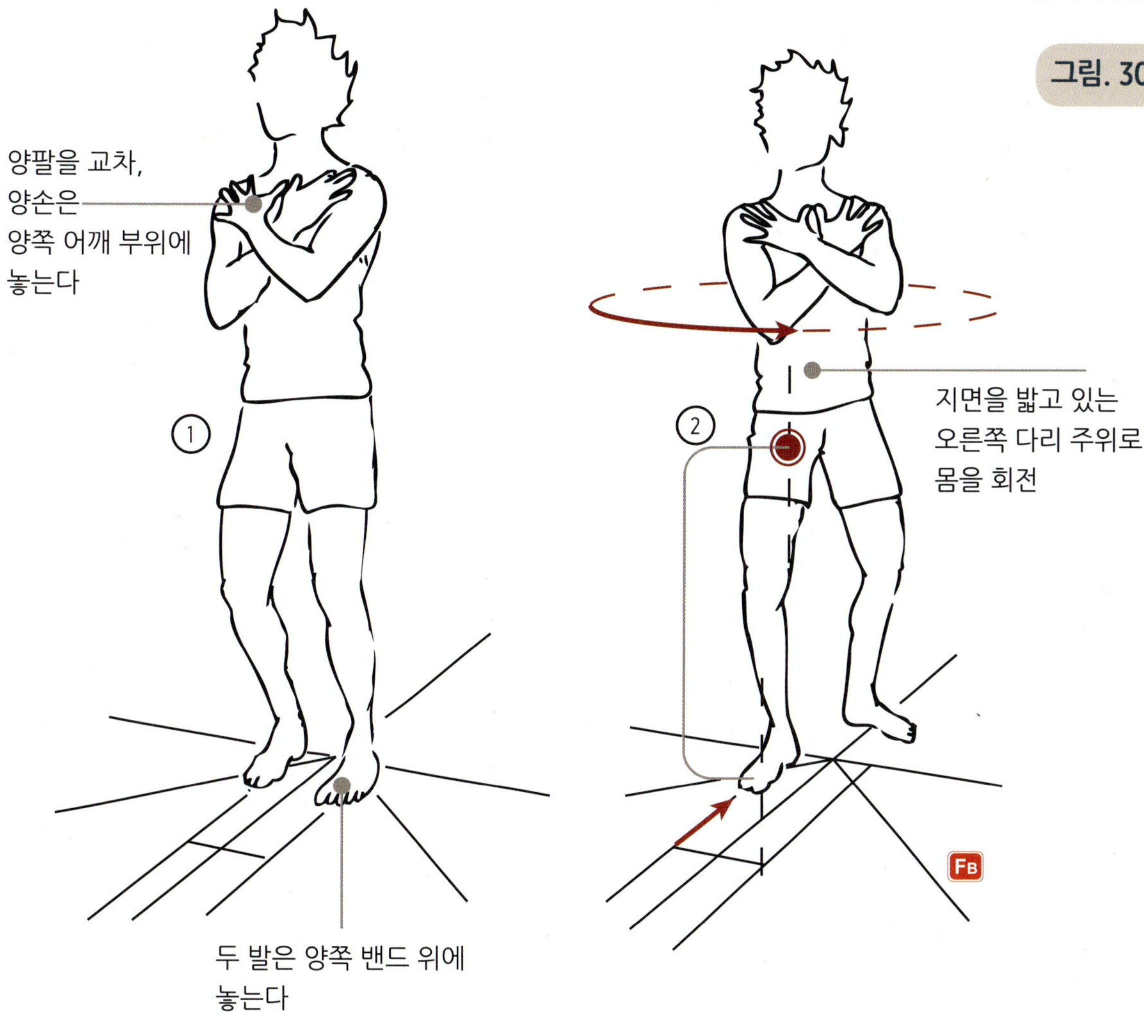

결론

이 5가지 기본 검사를 통해 3면에서 다리의 동작을 평가할 수 있다. 앞으로 살펴볼 스포츠 종목의 특성에 따라 우리는 이 책에서 다른 검사들을 제안할 것이다. 완벽한 몸짓을 결정할 수 있는 순간부터 어떠한 움직임도 검사할 수 있다. 다양한 기본 검사를 하고 분석한 후에는, 양쪽 다리와 골반의 정적자세와 역동적인 움직임을 발달시키고 통합하는 일련의 연습을 실행하는 것이 남아있다.

Chapter 3

예비 연습

≪우리는 정사각형이지만, 우리의 정사각형은 조금 더 넓다.≫

스포츠 훈련의 엄격함에 대해.

Dawa Sherpa(트레일 러너),

2017년 6월 23일, 트레일 캠프 UCPA에서, 아르헨티나

각 관절을 분리하는 법을 배운다

분리 운동들은 관절들과 관절들의 움직임들을 구별하는 법을 배울 수 있으므로 중요하다. 우리의 몸짓은 우리 의도와 다르게 틀에 박히게 되고, 결과적으로 어떤 몸 부분들, 어떤 움직임들을 버리는 경향이 있다는 것을 기억해야 한다. 따라서 우리의 운동성을 완벽하게 유지하려면 습관적인 행동이 필요하다. 분리 운동들은 이 일상운동의 일부인데 왜냐하면 다음과 같은 방법을 제공하기 때문이다:

- 다리를 구성하는 각 관절의 폭, 관절의 이동성과 독립성을 향상하고 유지하는 방법;
- 각 관절을 제어하는 근육들을 특별하게 그리고 독립적으로 자극하는 법을 배우는 방법;
- 다양한 관절들과 이 관절들의 움직임들을 보다 정확하게 그 위치를 측정하고 제어할 수 있는 지각을 개발하는 방법.

움직임에서 몸 관리와 몸 구성에 영향을 미치는 결정적인 요소들, 피아니스트가 손으로 음률을 섬세하게 정확하게 조정하는 것처럼 다리와 발의 움직임에서 정교함, 제어와 정밀함을 습득하지 못할 이유는 없다.

다양한 연습을 통해 피검사자는 앉은 자세에서 나중에는 서서 목말 밑 관절, 발목, 무릎과 엉덩이를 연속적으로 움직인다.[1] 간단한 연습들은 우리가, 몸짓을 방해하고 움직임 폭을 줄이는, 제어하지 못하는 부분들을 명백하게 설명한다. 따라서, 이러한 연습들은 각 관절의 제어 수준과 유동성과 움직임 폭을 보여준다. 우리가 다른 쪽 다리와 비교할 요소들의 목표는 최적의 대칭적인 움직임을 행하는 것이다. 다른 한편으로, 이러한 연습들이 올바르게 수행되고 이 연습들에서 필요한 모든 섬세함과 정교함을 획득한 경우에만 효과적이다. 제어와 대칭을 다시 발견하게 되면, 이 연습들은 몸짓의 질과 정교함을 매달 평가하는 검사들이 된다. 이러한 의미에서 관절을 제어하는 것을 잃으면 몸짓 과정에서 결함이 있다는 것을 나타낸다.

몸의 잠재력을 유지하려면, 몸을 관리해야 한다.
몸은 ≪의식≫이 없기 때문에, 우리는 몸을 생각하고,
몸 구성, 몸 변화의 주인공이 되어야 한다.

1 IAT(관절 뒤틀림 선)의 매개로 후족부와 독립적으로 전족부를 분리하는 것에 관해서는, *신발 안창 없이 발 교정하기*를 참조.

목말 밑 – 발 안쪽번짐 움직임과 가쪽번짐 움직임

다소 난해하지 않은 명칭이고 우리가 **목말 밑**이라고 요약할, 목말–발뒤꿈치–발배 관절은 일반적으로 일반 대중에게 알려지지 않지만 발목 관절에 속한다; 이 두 개의 관절은 서로 매우 가까이 위치하는데도 서로 매우 다른 움직임들을 수행한다. 다른 한편으로, 우리는 종종 하나의 전체적인 움직임만을 인식하는 경향이 있다.

목말뼈와 발뒤꿈치뼈 사이의 미끄러운 표면인, 목말 밑 관절은 다리에 비해서 발을 안쪽(안쪽번짐) 또는 바깥쪽(가쪽번짐)으로 돌릴 수 있다. 발목(정강뼈, 종아리뼈, 목말뼈)은 굽힘/폄 움직임으로 발끝을 위 또는 아래로 향하게 할 수 있다.[2] 소위 ≪발목≫이라 부르는 염좌 예방은 이 두 관절(발목/목말 밑)을 독립적으로 제어할 수 있는 능력에 달려 있다. 다시 말해서, 상황에 따라 발목 관절을 동원하는 반면에 목말 밑 움직임들을 차단하는 능력을 말하고, 그 반대인 경우도 있다. 발목 염좌는 목말 밑 관절의 통제력 상실로 인해 발생한다는 점을 강조해야 한다. 그러므로 목말 밑 관절 움직임과 발목 관절 움직임을 분리하는 것을 배우는 것이 유용하다.

목표

- 목말 밑 관절(목말–발뒤꿈치–발배) 동원한다
- (앞뒤)정강근과 (길고 짧은)종아리근을 자극한다.
- 발목 움직임들과 목말 밑 움직임들을 구별한다.
- 목말 밑 관절 위치를 측정하고 그 움직임들을 인식한다.
- 지면에 앉아서, 의자에 앉아서, 서서 안쪽번짐과 가쪽번짐 움직임들을 제어한다.

2 비록 발목이 다른 면들에서 움직일 수 있는 유연성을 지닌다고 하더라도.

지면에 앉아, 두 다리를 뻗는다

배치 지침

- 지면에 다리를 펴고, 무릎은 천장을 향한다.
- 이 부위에서 굽힘/폄 움직임들이 발생하는 것을 방지하기 위해 이 연습을 하는 동안에 발목을 90° (발등굽힘)로 구부린다. 나중에 다양한 단계로 발목굽힘 연습을 수행하는 것이 가능할 것이다.

실행 지침

- 오른발바닥 면을, 안쪽번짐 움직임, 안쪽으로 향하게 한 후,
  가쪽번짐 움직임, 가쪽으로 향하게 한다.
  오른발 안쪽번짐과 가쪽번짐 움직임을 천천히 10회 정도 실행한다(**그림 31**).
- 제어 수준, 유동성, 움직임 폭과 이 연습이 요구하는 집중 단계를 높인다.
- 다른 쪽 발로 이 연습을 실행하고 두 발의 움직임을 비교한다.

주의 사항

- 발의 발등굽힘을 유지하고, 발목 굽힘/폄 움직임이 없어야 한다.
- 무릎이 천장을 향해야 한다(엉덩이 부위에서 돌림 움직임 제어).
- 이 움직임을 실행하면서 수평면에서 발의 방향이 변한다는 것을 인식한다.

QR-code n°6

그림. 31 목말 밑 분리
안쪽번짐/가쪽번짐

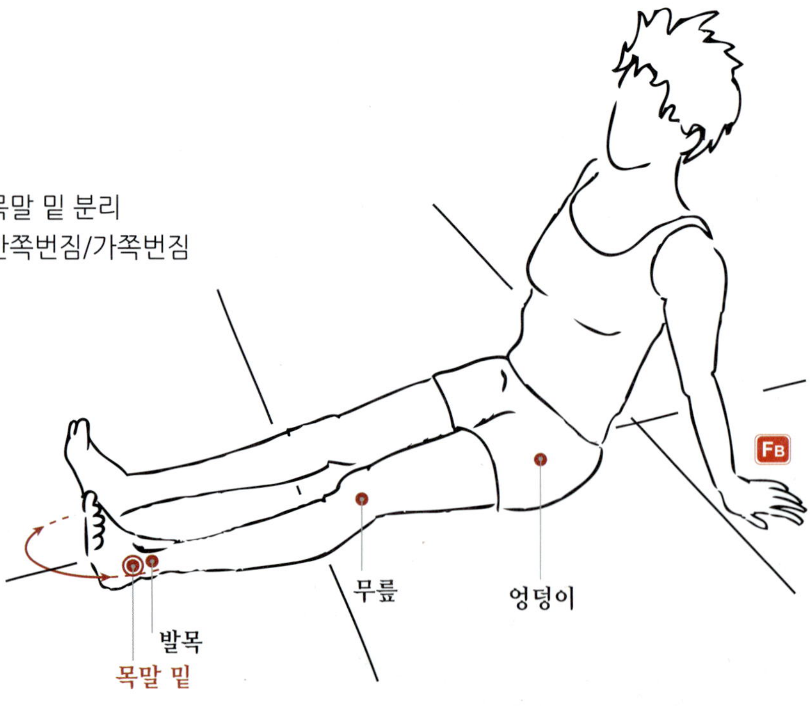

지면에 앉아 다리를 교차한다

배치 지침

- 지면에 앉는다.
- 왼다리를 지면에 뻗는다.
- 오른다리는 구부리고 왼다리 무릎 위에 교차하여 놓는다.
  오른발목은 왼다리 위에 닿지 않으며 모든 움직임이 자유롭다(**그림** 32).
- 이 부위에서 굽힘/폄 움직임들을 방지하기 위해 연습 전반에 걸쳐
  오른발목을 90° 발등굽힘을 유지한다.

실행 지침

- 발 안쪽번짐과 가쪽번짐 움직임을 실행한다.
- 발바닥 면이 천장을 향한다(안쪽돌림).
- 발바닥 면이 지면을 향한다(가쪽돌림).
- 오른발로 천천히 안쪽돌림과 가쪽돌림 움직임들을 행한다.
- 제어 수준, 유동성, 움직임 폭과 이 연습이 요구하는 집중 단계를 높인다.
- 다른 발로 이 연습을 행하고 두 발의 움직임을 비교한다.

주의 사항

- 발등굽힘을 유지한다.
- 넙다리뼈에 비해서 정강뼈는 움직이지 않는다.

그림. 32

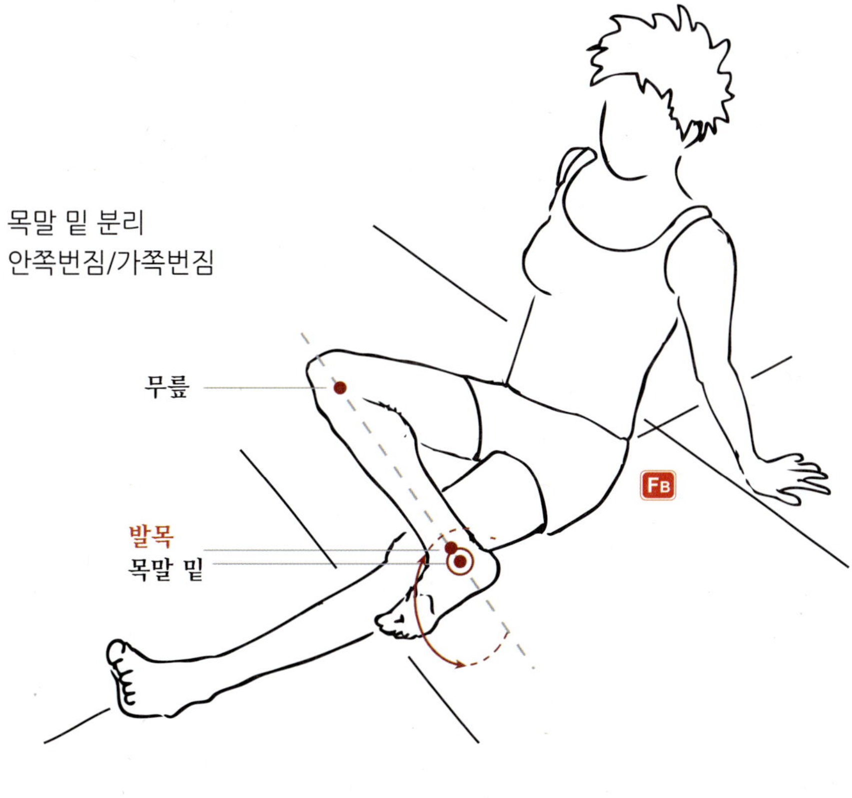

걸상에 앉아

배치 지침

- 걸상 또는 걸상의 가장자리에 앉아 무릎을 90° 구부리고, 발뒤꿈치는 무릎과 수직이 되도록 놓는다.

실행 지침

- 오른발 전족부를 지면으로부터 들고 발뒤꿈치는 지면을 누른다.
- 오른발 발바닥 면을 왼쪽으로 향하게 하고, 안쪽번짐 움직임, 그 후 오른쪽으로, 가쪽번짐 움직임, 향하게 한다.
- 오른발로 천천히 안쪽돌림과 가쪽돌림 움직임을 행한다.
- 제어 수준, 유동성, 움직임 폭과 이 연습이 요구하는 집중 단계를 높인다.
- 다른 발로 이 연습을 행하고 두 발의 움직임을 비교한다.

주의 사항

- 발등굽힘을 유지한다.
- 넙다리뼈에 비해서 정강뼈는 움직이지 않는다.

서있는 자세에서

배치 지침

- 서서, 두 발은 평행을 이루고 거의 붙인다.
- 등을 똑바로 유지하고 배가로근을 수축한다(배가 안으로 들어간다).
- 오른쪽 엉덩이를 90° 굽히고, 또한 오른쪽 무릎과 발목을 굽힌다.
- 필요한 경우, 손을 벽이나 의자 등받이에 대고 균형을 잡는다.
  지면을 밟는 다리는 약간 구부린다.

실행 지침

- 발 안쪽번짐/가쪽번짐 움직임들을 번갈아가며 실행한다.
  움직임 폭을 준수하고, 관절이 서로 부딪치지 않도록 유의한다.
  앞에 있는 사람의 무릎을 차고 싶은 것처럼 무릎이 앞으로 향하도록 유지한다.
- 골반을 수평으로 유지한다.
- 제어 수준, 유동성, 움직임 폭과 이 연습이 요구하는 집중 단계를 높인다.
- 다른 발로 이 연습을 행하고 두 발의 움직임을 비교한다.

주의 사항

- 발등굽힘을 유지한다.
- 정강뼈를 움직이지 않는다.

발목 – 발 굽힘/폄 움직임

이 연습은 시각적이고 감각적 관점에서 목말 밑 관절과 발목 관절을 구별할 수 있도록 한다. 같은 위치에서 목말 밑을 움직인 후 이 연습을 연속해서 행한다.

목표

- 발목 관절을 동원한다.
- 발폄근들과 굽힘근들을 자극한다.
- 목말 밑 움직임들과 발목 움직임들을 구별한다.

배치 지침

- 지면에 앉는다.
- 왼다리를 지면에 뻗는다.
- 오른다리는 구부리고 왼다리 무릎 위에 교차하여 놓는다. 오른발목은 왼다리에 닿지 않으며 모든 움직임이 자유롭다.
- 발의 평형을 중립으로 유지하고, 발뒤꿈치는 정강뼈의 연장선에 두고, 발은 안쪽번짐도, 가쪽번짐도 아니다(**그림 33**).
- 오른손의 손바닥을 오른발의 안쪽 복사뼈에 놓는다. 오른손은 오른발과 같은 면으로 향하도록 놓고 손가락을 벌린다. 손가락은 시상면(앞–뒤)을 나타내며 발목과 목말 밑 사이의 분리 질을 시각화하도록 한다. 제어가 최적일 때, 첫 번째 발허리뼈머리(엄지발가락의 기저부 안쪽 가장자리)는, 발목 굽힘/폄 움직임이 일어나는 동안, 손가락들과 접촉한 상태를 유지하고, 전족부는 손가락들과 떨어지지 않는다.

실행 지침

- 오른발목 굽힘/폄 움직임들을 실행한다.
- 발을 바꾸어 이 움직임을 행한 후 두 발의 움직임을 평가하고 비교한다.

주의 사항

- 발의 평형을 수평으로 유지한다.
- 안쪽번짐과 가쪽번짐 움직임이 발생해서는 안 된다.

발목 관절에서 목말 밑 관절을 분리한 후 그 반대의 경우에도, 발을 시계 방향과 시계 반대 방향으로 원을 그리면서 움직인다. 이 움직임들은 발목 굽힘/폄과 목말 밑 안쪽번짐/가쪽번짐과 결합한다. 점진적으로 이 두 관절을 구별하기 위해 지각이 예민해져야 한다.

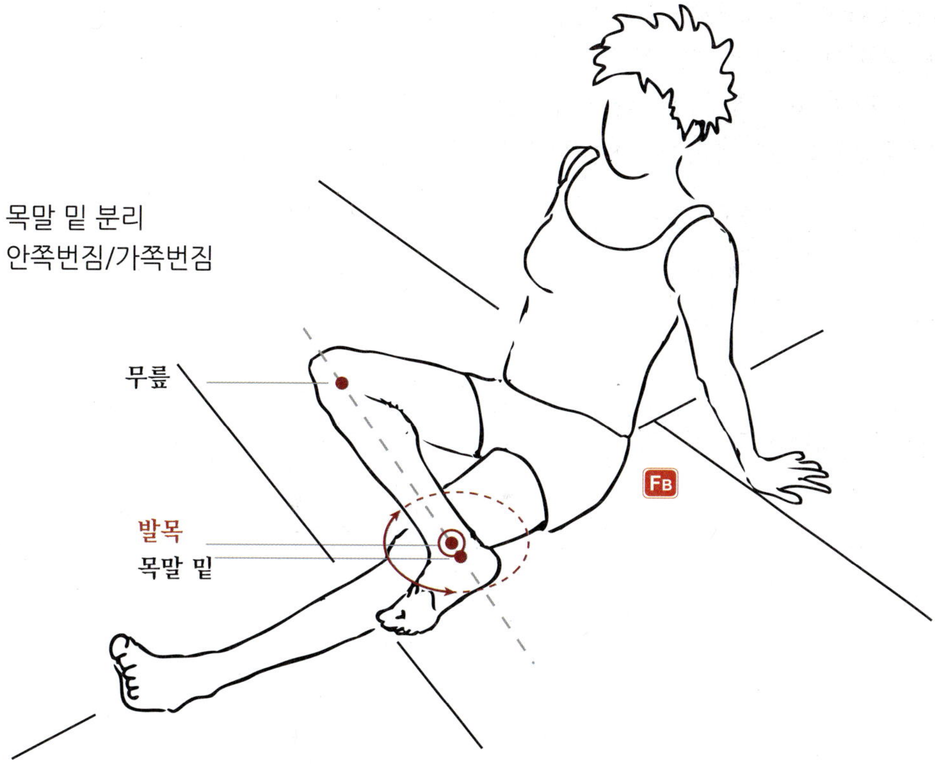

그림. 33

무릎 – 정강뼈 안쪽/가쪽돌림 움직임

무릎관절은 굽힘/폄 움직임에 한정되지 않는다. 무릎관절은 정강뼈 안쪽돌림 혹은 가족돌림 움직임을 허용한다. 굽힘/폄 움직임을 쉽게 실행하고 제어할 수 있다 하더라도, 돌림 움직임에서는 쉽게 실행하고 제어할 수 있는 것은 아니다. 종종 우리가 어떤 사람에게 무릎돌림(넙다리뼈 아래 정강뼈돌림)을 수행하도록 요청하면, 이 사람은 이 움직임을 구별하는 데 어려움이 있고 엉덩이(벌림/모음) 혹은 목말 밑(안쪽번짐/가쪽번짐)처럼 다른 관절을 동원한다. 그러나 다른 움직임의 경우처럼, 무릎돌림을 실행하고 제어하는 것이 중요한데, 왜냐하면, 무엇보다도, 공중 단계 동안 수평면에서 정강뼈를 통해 발을 어떤 방향으로 향하도록 하고 지면을 밟았을 때 무릎이 안으로 들어가는 것을 제어할 수 있기 때문이다.

목표

- 넙다리뼈 아래 정강뼈 안쪽돌림과 가쪽돌림 움직임을 인식한다.
- 정강뼈 방향을 제어하는 능력을 발달시킨다.
- 정강뼈 안쪽돌림근들과 가쪽돌림근들을 자극한다.

지면에 앉아

배치 지침

- 지면에 앉아, 삼중 굽힘(발목, 무릎, 엉덩이), 무릎을 90°로 구부림.
- 발목을 90°로 굽히고, 안쪽번짐이나 가쪽번짐이 아닌 상태에서, 정강뼈 축에 발을 놓는다.
- 이 자세에서, 무릎이 오른쪽 또는 왼쪽으로 이동하는 모음 움직임과 벌림 움직임을 피하려고 골반과 발뒤꿈치에 비해서 무릎 위치를 ≪고정≫한다(**그림 34**).

실행 지침

- 정강뼈를 안쪽돌림과 가쪽돌림으로 움직이면 발을 안쪽과 가쪽으로 향한다. 이 움직임의 위치를 확인하려면, 정강뼈가 넙다리뼈와 독립적으로 돌아가는 것을 느끼기 위해 정강뼈의 윗부분을 손으로 감싼다. 발 안쪽번짐과 가쪽번짐 움직임들로 인해 정강뼈 돌림 움직임이 발생해서는 안 된다.
- 정강뼈 안쪽돌림과 가쪽돌림 움직임을 천천히 행한다.
- 실행 지침에서 요구하는 제어 수준, 유동성, 움직임 폭, 요구되는 집중력을 높이고 다른 다리와 비교한다.

주의 사항

- 엉덩이 벌림/모음 움직임이 없이, 무릎 위치를 유지한다.
- 발의 움직임이 없다. 다리에 비해서 발이 움직이는 것(발 안쪽번짐 혹은 가쪽번짐 움직임)이 아니라 넙다리뼈에 비해서 정강뼈가 바깥쪽 또는 안쪽으로 돌아가면서

그림. 34

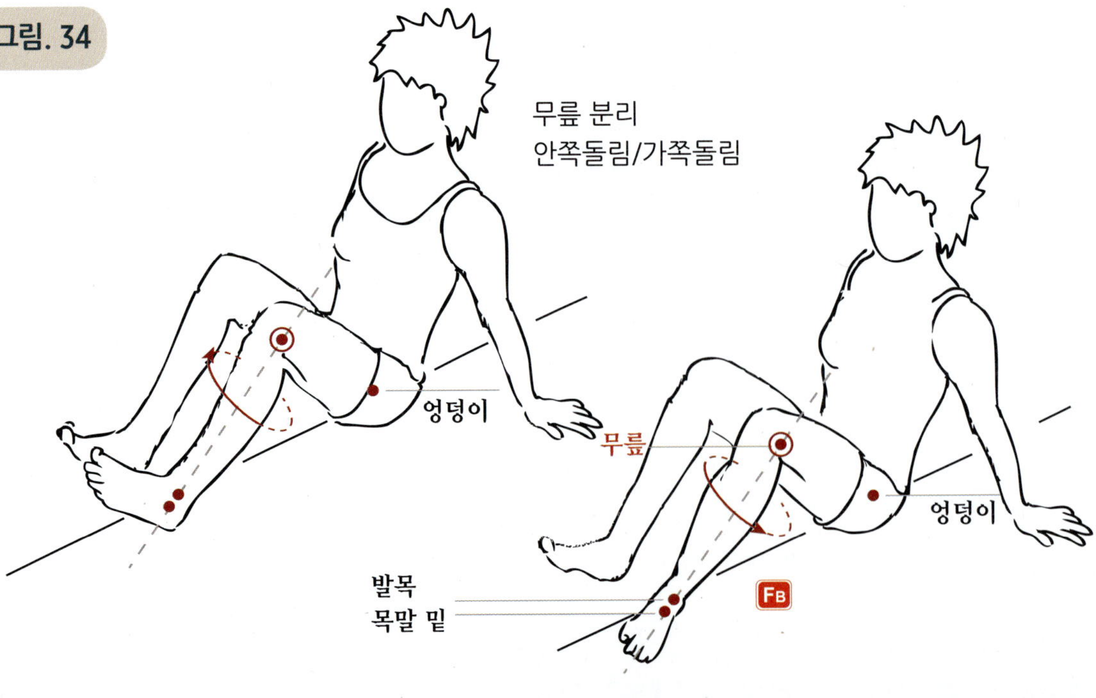

발의 움직임을 유발한다. 무릎에 손을 대지 않고 움직임이 올바르게 수행되는 되는 것을 확인하려면, 정강뼈 위 슬개골 인대가 부착되는, 정강뼈융기나 종아리뼈머리를 좌표로 정하는데, 움직임이 발생하면 이 부위들의 위치는 변한다.

선택

- 발 안쪽번짐/가쪽번짐 움직임들과 정강뼈 안쪽돌림/가쪽돌림 움직임들을 좀 더 잘 분리하기 위해, 발을 안쪽번짐 위치에 두고 움직이지 않는다. 처음에는 정강뼈 안쪽돌림/가쪽돌림 움직임을 실행하는 것이 더 어려울 것이다. 하지만 발 안쪽번짐에 따르는 제약은 두 관절(무릎, 목말 밑) 사이에서 독립적으로 제어를 획득하는 것을 용이하게 한다. 발을 움직이지 않고 정강뼈를 움직일 수 있을 때까지 반복연습을 하면서 점진적으로 안쪽번짐의 제약이 약해지도록 노력한다.

걸상에 앉아

배치 지침

- 걸상의 가장자리에 앉아 무릎을 90°로 굽히고, 발뒤꿈치는 무릎과 직각이 되도록 놓는다.

실행 지침

- 발뒤꿈치로 지면을 밟을 수 있도록 오른발의 전족부를 든다.
- 정강뼈를 가쪽과 안쪽으로 돌리는데, 이는 발을 안쪽과 가쪽으로 향하게 하는 효과가 있다.
- 가쪽과 안쪽돌림 움직임들을 천천히 행한다.
- 실행 지침에서 요구하는 제어 수준, 유동성, 움직임 폭, 요구되는 집중력을 높이고 다른 쪽 다리와 움직임을 비교한다.

주의 사항

- 발의 발등굽힘을 유지한다.
- 지면을 밟고 있는 발뒤꿈치와 골반에 비해서 무릎 위치를 유지한다.
- 목말 밑 관절(안쪽번짐과 가쪽번짐 움직임)을 동원하지 않는다.

선택

- 이전과 같이, 정강뼈 가쪽돌림/안쪽돌림 움직임들과 발 안쪽번짐/가쪽번짐 움직임들을 더 잘 분리하려면, 발의 안쪽번짐을 차단한다.

서 있는 자세에서

배치 지침

- 서서, 두 발은 평행을 이루고 거의 붙인다.
- 등을 똑바로 유지하고 배가로근을 수축한다(배가 안으로 들어간다).
- 오른쪽 엉덩이를 90° 굽히고, 또한 오른쪽 무릎과 발목을 굽힌다.
- 필요한 경우, 손을 벽이나 의자 등받이에 대고 균형을 잡는다.
  지면을 밟고 있는 다리를 약간 구부린다.

실행 지침

- 정강뼈 안쪽번짐/가쪽번짐 움직임들을 번갈아가며 실행한다. 움직임 폭을 준수하고, 관절이 서로 부딪치지 않도록 유의한다. 똑바로 앞으로 향한 무릎 방향을 유지한다.
- 실행 지침에서 요구하는 제어 수준, 유동성, 움직임 폭, 요구되는 집중력을 높이고 다른 다리와 비교한다.

주의 사항

- 발, 무릎 및 엉덩이 굽힘을 유지한다.
- 목말 밑 관절을 동원하지 않는다(안쪽번짐/가쪽번짐 움직임).

선택

- 발 안쪽번짐/가쪽번짐 움직임들과 정강뼈 안쪽돌림/가쪽돌림 움직임들을 좀 더 잘 분리하기 위해, 발을 안쪽번짐 위치에 두고 움직이지 않는다.
- 지면을 밟고 있는 발뒤꿈치와 골반에 비해서 무릎 위치를 유지한다.

엉덩이 - 넙다리뼈 가쪽돌림/안쪽돌림 움직임

엉덩관절 모양이 구형이기 때문에, 엉덩관절은 공간에서 3면으로 움직인다: 굽힘/폄 움직임, 모음/벌림 움직임과 안쪽돌림/가쪽돌림 움직임, 또한 이 3가지 움직임이 결합된다. 이러한 다른 움직임 중에서, 엉덩이 벌림/모음 움직임에 의해 방해를 받거나 대체되는 돌림 움직임에 주의를 기울일 것이다.

목표

- 엉덩이 벌림/모음 움직임과 엉덩이 돌림 움직임의 분리를 강화한다.
- 움직임 폭과 유동성을 높인다.
- 넙다리뼈 방향을 제어하는 능력을 개선시킨다.
- 엉덩이의 안쪽과 가쪽돌림근을 자극한다.

지면에 앉아

배치 지침

- 지면에 앉아, 무릎과 엉덩이를 90°로 구부린다.
- 양쪽 발목을 90°로 굽히고, 안쪽번짐이나 가쪽번짐이 아닌 상태에서, 정강뼈 축에 발을 놓는다.
- 발뒤꿈치로 지면을 밟는다.
- 이 자세에서, 무릎을 오른쪽 혹은 왼쪽으로 이동시키는 엉덩이 벌림과 모음 움직임이 발생하지 않도록 골반과 발뒤꿈치에 비해서 무릎 위치를 ≪고정≫한다(**그림 35**).

실행 지침

- 왼발뒤꿈치를 든다.
- 발뒤꿈치를 안쪽으로 이동하고, 정강뼈를 바깥쪽으로 기울게 하는 엉덩이 가쪽돌림을 실행한다.
- 발뒤꿈치를 지면에 다시 놓고, 발뒤꿈치를 바깥쪽으로 이동하고, 정강뼈를 안쪽으로 기울게 하는 엉덩이 안쪽돌림을 실행하기 위해 다시 발뒤꿈치를 든다.

그림. 35

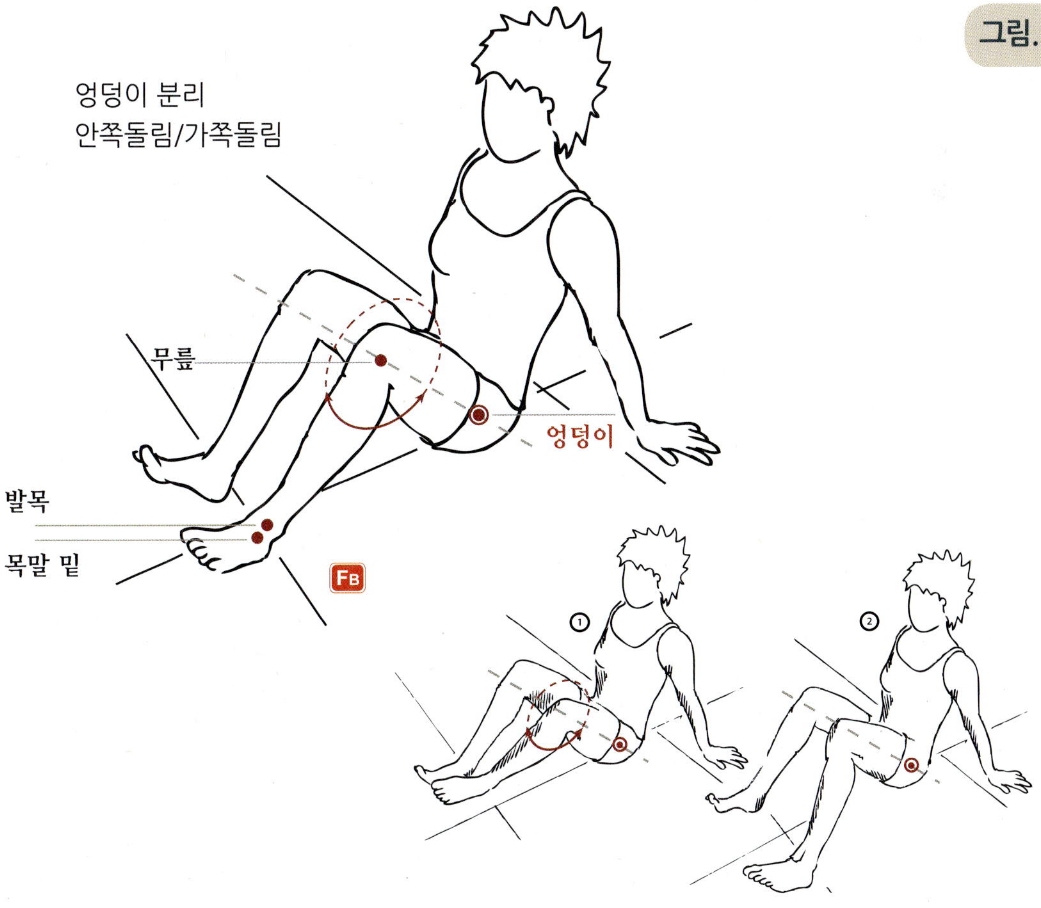

- 발뒤꿈치를 다시 들기 전에 지면에 놓는다.
- 따라서, 다리는 무릎과 엉덩이를 통과하는 종축을 중심으로 교대로 안쪽과 바깥쪽으로 시계추 움직임을 수행한다.
- 엉덩이 가쪽돌림과 안쪽돌림 움직임을 천천히 10회 반복한다.
- 제어 수준, 유동성, 움직임 폭을 기록하고 다른 다리와 비교한다.

주의 사항

- 발 균형을 수평으로 유지하고, 엉덩이 안쪽돌림과 가쪽돌림 움직임들에 참여하는 발 안쪽번짐 혹은 가쪽번짐 움직임이 없어야 한다.
- 정강뼈의 방향을 유지하고, 또한 엉덩이 돌림 움직임들에 참여하는 정강뼈 안쪽돌림과 가쪽돌림 움직임이 없어야 한다.
- 움직이는 동안 두 발은 서로 평행을 유지한다.
- 무릎은 엉덩이 축에 위치하고 오른쪽이나 왼쪽으로 움직이지 않는다 (엉덩이 벌림/모음 움직임과 일치한다).

선택

정강뼈 안쪽돌림/가쪽돌림 움직임들, 발 안쪽번짐/가쪽번짐 움직임들과 엉덩이 안쪽돌림/가쪽돌림 움직임들을 좀 더 잘 분리하기 위해, 발 안쪽번짐과 정강뼈 안쪽돌림을 차단한다. 이 2가지 제약은 3개의 관절을 독립적으로 제어하는 것을 용이하게 한다. 정강뼈와 발을 움직이지 않고 엉덩이를 움직일 수 있을 때까지 연습을 반복하면서 점진적으로 이 두 가지 제약이 약해지도록 노력한다.

걸상에 앉아

배치 지침

- 의자 또는 걸상의 가장자리에 앉는다.
- 등을 똑바로 하고 배를 안으로 넣는다.
- 무릎을 90°로 굽히고, 두 발은 엉덩이 넓이로 벌리고, 발뒤꿈치는 무릎과 직각이 되도록 놓는다.
- 발뒤꿈치로 지면을 밟을 수 있도록 오른발 전족부를 든다(**그림 36**).

앞의 연습과 유사한 실행 지침, 주의 사항과 선택.

그림. 36

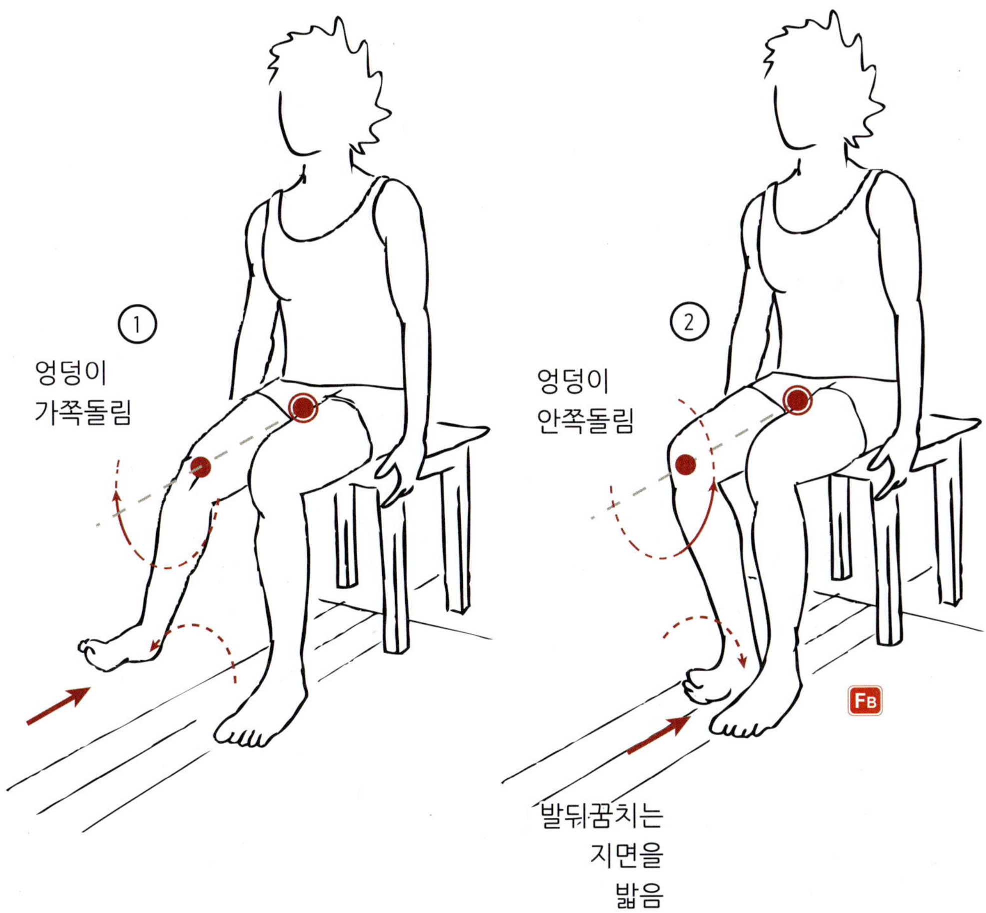

서 있는 자세에서

배치 지침

- 서서, 두 발은 평행을 이루고 거의 붙인다.
- 등을 똑바로 유지하고 배가로근을 수축한다(배가 안으로 들어간다).
- 오른쪽 엉덩이를 90° 굽히고, 또한 오른쪽 무릎과 발목을 굽힌다.
- 필요한 경우, 손을 벽이나 의자 등받이에 대고 균형을 잡는다. 지면을 밟는 다리를 약간 구부린다.

실행 지침

- 엉덩이 안쪽돌림과 가쪽돌림 움직임들을 교대로 실행한다(**그림 37**). 관절이 부딪치지 않도록 움직임 폭을 준수한다. 앞에 있는 사람의 무릎을 차고 싶은 것처럼 무릎이 앞으로 향하도록 유지한다. 골반은 수평으로 유지한다.
- 발 균형은 수평으로 유지한다.
- 골반 균형은 수평으로 유지한다.

그림. 37

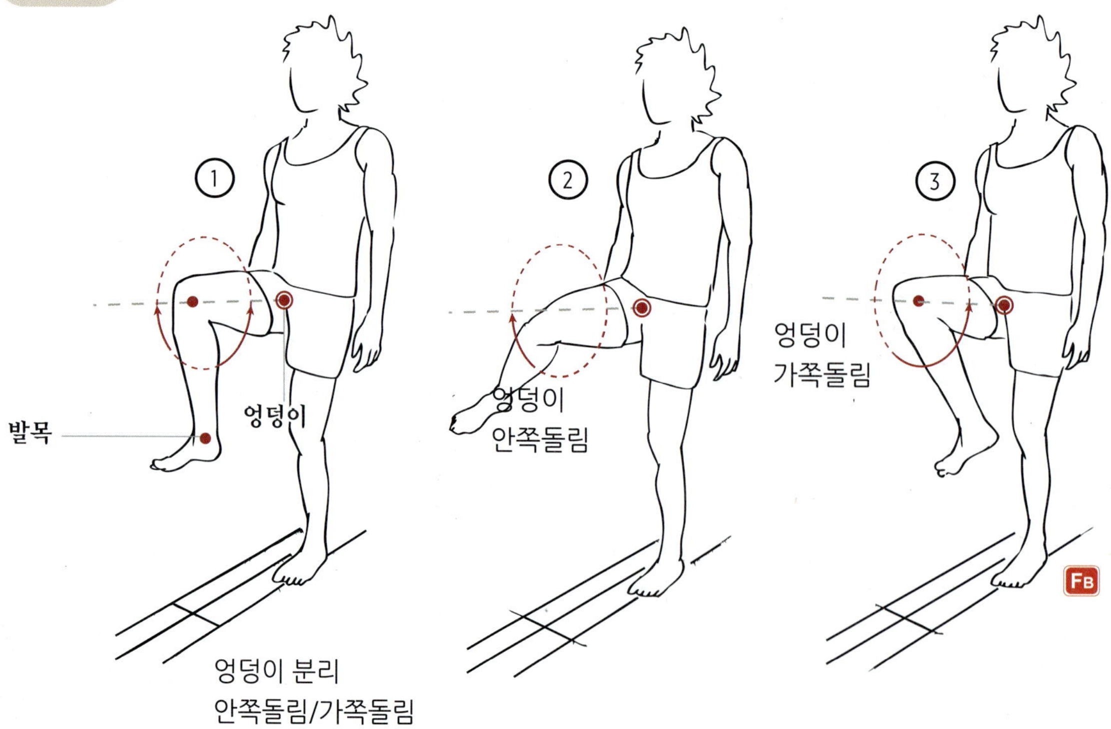

그림. 38

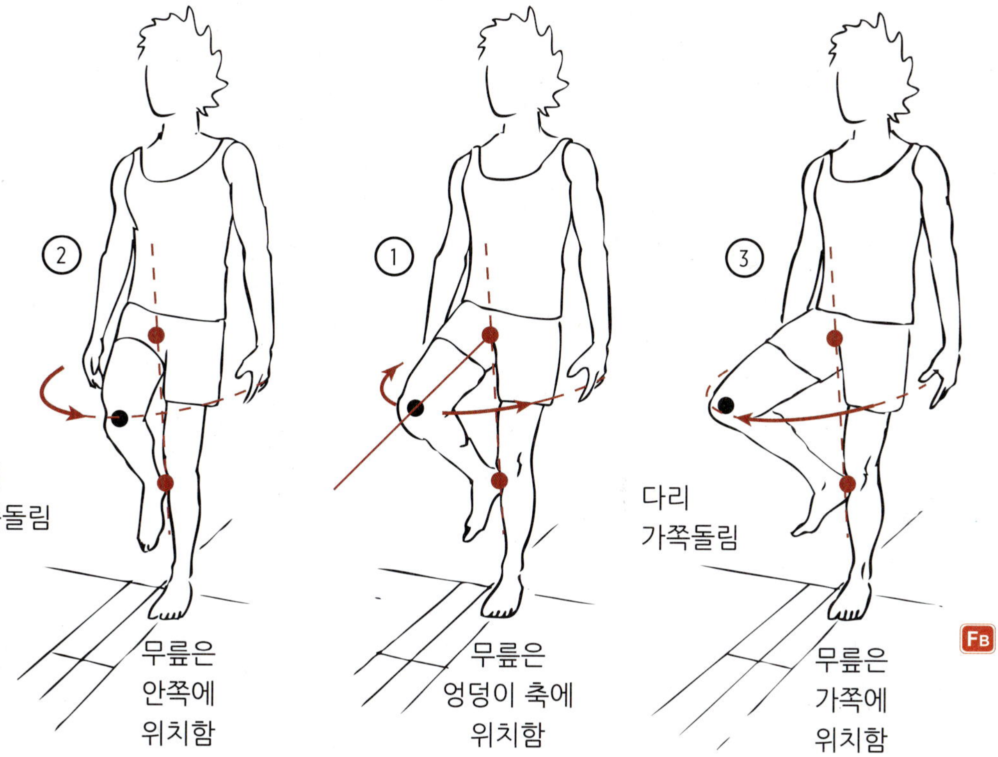

선택

- 정강뼈 안쪽돌림/가쪽돌림 움직임, 발 안쪽번짐/가쪽번짐 움직임들과 엉덩이 안쪽돌림/가쪽돌림 움직임들을 좀 더 잘 분리하기 위해, 발 안쪽번짐과 정강뼈 안쪽돌림을 차단한다.
- 무릎 방향을 제어하는 방법을 배우려면, 오른다리를 구부리고 오른발뒤꿈치를 왼쪽 무릎에 대고 오른쪽 무릎을 몸이나 엉덩이에서 멀어지게 하거나 혹은 가까워지게 한다(**그림 38**).

분리 운동들은 각 관절 단계에서 유동성과 균질성을 발견할 때까지 위해 매일 실행해야 한다.

발의 유연성과 분리

발을 효율적으로 움직이고 전족부 경계면이 최적이 되기 위해, 발 유연성 운동들(관절 뒤틀림 선), 목말 밑 관절 유지 운동들과 전족부와 후족부를 분리하는 운동들로 시작한다.

중립 위치

각 운동에서 시작 위치를 반복하여 설명하는 것을 피하려고, 여기서는 한 번만 설명할 것이다.

위치

- 맨발로 거울 앞에 서서.
- 3중 굽힘(무릎, 발목, 엉덩이).
- 두 발에 몸무게를 동일하게 배분한다.
- 두 발은 평행을 이루고, 전족부로 지면을 밟는다.
- 발뒤꿈치 부위로 지면을 밟는 강도가 약해지면서 마치 발뒤꿈치가 지면을 가볍게 스치는 것처럼 될 때까지, 지면을 밟는 주위로 몸 전체가 앞으로 기울어지는 것처럼 약간의 전방 자세가 된다.
- 양다리의 간격은 운동에 따라 달라진다: 두 발을 붙임, 엉덩이 넓이, 어깨너비와 그 이상.
- 골반을 중립 위치에 놓는다(전경 또는 후경이 아님). 독자들의 골반을 덮은 접시 이미지처럼, 이 접시를 수평으로 유지한다.
- 배가로근 작용(3/10), 작용 강도는 필요에 따라 변한다.
- 양쪽 어깨를 수평으로 유지하고, 양손을 펴서 배꼽에 놓고 높은 가슴호흡을 실행한다.

시각화

- 발아래에 가해지는 압력 분포뿐만 아니라 지면을 밟는 발의 안정과 균형을 느낀다. 오른다리와 왼다리 사이에서 대칭으로 지면을 밟도록 노력한다.

교차한 발 운동, 삼바

목표

- 뒤틀림 복합체를 유연하게 한다.
- 목말 밑 관절 작용을 강화한다.

배치 지침

- 시상선의 양쪽에서 중립 위치, 두 발을 거의 붙임.
- 전족부로 지면을 밟음.

실행 지침

- 왼발을 든다.
- 다리가 안으로 향하기 위해 엉덩이를 약간 안으로 돌린다(약 30°).
발과 무릎이 안으로 향한다.
- 전족부가 앞으로 향하도록 지면에 놓고, 발뒤꿈치를 약간 든다.
- 무릎이 시상선의 축을 향할 때까지 엉덩이를 안으로 돌린다.
발 뒤틀림이 증가하고 전족부는 회전하지 않는다.
- 발에서 뒤틀림을 유지하면서 발뒤꿈치를 땅에 놓는다.

주의 사항

- 전족부는 회전하지 않는다.

선택

- 오른발은 선의 오른쪽에서 걷고 왼발은 선의 왼쪽에서 걷고, 그 후 두 발은 선 위에서 걷고, 그리고 마지막으로 선 안쪽으로 걷는다(**그림** 39). 두 다리가 더 많이 교차할수록 발의 뒤틀림 현상이 더 커진다.
- 공중단계(단계 2)에서, 발 가쪽번짐(엎침)이 발생하는 경우 후족부가 정강뼈 축으로 향할 때까지 엉덩이 안쪽돌림에 발 안쪽돌림을 추가한다. 즉, 정강뼈에 비해서 발 방향 결함을 중화시킨다. 따라서 지면을 밟을 때, 무릎과 목말 밑이 중립 위치가 된다.
- 발가락굽힘근과 발바닥근막을 긴장시키고, 그리고 유연성을 증가시키기 위해 발가락들을 약간 든다.
- 오른발 한 번, 왼발 한 번 번갈아가는 제자리에서 운동을 수행한다. 따라서 삼바라고 명명하는 운동이다. 발에서 뒤틀림 구조가 유연하면 전족부의 독립성이 강화되고 그리고 이 구조는 지면과 다리의 나머지 부분 사이에 중화작용을 하는 경계면 역할을 한다. 따라서 이 구조가 유연하게 되면, 다리 방향을 바꿀 때와 다리 기울기가 변할 때, 앞활(interior arch)에서 압력 분포는 거의 변하지 않는다.

이 현상을 느끼기 위해, 뒤틀림 구조를 유연하게 하고 ≪다리 구조와 압력 분포의 변화≫ 장에서 제시된 검사를 재현한다.

❖ 오른쪽에 경사면이 있는 오솔길에서 목말 밑 피복과 결합한 전족부로 걸으면, 오른발의 뒤틀림이 풀리면서 유연해지고 왼발은 뒤틀린 상태에서 유연해진다. 우리는 인위적으로 안쪽(뒤틀림) 또는 가쪽(뒤틀림 풀림)으로 35/40° 기울어진 두 개의 보드를 결합하여 경사면을 만들 수 있다. 그런 다음, 뒤틀림 구조를 유연하도록 동시에 후족부 피복이 강화되도록, 후족부 피복를 유지하면서 경사 보드에서 제자리 걷기를 한 후 제자리 달리기를 하는 것으로 충분하다.

QR-code n°7

그림. 39

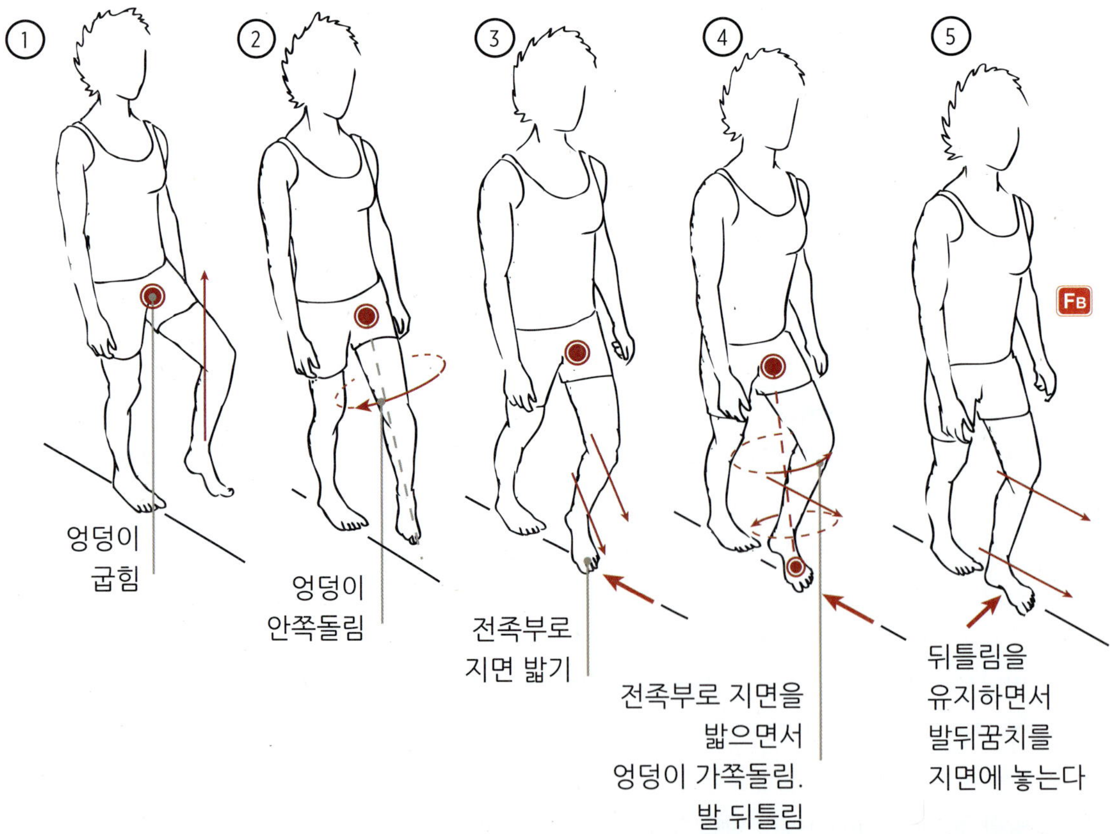

최적의 생체 역학, 파인 발: 발을 유연하게 만드는 것은 시상면과 이마면, 서로 다른 두 유형의 면에서 실행된다. 발가락들이 펴질 때 관찰할 수 있는 발 길이의 단축과 발바닥이 오목하게 들어간 부위(발허리뼈들 전체가 굽는다[3])가 안으로 파이고, 안쪽활이 파이고 가쪽활이 편평해지는 뒤틀림 움직임 시 발 길이가 짧아지는 것과 구별해야 한다. 이 두 가지 움직임은 동시에, 독립적으로 발생할 수 있거나 또는 반대로(뒤틀림 풀림과 종 방향 단축, 뒤틀림과 종 방향 길어짐) 될 수 있다.

목말 밑 작용과 목말 밑이 작용하지 않음

목표

- 뒤틀림 복합체를 유연하게 하기/전족부와 후족부를 분리한다.
- 목말 밑 관절의 작용을 인식하고 강화한다.
- 긴종아리근과 뒤정강근을 동시에 강화한다.

배치 지침

- 중립 위치, 발을 엉덩이 넓이로 벌리고 왼발의 바깥쪽 가장자리를 D선 오른쪽에 놓는다.
- 왼발 위에서 오른발을 교차한다.
- 오른발의 바깥쪽 가장자리를 E선 위에 놓는다(**그림 40**).

실행 지침

- 오른발이 편평해지도록 오른발을 기울이는데, 다리의 안쪽돌림을 유도하는 가쪽번짐 움직임이다.
- 오른발 앞활을 지면과 접촉을 유지하면서 오른발목을 안쪽으로 ≪굽힌다≫. 목말 밑이 작용하지 않는 것과 비교할 수 있는 움직임이다. 발 안쪽활이 줄어든다(뒤틀림 풀림).

이 자세에서, 발뒤꿈치 전체는 지면과 접촉한다.

- 발뒤꿈치를 약간 들고 후족부가 다리 축에 올 때까지 앞활 전체가 지면과 닿는 것을 유지하면서 오른발목을 바깥쪽으로 ≪굽힌다≫; 목말 밑 작용과 비교할 수 있는 움직임. 안쪽활은 파인다.
- 발뒤꿈치를 지면에 놓으면 발뒤꿈치 바깥쪽 가장자리가 지면에 닿는다.

3 *신발 안창 없이 발 교정하기* n° 2 부록 참조. ≪신발을 더 잘 고르기 위해 발 이해하기≫

그림. 40

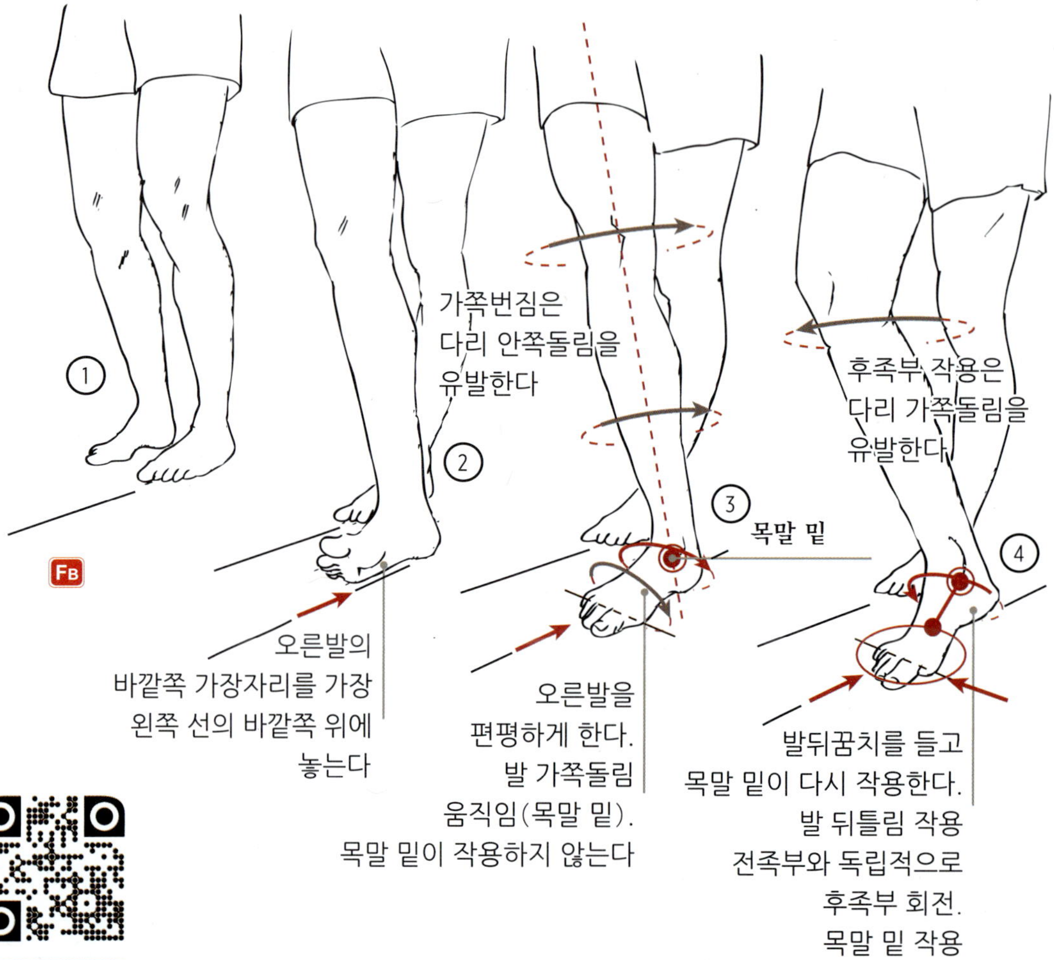

QR-code n°8

– 이러한 일련의 움직임을 다시 실행하고 발 앞활 전체가 지면과 접촉하는 것을 유지하면서 후족부가 다리 축에 일직선이 될 때까지 목말 밑을 작용시키면서 움직임을 마친다. 10초 동안 자세를 유지한다.

주의 사항

– 앞활이 지면과 접촉이 지속해서 유지되도록 한다(긴종아리근 작용).
– 이 움직임은 엉덩관절이 아닌 목말 밑 관절을 동원하여 행해진다. 엉덩관절 단계에서의 움직임은 목말 밑 관절 움직임의 결과일 뿐이다.

선택

– 양다리의 교차를 강화시킨다.

전족부 분리 운동

목표

- 전족부와 후족부를 분리하다.
- 목말 밑 관절 작용을 강화하고 전족부와 후족부의 분리를 강화한다.

배치 지침

- 걸상 또는 의자의 가장자리에 앉는다.
- 왼다리를 오른다리 위에 교차하여 놓는다.
- 발이 정강뼈에 수직이 되도록 발목을 굽히고,
  운동을 하는 동안 발목 굽힘의 정도를 유지한다.
- 왼손으로 오른발뒤꿈치를, 오른손으로 오른발 전족부를 잡는다.

실행 지침

첫 번째 단계

- 후족부와는 독립적으로 오른손으로 힘을 주지 않고 오른발 전족부를 최대한으로 안쪽돌림을 행하는데, 이는 뒤틀림 움직임과 일치한다. 발 안쪽활은 안으로 파인다(**그림 41**).

QR-code n°9

그림. 41

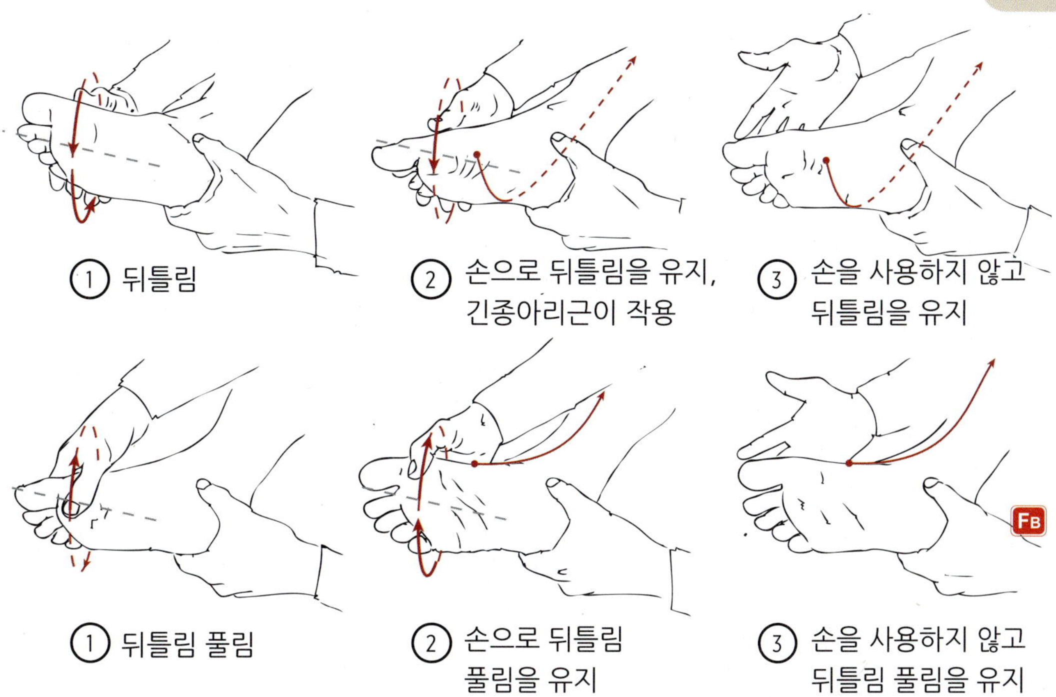

– 발 근육들을 수축시켜 자발적으로 뒤틀림을 유지하도록 노력한다.[4]
며칠에 걸쳐 이 연습을 반복하면 점차 자발적인 수축이 나타난다.
발에서 뒤틀림을 유지하는 것은 자발적인 수축을 시작하기 전인 첫 단계인 것을 명심한다. 이러한 뒤틀림을 유지하기 위해 첫 번째 발허리뼈머리가 지면 안으로 들어간다고 상상한다.
– 발 뒤틀림을 30초 동안 유지하면서 손을 천천히 뺀다.
– 뒤틀림 풀림 단계로 진행하기 전에 이 연습을 4~5회 반복한다.

두 번째 단계

– 후족부와 독립적으로 무리하지 않는 범위 내에서 오른발 전족부를 최대한으로 가쪽돌림이 되도록 한다. 오른발에서 뒤틀림이 감소한다.
– 발 근육들을 수축시켜 자발적으로 뒤틀림 풀림을 유지하도록 노력한다.
뒤틀림 풀림을 30초 동안 유지하면서 손을 천천히 뺀다.
– 다음 단계로 진행하기 전에 이 운동을 4~5회 반복한다.

세 번째 단계

– 뒤틀림과 뒤틀림 풀림 움직임들을 번갈아 가면서 실행한다.

주의 사항

–목말 밑 관절에서 움직임이 발생해서는 안 된다.

선택

– 목말 밑 관절 뒤틀림 움직임을 분리하는 능력을 강화하기 위해,
발을 약간 안쪽돌림이 되도록 놓는다.
– 발이 안쪽돌림이 되도록 하고, 전족부를 뒤틀고 이 상태를 유지한다.
지면을 밟고 있는 목말 밑 관절을 유지하는 것은 처음에는 상반되는 것처럼 보이는 두 가지 움직임을 유발하는 능력에 달려 있다. 발뒤꿈치에서 안쪽돌림이 유지되도록 제삼자가 발뒤꿈치를 잡을 수 있도록 도움을 받을 수 있는 운동이다.
– 손의 도움 없이 뒤틀림을 시작하고, 그리고 발 안쪽돌림과 가쪽돌림 움직임들을 실행한다. 뒤틀림 풀림 발에서도 같은 운동을 수행한다.

4 또한 정강근육들과 종아리근육들이 작용한다.

후족부와 전족부를 분리하는 능력은 목말 밑 관절 피복을 강화하고 발목 염좌를 예방하는데 필수적인 단계이다; 다른 연습(MSP, CSP와 리바운드)에서도 사용될 것이다. 다리의 여러 다른 관절 사이의 움직임과 피복의 미묘한 조합을 감지하는 것이 중요하며 관절의 자유도가 여러 개인 경우 훨씬 더 중요하다. 걸을 때, 자세를 관리하는 것과 지면을 밟는 것을 관리하는 것은 무릎 돌림(넙다리뼈 아래 정강뼈 돌림)과 안쪽돌림/가쪽돌림이라고 불리는 목말 밑 돌림 움직임들을 제어하면서 무릎과 발목의 굽힘/폄과 관절 뒤틀림 선(IAT)의 뒤틀림/뒤틀림 풀림을 자유롭게 나타내는 능력에 달려있다(**그림 42**).

그림. 42

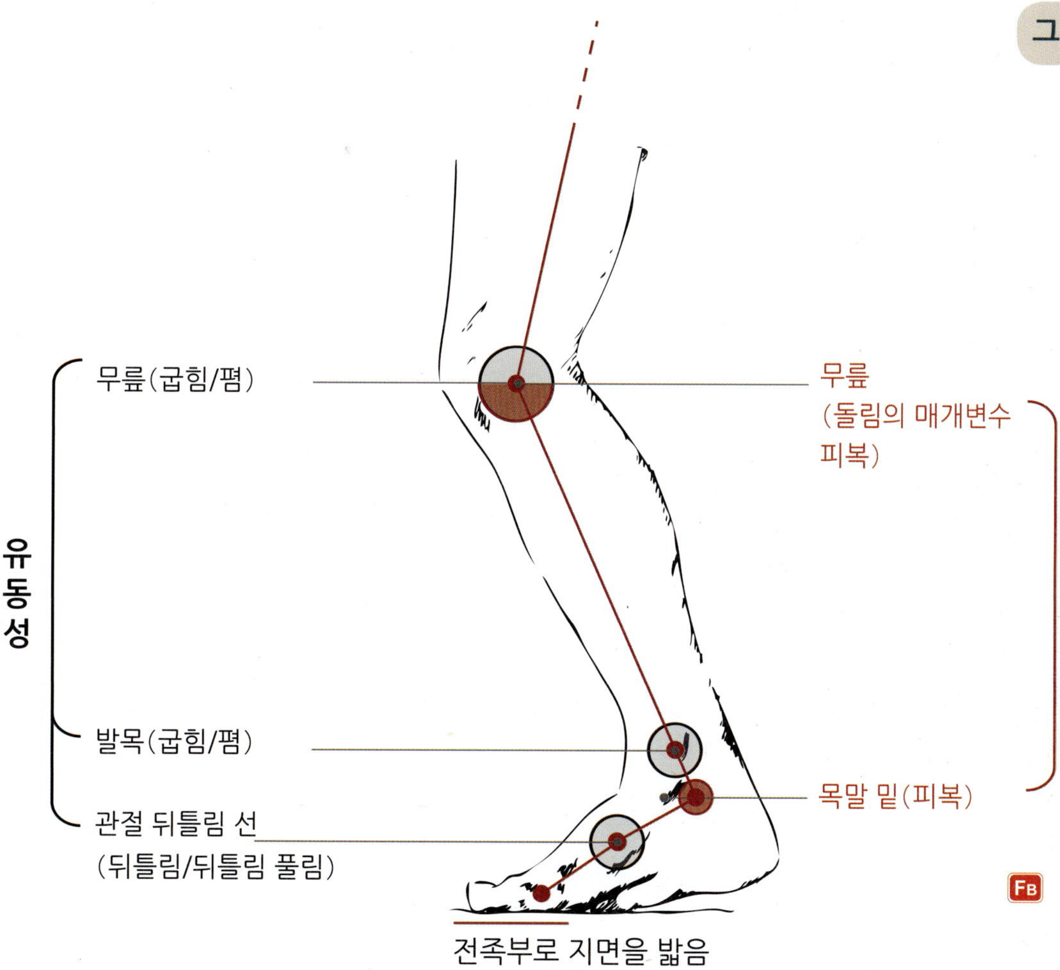

> 자세 제어, 안정, 균형과 몸짓의 정밀도는 다리를 구성하는 관절들을 분리하면서 이 관절들을 동원할 수 있는 능력에 달려 있다.
>
> 습득해야 할 5가지 근본적인 분리: IAT 뒤틀림/뒤틀림 풀림, 목말 밑 안쪽돌림/가쪽돌림, 발목 굽힘/폄, 무릎 안쪽돌림/가쪽돌림, 엉덩이 안쪽돌림/가쪽돌림.

Chapter 4

기술적인 교정과 강화

≪우리 뇌를 알려고 한다면 먼저 외부 세계에 대한 가상적인 정신 모델을 구성한 다음,
그 후 이 모델을 단지 모델의 환경에만 투영하고 감각적인 현실과 함께 이 모델의 예측들을
비교하면서 시험해야 한다. 이것은 적극적이고 헌신적이며 세심한 자세를 내포한다.
동기 부여는 필수적이다: 달성해야 할 목표에 대한 명확한 생각이 있고,
이 목표에 대해 완전히 몰입한다면 우리는 잘 배울 수 있다… ≫

Stanislas Dehaene, 배운다! 두뇌의 재능, 기계들의 도전,
Odile Jacob, 2018, p. 243

머리말

강화

다음의 다양한 운동들은 몸 구조(관절들 위치와 부분들의 방향)를 배우는 방법을 제공한다. 또한, 이 운동들은 고정근계를 강화하는 방법, 고정근계의 움직임이 동시에 발생하도록 하는[1] 방법, 고정근계를 측정하는 방법을 제공하고, 피복, 용이함과 염좌 예방. 지면을 밟는 반응성과 정밀도를 높이는 방법을 제공한다. 하지만 또한 새로운 생체 역학 전략들을 통합하는 방법, 새로운 자동화들이 이 역학을 중심으로 몸을 만들면서 통합하는 방법을 제공한다. 몸, 근육, 기술들은 자동화되고 끊임없이 재현하는 몸짓들의 이미지라는 것을 기억해야 한다. 이 몸짓들은 근육 조직(근육, 힘줄, 인대, 뼈 구조)과 이 구성요소들이 몸짓의 올바른 자동화 또는 잘못된 자동화로 이끌면서 몸속 가장 깊은데서 통합된다.

모든 운동들은 뒤틀림 구조(IAT)가 자유롭게 움직이도록, 맨발로 발뒤꿈치를 약간 들고 전족부로 지면을 밟은 상태에서 진행된다.

계획에 따라 운동하기

고정근계가 어느 정도 작용하고 지면을 밟는 것을 제어하는데 어느 정도 용이하기 때문에, 우리가 제안하는 다른 운동들은 이동 축(수직, 이마, 시상, 수평)에 따라 분류된다. 이마면에서 이동(빠 샤세 걸음)은 시상면에서 이동(앞으로)보다 고정근계의 작용을 더 많이 요구한다. 시상면에서 이동과 비교하면 수평면(회전)에서 이동은 고정근계의 작용을 더 많이 요구한다. 이러한 이유로 인해서 운동들의 많은 부분이 이마면과 수평면에서 이루어지며, 시상면은 다른 두 면의 결과이다.

다른 한편으로, 정지할 때, 양 다리로 지면을 밟을 때, 두 발이 더 벌어질수록, 몸은 더 안정되고 고정근계는 거의 작용하지 않는다. 반대로, 두 발이 가까워질수록 고정근계의 작용이 더 커진다(**그림 43**). 고정근계가 최대로 작용할 때 한 다리로 선다(한 발). 따라서 우리는 운동 범위를 상상할 수 있다. 회전하는 발은 원의 중심에 배치되며, 이 원 둘레에 다른 발을 배치하는 위치에 따라, 고정근계의 작용을 어느 정도 요구한다(**그림 44**).

1 각 단계에서 고정근계의 수축이 동시에 발생한다: 엉덩이, 무릎, 발목, 목말 밑, 발허리뼈와 IAT(관절 뒤틀림 선).

그림. 43

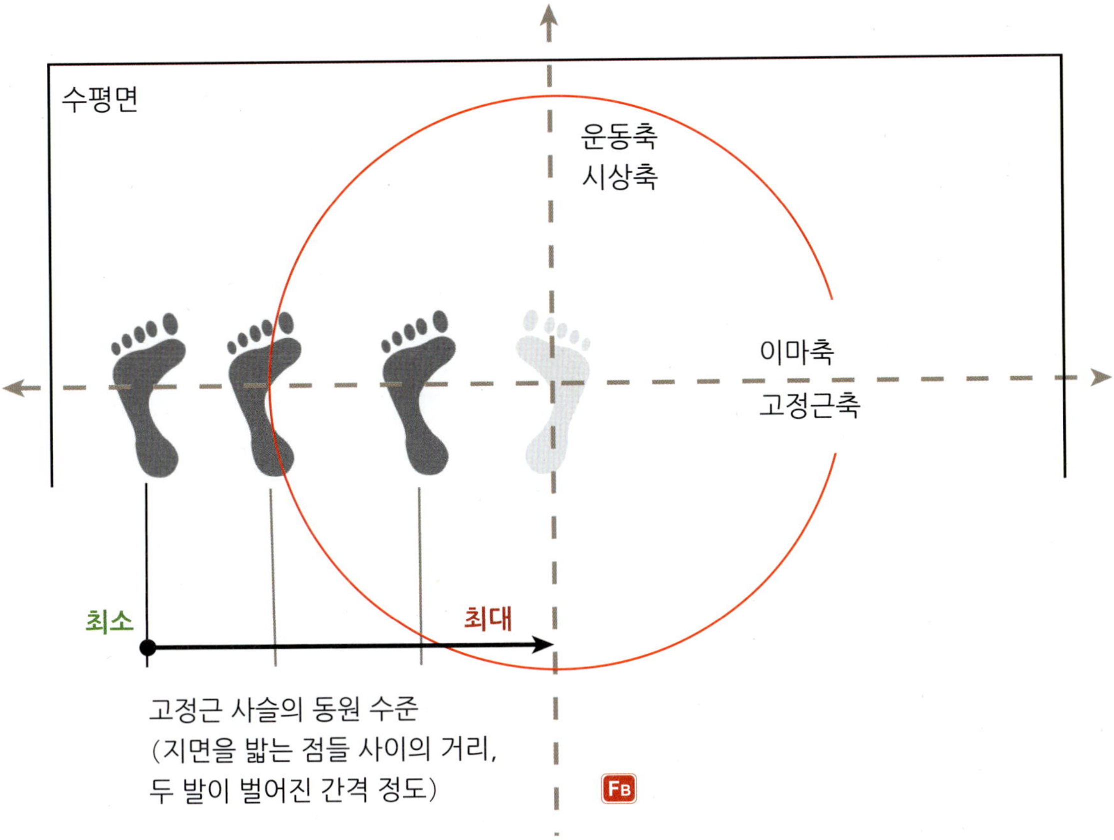
수평면
운동축
시상축
이마축
고정근축
최소
최대
고정근 사슬의 동원 수준
(지면을 밟는 점들 사이의 거리,
두 발이 벌어진 간격 정도)
FB

그림. 44

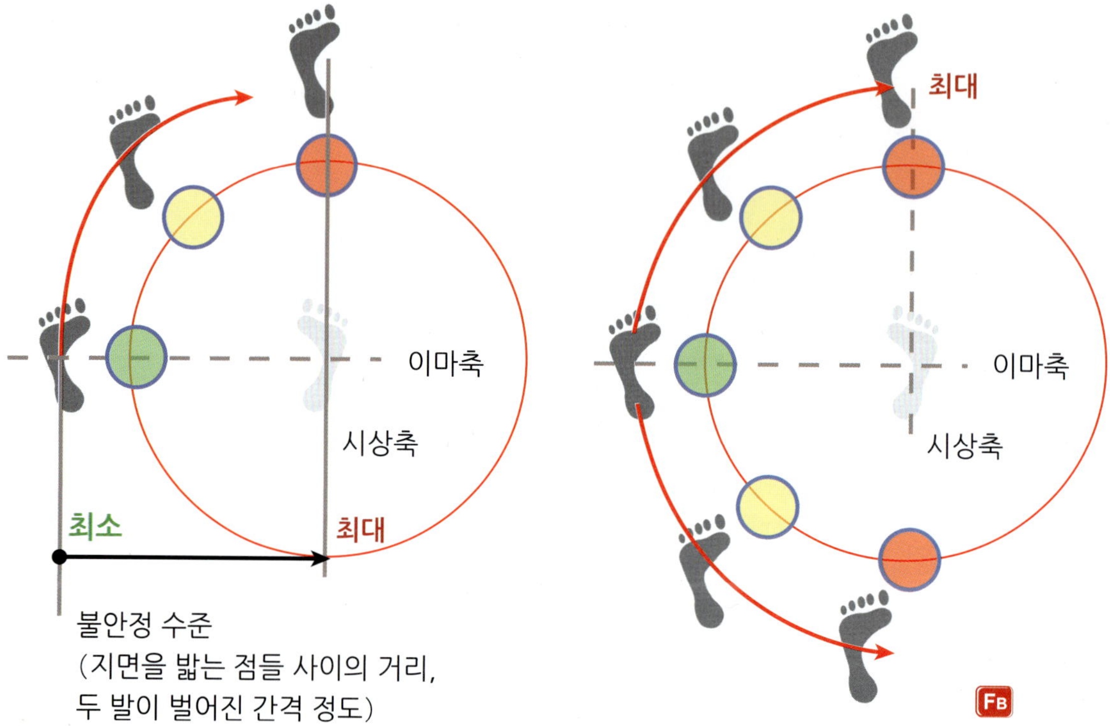

실행 속도, 집중력, 몸 감각 및 이완

가라테에서 카타를 행하는 움직임들의 이미지처럼 몸의 움직임들과 호흡에 집중하면서, 처음에는 저자가 제안한 운동들을 천천히 수행한다. 몸/마음의 공동작용은 이완 상태에서 움직임들을 실행하는 질을 개선한다. 각 몸짓의 세부 사항들에 집중하면서, 우리는 움직임들 전체를 더 잘 느끼고, 더 잘 통제하고 다른 상황들에서도 자연스럽게 이러한 움직임들을 행할 수 있다. 점진적으로 근육계에 적용되는 제약 수준을 높이면서 운동들의 실행 속도와 복잡성을 증가시킬 수 있다.

호흡과 배가로근 작용

효율적으로 상체/골반을 상호연결하고 허리뼈를 보호하려면, 복부 끈(특히, 배가로근) 부위에서 적절한 근육긴장을 유지하고 흉식호흡을 해야 한다. 우리가 ***프리스트레싱(prestressing) 상태*** 또는 ***피복(sheathing)***이라고 부르는 이 본질적인 긴장은, 몸통에 다리근육을 고정하는 것을 보장하고 움직임의 정확성과 반응성을 높인다.[2]

흉식호흡 부위를 찾으려면 두 손을 펴서 가슴 옆에 대고 배를 안으로 넣은 상태를 유지한다. 흡기마다 가슴우리는 옆으로 벌어지고 숨을 내쉴 때 원래 위치로 돌아온다. 우리의 정착 생활은 우리가 호흡 능력을 낮은 비율로만 사용하여, 점진적으로 호흡 능력이 약화되고, 가슴우리는 딱딱하게 되고 배가로근 피복의 효율성이 감소한다.

가슴우리가 딱딱해진 것을 검사하려면, 똑바로 서서 골반을 중립 위치에 놓고, 등을 똑바로 세우고 어깨뼈들을 맞물린다(scapulae engaged). 배가로근이 작용할 때와 작용하지 않는 두 경우에서 최대 흡기예비량으로 공기를 흡입하면서 비교한다. 흡입하는 공기량의 차이가 클수록, 이 두 종류 호흡법의 독립성이 더 약하다.

이런 경우, 깊은 흡기를 하여야 할 경우, 배가로근 작용을 효율적으로 유지할 수 없다. 이 독립성을 개발하고 잠재력을 높이려면, 매일 검사를 한다; 두 종류의 호흡량에서 작은 차이가 발생할 때까지 배가로근을 최대로 작용하면서 10회 정도 하루에 2~3회 호흡을 한다.

2 같은 저자의 *일상생활에서 스포츠 활동까지, 자세 개선하기*, 참조.

수직 제약들을 관리하기 위한 운동들

수직

제자리 걷기와 제자리 달리기(MSP, CSP)

목표

- 공중 단계와 지지 단계에서 다리를 구성하는 다른 요소들의 방향을 정하는 방법을 배운다. 공중 단계는 지면을 밟는 질을 결정하는 필수 요소이다.
  지면을 밟을 때 다리를 제대로 조정하지 않으면 다리 방향을 올바르게 향하도록 하기에는 너무 늦다. 반대로, 다리 조정이 제대로 이루어지면 지지 단계가 지속되는 동안 다리 조직을 유지 관리하는 것만 남아있다.
- 지면을 밟는 것을 배우고 발목을 동원하면서 목말 밑 관절을 유지하는 법을 배운다.
- 고정근 사슬의 수축과 굽힘의 수축을 측정한다.
- 부분들과 관절들의 방향과 위치를 자동화한다.

배치 지침

- 거울 앞에서 운동한다. 중립 위치, 두 발을 거의 붙이고, 양팔은 몸을 따라 떨어트린다.

실행 지침

제자리에서 천천히 걷는 것으로 시작한 다음 지면을 밟는 위치에 따라 다리 구조의 변화를 인식하기 위해 그리고 몸짓을 측정하는 것을 배우기 위해 아래에 있는 다른 매개 변수들을 **연속적으로** 추가한다.

1. *제자리에서 걷는 움직임을 습득한다*

- 오른발을 왼다리에 닿지 않고 왼다리를 따라 지면에서 든다.
  엉덩이, 무릎과 오른발목의 굽힘 움직임. 오른발의 안쪽 가장자리는 무게 중심과 수직으로 일치해야 한다(**그림 45**).
- 발이 지면을 향해 내려가기 전에 반대쪽 발목 위로 올린다.
- 공중 단계(발목 굽힘, 발끝이 위로 향함) 동안 발등굽힘을 유지한다.
- 발뒤꿈치가 지면에 닿을 때까지 내려오고, 지면을 밟는 것은 전족부(발 앞활)에서 이루어진다.

QR-code n°10

그림. 45

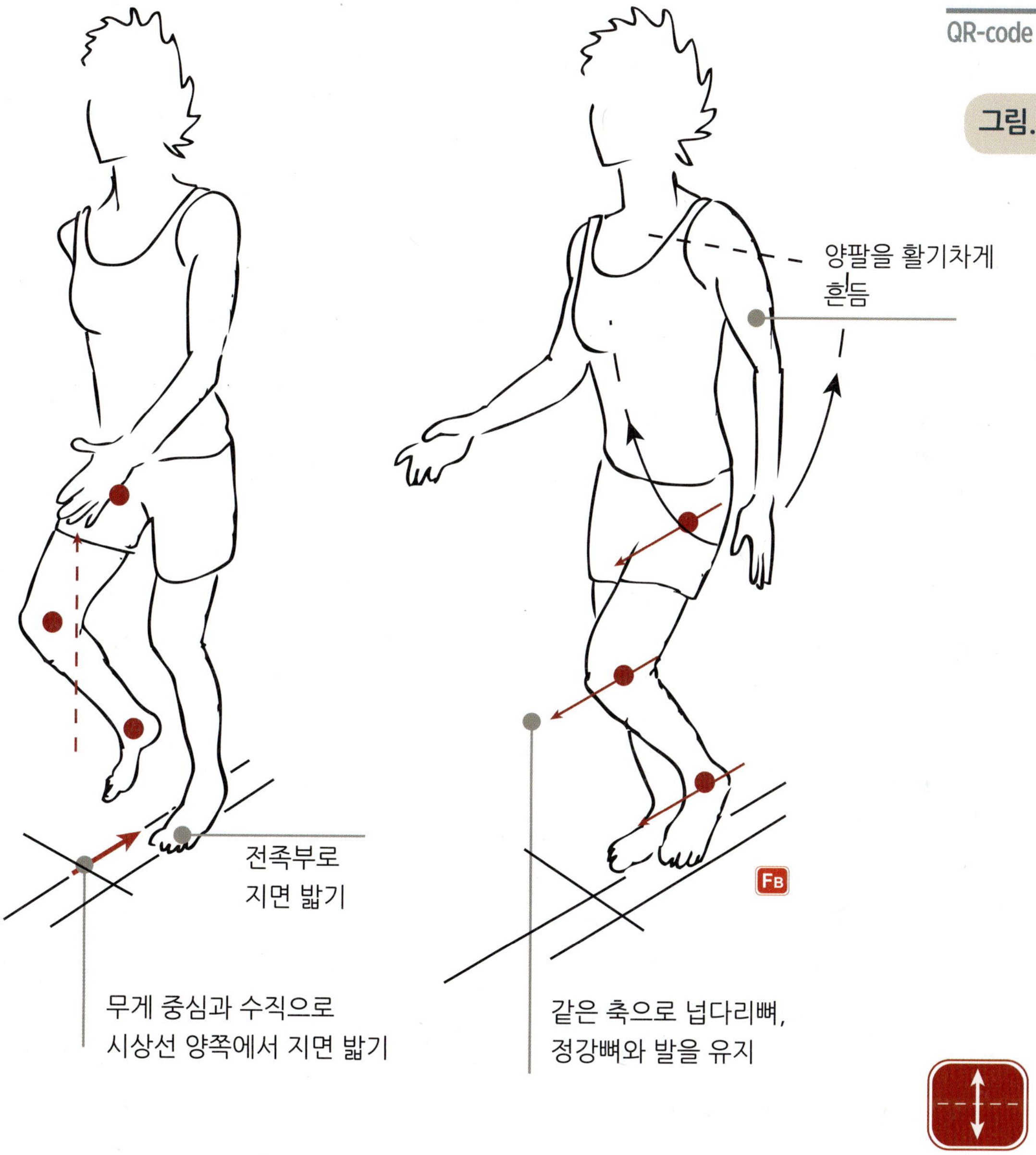

- 서로 반대편에 있는 두 팔을 약간 흔드는 것을 포함한다.
- 공중 단계와 지지 단계 동안 다리가 자연적으로 조정되는 방법을 거울을 통해 관찰하고, 좀 더 정확하게 서로 다른 요소들의 조정을 관찰한다: 시상면에 비해서 발, 정강뼈와 넙다리뼈의 방향.

2. 지지 단계와 정지 단계 동안 다리 구조를 변경한다

- 먼저 발의 앞활 안쪽 부분(첫 번째 발허리뼈머리)으로 지면을 밟으려고 하고, 이 부분에서 더 높은 압력을 유지하려고 노력한다. 발은 가쪽번짐(바깥쪽으로 향한다)이 되고 무릎은, 공중 단계와 지지 단계 동안, 안으로 들어가는 경향이 있다.
- 두 번째로, 발의 앞활 가쪽 부분으로 지면을 밟으려고 하고 이 부분에서 더 높은 압력을 유지하려고 노력한다. 발은 안쪽번짐이 되고 무릎은 가쪽으로 향하는 경향이 있다; 다리는 바깥쪽으로 아치형이 된다. 따라서 발의 앞활에서 압력 분포에 집중하여, 다리를 구성하는 다양한 부분들의 방향을 변경할 수 있다, 즉 발 방향, 정강뼈(종아리뼈/정강뼈)와 넙다리뼈.
- 세 번째 단계에서는, 즉 안쪽번짐도 아니고 가쪽번짐도 아닌, 발 방향이 축에 일치하는 발아래에서 압력 분포를 찾는다. 한 발은 거울 축으로 향한다. 사람마다, 압력 위치는 다르지만, 또한 다리 중첩 정도의 변화에 따라 시간이 지나면서 압력 위치는 변한다는 사실을 기억한다.

지면을 밟고 있는 발 방향을 쉽게 유지하려면(후족부 관여), 첫 번째 발허리뼈머리(앞활 안쪽 부분) 아래에 약간 큰 빈대가 있다고 상상한다. 우리가 필요에 따라 어느 정도 밟기를 피하는 영역이다. 지지 단계 동안 발아래의 압력 분포 조절은 목말 밑 관절 피복과 엉덩관절 피복에 달려 있다. 이 의식적인 조절을 통해 목말 밑 관절(후족부)을 강화하는 법을 배울 수 있다. 목말 밑 관절 강화와 발목관절 강화를 구분하는 법을 배워야 한다. 목말 밑 관절은 안쪽번짐/가쪽번김 움직임을 차단하고 발목관절은 굽힘/폄 움직임을 차단한다. 이 운동은 발목 관절을 동원하면서 목말 밑 관절을 강화하는 법을 가르친다.

❖ 지면을 누르고 있는 엉덩이/목말 밑의 분리를 용이하게 하려면, 다음과 같은 운동을 수행한다: ***지면을 누르고 있는 엉덩이/목말 밑 분리.*** 중립 위치에서, 두 발은 거의 붙이고, 전족부로 지면을 누르고, 발뒤꿈치는 약간 들고, 목말 밑을 동원(발 안쪽번짐 움직임)하여 앞활의 바깥쪽 가장자리로 이동하여 지면을 밟는 상태를 유지한다. 또한, 이 움직임은 무릎을 바깥쪽으로 향하게 하는 엉덩이 가쪽돌림이 동반된다(**그림 46**). 이 경우, 발의 가쪽활로 지면을 밟는 것을 유지하면서 무릎을 다시 축으로 가져오는데, 즉, 목말 밑 관절의 작용을 유지하고, 그 후 제 자리에서 걷는 것으로 이 운동을 마친다. 이 움직임을 제어할 수 있을 때까지 운동을 여러 번 수행한다. 이 운동은 무릎 방향을 유지하는 방법을 가르쳐주는데, 다리가 바깥쪽으로 아치형인 사람들(역동적인 안짱다리)에게 매우 유용하다. 대부분의 경우, 다리가 아치형인 사람들은 종종 약하거나 균형이 맞지 않는, 모음근들의 수축을 느낄 것이다. 두 번째로, 발이 이중 피복이 되도록 하면서 이 운동을 수행한다.

그림. 46

QR-code n°11

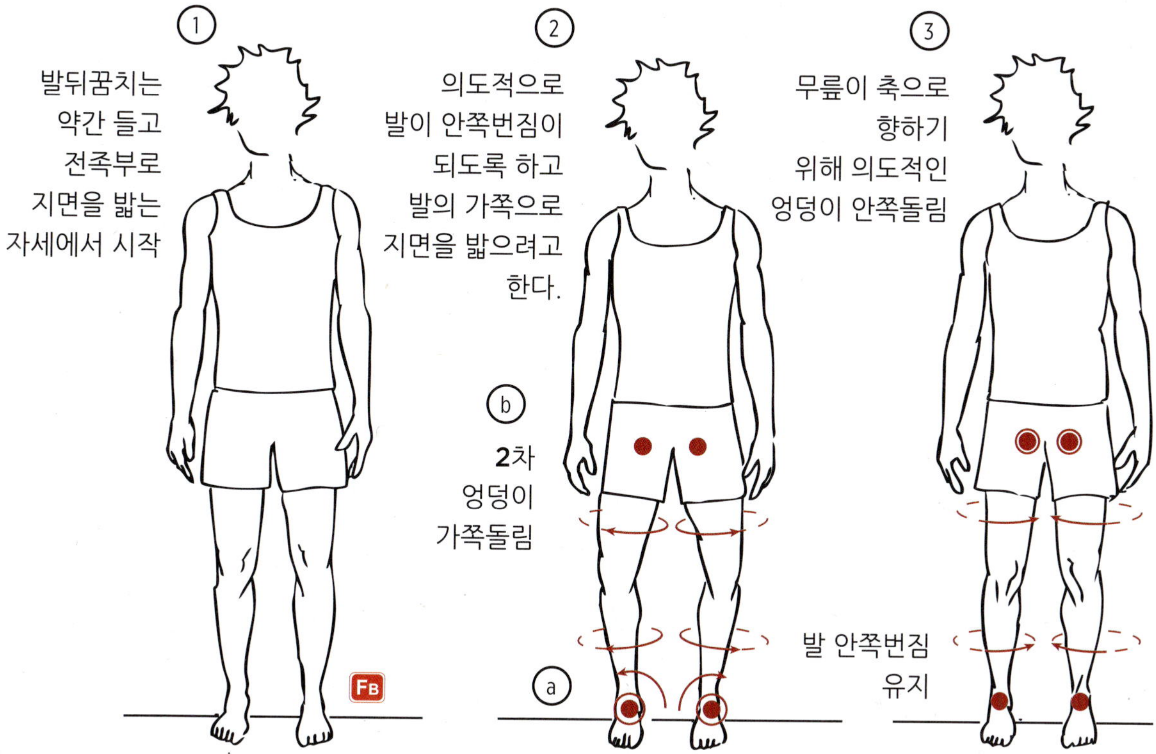

3. 다리 굽힘/폄 움직임들에서 고정근 체인의 작용을 결합한다.

이 단계가 진행되는 동안, 발을 지면에서 들 때 부분들의 방향을 제어하는 방법을 배우기 위해 공중 단계에 더 집중한다. 발이 공중에 있으면, 우리가 나중에 자세히 설명하겠지만, 다른 부분들의 방향을 조정하기 위해 고정근 체인이 어느 정도 긴장되는지 알기 위해 지각을 활용한다.

첫 번째 단계: 공중 단계에서 방향 결합을 느낀다.

- 엉덩이, 무릎과 발목을 90°로 굽힌다.
- 발 가쪽번짐, 정강뼈 가쪽돌림과 엉덩이 안쪽돌림이 되게 하고 이 자세를 유지한다.
- 이 위치에서, 다리 굽힘/폄 움직임들을 수행한다.
- 가쪽번짐, 정강뼈 가쪽돌림과 엉덩이 안쪽돌림의 작용을 느끼고 이 느낌을 다리 굽힘/폄 움직임들과 결합한다(**그림 47**).

QR-code n°12

그림. 47

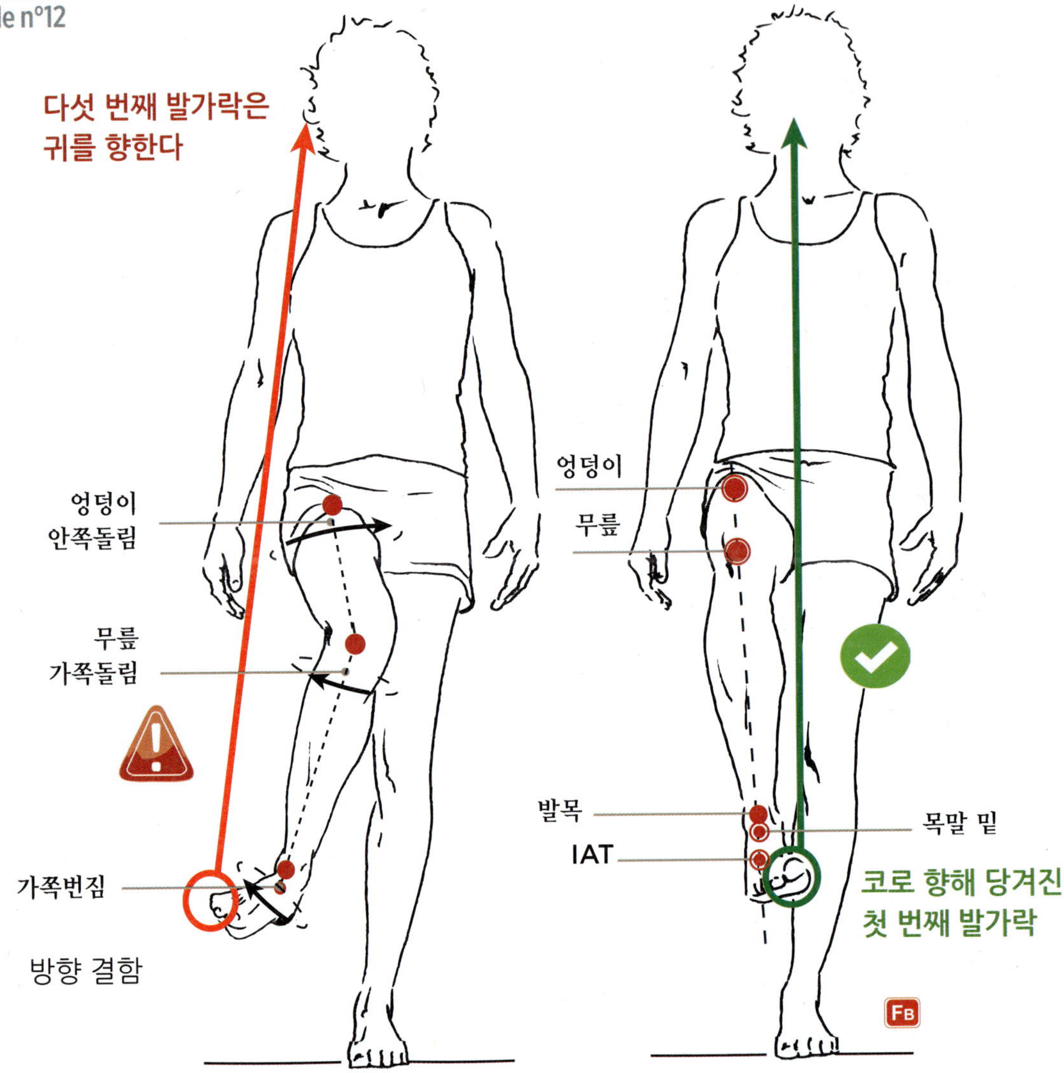

공중 단계 동안
다리의 **2** 구조

두 번째 단계: 고정근 사슬을 다리 굽힘/폄 움직임과 연관시키기

- 엉덩이, 무릎과 발목을 90°로 구부린다.
- 무릎을 축에서(자신의 앞) 똑바로 향하게 하면서 발 안쪽번짐, 정강뼈 안쪽돌림을 실행하고 유지한다.
- 이 위치에서, 다리 굽힘/폄 움직임을 수행한다.

- 안쪽번짐 작용과 정강뼈 안쪽돌림의 작용을 느끼고 다리 굽힘/폄 움직임과 결합한다 (**그림 47, 오른쪽 그림**).
- 각 부분이 축으로 향하도록 안쪽번짐과 정강뼈 안쪽돌림을 점차 줄인다. 목표는 고정근 사슬의 작용을 유지하면서 굽힘/폄 움직임을 할 수 있는 것이다.
- 효과적인 발의 이중 피복이 이루어지면, 긴종아리근의 작용을 추가한다 (삼바와 발 이중 피복, 참조).

❖ 다리가 무너지는 것에 대항하여 싸우는 근육들은 공중 단계 중에 활성화되고 측정되어야 한다. 왜냐하면, 일단 다리가 지면을 밟으면 너무 늦기 때문이다. 이 운동은 다리를 구성하는 다른 근육들을 연결하고 다시 연결하면서 고정근 사슬을 올바르게 활성화시킬 수 있도록 하고 공동으로 반응하는 복합체계를 만들 수 있게 한다. 각 단계의 근육 긴장에 대한 지각은 자세-역학의 감각 좌표가 된다.

세 번째 단계

- 제자리에서 달릴 때까지 오른다리와 왼다리(MSP)를 번갈아 가면서 지면을 밟는다.
- 자신의 앞에 있는 계단을 밟으면서 걷고, 그 후 공중 단계에서 고정근 사슬을 작용시키면서 계단을 오른다.

❖ 특히 발 ≪끌림≫을 초래할 수 있는 방향 결함을 교정하기 위해 고정근 사슬을 작용시키면서 걸을 때와 달릴 때도 다리의 공중 단계를 재현한다. 방향 결함을 과도하게 강조하면서 이 운동을 시작하고, 그 후 이 두 자세를 구별하기 위해 고정근 사슬을 작용시킨다.

❖ 가장 효과적인 자세를 알아내기 위해 두 자세로 계단을 오른다: 반응성, 안정, 제약들 위치(긴장/압력분포)를 검사한다. 첫 번째 자세를 채택하면, 지면을 밟을 때 무게 중심으로부터 멀어지는 반면(균형을 유지하기가 어렵고, 보완 자세를 취한다), 두 번째 자세를 채택하면, 지면을 밟을 때 무게 중심의 아래 혹은 양쪽에 위치한다.

4. *공중 단계에서 움직임의 방향을 정한다*

- 동시에 움직임의 방향을 정하는 것을 배운다.
- 첫 번째 단계에서, 새끼발가락에 실이 달려 귀를 향해 실을 잡아당긴다고 상상하는데, 이러한 상상은 자동적으로 발 가쪽번짐, 넙다리뼈 아래 정강뼈 가쪽돌림, 엉덩이 안쪽돌림을 발생시키는 경향이 있다. 두 번째 단계에서, 무릎을 축에서 유지하려고 하면서, 우리 옆에 있는 사람이 아니라 앞에 있는 사람을 차는 것처럼, 엄지발가락에 실이 달려 코로 향해 실을 잡아당긴다고 상상한다. 주의해야 하는데 왜냐하면, 다리 굽힘 움직임에서 무릎이 바깥쪽으로 향하는 경향이 있기 때문이다. 이 움직임이 코로 향하기 위해, 고정근 사슬의 작용과 일치하는, 발 안쪽번짐, 정강뼈 안쪽돌림과 넙다리뼈 가쪽돌림이 발생한다.

가장 일반적인 두 가지 전략 중에서, 두 번째 전략을 채택한다. 계단을 뛰어넘기 위해 우리가 일반적으로 발견하는 두 가지 전략(**그림 47**)인데, 예를 들어 지하철 계단 아래에서 또는 계단 꼭대기에서 두 가지 전략을 관찰할 수 있다.

발 앞활 아래, 방향과 압력분포, 이 모든 매개 변수들을 결합하기 위해, 압침과 끈을 사용하여 ***제자리 걷기(MSP)***에 대해 설명한 다음, 일단 발의 이중 강화가 제어되면(삼바와 발 이중 피복, 참조), 우리는 ***끈과 발 이중 피복과 함께 제자리 걷기***에 관해 설명할 것이다. 공중 단계에서 발 안쪽번짐이 너무 지나치게 발생하면, 이 끈은 두 번째 발가락의 부위에 있다고 상상하는 것으로 충분하다.

주의 사항

- 지면을 밟는 각(지면과 세로로 발에 의해 형성된 각, 발목 굽힘).
  수평에 가까운, 가능한 각을 거의 만들지 않으면서 지면을 밟는다.
  영각(angle of attack)은 발허리뼈머리 밑에서 앞뒤 압력 위치를 결정한다.
- 다리의 전체적인 움직임을 늦추지 않으면서 최대한으로 부드럽게 지면을 밟으면서 충격을 제한한다. 발목이 꺾여 더는 움직임이 발생하지 않도록 발뒤꿈치가 지면에 닿을 때까지 내린다. 골반과 수직이 되도록 지면을 밟는 방법을 배운다.
  엉덩이 굽힘/폄 움직임을 통해, 발의 안쪽 가장자리는 무게 중심을 통과하는 시상면에 최대한 가깝게 유지되어야 한다.
- 일단 이 움직임을 습득하면, 엉덩이를 과도하게 굽힐 필요가 없다.
- 대칭되는 몸짓을 발달시키다.
- 지면을 밟을 때, 발뒤꿈치를 들고, 발은 발바닥의 앞-가쪽 부분(다섯 번째 발허리뼈머리)에서 지면과 접촉한다. 앞활은 모든 발허리뼈머리가 지면에 놓일 때까지 점진적으로 펴진다. 그러나, 목말 밑 관절이 유연하지 않으면, 발 앞활의 바깥쪽 2/3에서 더 두드러질 것이다. 그 후, 후족부에 비해서 전족부의 유연성이 개선되고 후족부와 독립적으로 움직일 수 있게 됨에 따라 전족부가 완전히 펴질 것이다.
- 무릎 방향을 느끼고 더 잘 조절하려면, 다음과 같은 운동을 수행한다.
  두 발을 거의 붙인 상태로 서서, 오른다리(엉덩이, 무릎, 발목)를 구부린 다음 오른발뒤꿈치의 안쪽 가장자리를 왼쪽 장딴지에 댄다. 이렇게 자세를 잡은 후, 무릎을 바깥쪽으로 향하게 한 후 안쪽으로 향하게 한다. 오른손을 오른쪽 엉덩이에 대고 이 관절에서 발생하는 움직임을 느낀다. 안쪽 혹은 가쪽으로 이동하는 무릎의 측면 움직임과 오른손을 대고 있는 엉덩이 움직임과 연관시킨다. 여기서 우리는 몸과 최대한으로 상호 작용하는 것을 느끼기 위해 거울 앞에서 움직이는 것이 효과적인 것을 알 수 있다.

다양한 부분들의 방향 제어가 효과적일 때, 제자리 달리기를 하지 않고, 일반적으로 **걸음 속도**라고 부르는 지면을 밟는 빈도를 증가시킨다. 제자리 걷기(MSP)를 충분히 제어하면, 제자리 달리기를 (분당) 180 ppm의 속도로, 그 후 190을 초과하여 최대 220까지 행한다. 걷기에서 달리기로의 전환은 근육 작용을 증가시키고 따라서 더 많은 제어를 요구한다. 제어를 할 수 없는 경우에는, 속도를 줄이거나 혹은 걷기를 다시 하거나, 심지어는 운동을 중단하는 것을 망설이지 않는다.

다른 한편으로, 교정의 중요성을 인식하기 위해 발 방향을 제어하거나 제어하지 않고 앞활에서 압력 분포의 변화를 인식하는 것이 유용하다. 방향 교정은 점진적으로 이루어질 것이다.

제자리 걷기와 제자리 달리기의 간단한 운동을 통해 몸 구조의 조정과 유지는 결과적으로 다리를 고정시키는 근육계를 자극하고 특히 목말 밑을 고정시키는 근육계를 자극한다. 목말 밑 관절을 효과적으로 강화하고 발목이 움직임을 부드럽게 하여 180ppm 속도로 제자리에서 10분 동안 달리면 한쪽 다리에서 900회를 반복하여 움직이고, 양쪽 다리에서 총 1,800회를 반복하여 움직인다. 여기서 우리가 실행하는 훈련 프로그램은 일반적인 훈련 프로그램들에서 흔히 볼 수 있는 반복 횟수와 연습 빈도 수를 훨씬 넘어선다.

지면이 경사지고, 움푹 들어가고, 튀어나온 다져진 오솔길에서 맨발로 달리기 또는
피복 제어와 다리 부분들의 방향 제어와 결합되어 전족부로 지면을 밟으면서
맨발로 달리기를[3] 하면 고정근계를 효율적으로 측정하고 강화시킨다.

목말 밑 관절을 제어하는 근육들은 발에 부착되어 있고 또한 전족부와 후족부의 독립성에 기인한다는 것을 기억하자.[4] 의식적으로 행동함으로써, 우리는 흉식호흡, 배가로근 작용, 양쪽 어깨의 수평을 제어 및 견갑대의 평행을 제어하는 것과 연관된 자세-역학을 목표로 하는 달리기를 개선시킬 수 있다.[5]

추가 정보: 부상 후 비대칭과 보완에 주의한다

부상을 입은 후, 다시 운동을 시작하면, 비대칭적인 몸짓을 할 위험이 높다. 두려움이나 고통으로 인해, 무의식적으로, 우리는 부상당한 부위를 사용하지 않고 다치지 않은 부위를 더 많이 사용하는 경향이 있기 때문에, 전족부로 달리는 선수면서 아마추어 마라톤 선수(최고기록 2시간 38분). Stéphane Dantin[6]에 의해 증명된 바와 같이 의식적이고 점진적인 운동을 수행해야 한다.

3 맨발로 달리는 것은 발 역학을 바꾸지 않는 신발을 말한다. 이 신발은 부드럽고 얇고 발가락이 위치하는 넓은 공간이 있고, 뒷굽이 없다 (발뒤꿈치 높이와 전족부 높이가 같다).

4 *신발 안창 없이 발 교정하기.*

5 *전족부로 지면을 밟는 보폭 안내서*, 2016년 10월 새 버전. *달리기- 자세, 생체 역학, 기록.*

6 Frédéric Brigaud, ≪발바닥 근막이 완전히 파열된 후 회복하는데 411일이 걸렸고 Paris 마라톤을 3시간 31분 57초에 주파하였다≫, Ultramag.fr, 2017년 7월.

그는 기록을 내려고 하지 않고 반면에 몸을 대칭적으로 사용하려고 노력했다. 또한 그는 자신의 강한 부위를 발달시키려고 않았고 반대로 약한 부위를 강화시키려고 노력하였고 따라서 몸의 균형을 잡는데 더 많은 노력을 기울였다. 이러한 과정은 목표가 아니라 대칭적인 몸짓을 생성하는 능력의 결과였다. 부상당한 부위가 좌표였다. 이 운동은 그에게 그의 몸짓과 자세에서 발생되는 비대칭성을 재조정하고 결과적으로 그의 발바닥 근막을 치료할 수 있는 수단이 되었다. 다시 말해서 그가 부상당한 발바닥 근막이 그의 다른 쪽 발만큼이나 저항력이 있게 되었고, 그는 다음과 같이 설명하는 대로 달리기 연습을 채택하였다: *≪내 몸짓을 잘 측정하도록 한 것은 바로 당신이 추천한 거울 앞에서 제자리 걷기와 제자리 달리기이었다. 내 걸음걸이들을 동기화하는 것은 장기적인 연습을 통해서였다. 나에게 일어난 일은 내가 FTE(환자 치료교육)에서 가르치는 사람들, 만성 질환을 앓고 있는 사람들 또는 다른 사람들은, 특히 몸짓에서 축적된 작은 결함들로 가득 차 있는 50~60세 사람들에게, 이러한 문제가 발생한다는 것을 깨달았다. 지금은, 나는 비틀거리는 걸음, 8자 걸음에서 나타나는 작은 차이를 안다… 나는 그들이 이 문제들을 인식하고 그들이 집에서 거울 앞에서 걸음을 연습하도록 권유한다. 이 문제들은 해가 없는 것처럼 보이는 작은 것들이지만, 하지만… 내가 경험했던 것들을 당신이 경험하지 못했다면, 당신은 그것을 인식하지 못하고 유익함을 이해하지 못하고, 나에게 다음과 같은 말을 한다: 나는 매우 정상적인데 왜 다르게 걷는 것을 가르치려 하면서 나를 귀찮게 하는가?≫*

이러한 운동이 무엇에 유익한가? 그는 비대칭적인 움직임에 주의를 기울여 자신의 몸짓을 교정하는 훈련을 통해 이 문제를 해결할 수 있었고 재활운동을 쉽게 할 수 있었다. 자신이 몸짓의 질에 주의를 기울이지 않고 단지 A점에서 B점으로 이동하는 능력만으로 재활운동에 의존하는 달리기 선수는 재활이 필요로 하는 부위를 충분하게 강화하지 못한다. 그는 강화해야 할 부위를 내버려 두고 자신의 몸으로 약한 부위를 보완한다. 불행히도, 그가 스포츠 활동에서 내버려 둔 부위의 근육을 100% 작용시켜야 하는 날이 올 때 부상을 당할 위험이 더 커질 것이다. 왜냐하면 그가 **달리는** 동안에는 이 근육계는 여전히 작용하지 않고, 건강하지 않고, 부적절한 좌표로 인해 착각을 하기 때문이다. 그러므로 이 강력한 보완 능력을 인식하고 그리고 몸을 발달시키는 방법과 대칭적 몸짓을 익히는 방법을 알아야 한다.

우리 모두는 다양한 정도의 자동화된 비대칭적인 움직임을 지니고 있고 이 비대칭성은 어느 정도 우리의 행위에 영향을 미친다는 것을 기억해야 한다. 이 비대칭성은 자동화되어 있고, 우리 몸짓의 효과와 자세의 움직임 폭은 비대칭성에 달려 있음에도 불구하고, 대부분 눈에 띄지 않기 때문에 의도적으로 몸짓의 중심을 다시 맞추고, 재조정하는 일상적인 훈련을 하는데 흥미를 지니지 않는다.

증언: Pauline Macabies, 전 프랑스 바이애슬론 팀원

EAD와 바이애슬론(biathlon)

나는 2012년 봄에 Fred와 협력을 시작했다. 나의 목표는 크로스컨트리 스키에서 발걸음 빈도를 높이기 위해 지면을 밟는 것을 최적화하는 것이었다.

경기장에서 맨발로 달리기를 평가한 후, 오른다리/왼다리에서 지면을 밟는 것이 다르게 나타났고, 따라서 자세가 전반적으로 불완전한 것으로 나타났다. 그 후, 우리는 전족부로 지면을 밟으면서 달리는 것을 포함하여, 정기적으로 수행할 일련의 특별한 자세-역학 운동들을 실행했다. 우리는 느낌을 공유하기 위해 주로 비디오, 사진과 전화 피드백을 통해 원격으로 훈련을 했다. 나의 움직임이 개선되면서 나는 이 운동을 좋아했다. 이 운동을 이해하고 통합하였을 때, 운동은 복잡해지거나 다른 운동으로 대체되었다.

나는 처음에는 걸으면서 훈련을 했고, 그 후 롤러 스키를 타면서 훈련을 했다. 롤러 스키를 훈련하는 첫 수업에서부터, 두 발로 지면을 밟는 것에서부터 팔로 미는 데까지 나의 자세들이 변하는 것을 보았다. 여름 동안 걷는 훈련과 롤러 스키 훈련을 동시에 행하면서 나의 자세들은 지속해서 개선되었다. 나는 특히 여름 동안 달리기를 하였는데, 특히 언덕을 오를 때 큰 진전을 느꼈다. 나는 절대 숨이 차지 않고 발걸음을 더 빨리 밟을 수 있었고, 그리고 평지에서 모든 에너지는 스키에 힘을 싣는데 전념했으며, 다리를 밀기 전에 균형을 찾지 않아도 되었다.

가을에는, 나는 눈 위에서 크로스컨트리 스키를 다시 신었다. 나는 단단한 지지대(도로)에서 가변적인 눈이 쌓인 조건들로 전환하였고 훨씬 더 부드러운 조건들로 인해 지면을 밟는 조정이 필요했기 때문에 이러한 전환이 더 어려웠다. 그런데도 나는 여전히 아스팔트 위에서 연습하는 동안 향상되었다는 것을 알았으며, 이는 겨울 경기 동안 실제로 적용할 수 있었다.

겨울 동안, 나의 목표가 더는 진전이 아니라 훈련 중에 수행한 활동을 경기 중에 적용하는 것이었다. 나의 기술적 목표가 달성되었다: 그리고 나는 여전히 더 발전할 수 있는 여지를 지니고 있다!

순수하게 기술적인 작업을 넘어서, Fred와의 협력은 나에게 또 다른 중요한 두 가지 것을 가져다 주었다.

결과는 결과이다. 내가 연습한 기술 포인트는 경기 중에 더이상 결과에 대해 생각하지 않고 하나 또는 두 개의 특정 포인트에 초점을 맞춤으로써 스키를 타는 길만 생각할 수 있게 해주었다.

- ≪가능한 최대한으로 빨리 가야 한다≫ 라고 말하는 대신 ≪다리를 이렇게 뻗고 두 팔을 벌려야 한다≫ 라고 자신에게 말했다. 그래서 나는 ≪적절한≫ 몸짓을 행하면서 긴장을 이완할 수 있었고, 갑자기 기록은 더 좋아졌다.
- 이 훈련은 몸짓이 부정확해지는 장거리 경주에서 나에게 더 많은 도움을 주었다. 게다가 효율적으로 스키를 탈 수 있을 뿐만 아니라 장거리를 달리는 동안 에너지를 절약할 수 있었다.

자신의 몸짓을 이해하고 제어한다는 사실은 운동에서 좋은 결과를 낳게 하고 운동을 행하는 즐거움을 준다. 특정 수준에 도달하면, 기술적으로 발전하기가 점점 더 어려워진다. 타성이 천천히 자리 잡고, 훈련이 싫증이 나고, 시계를 보면서 ≪시간을 보낸다≫... EAD계의 발견을 통해, 우선 나는 몸에 대해 그리고 전족부로 달리는 것에 대해 많은 것을 배울 수 있었다. 그런 다음 내 스포츠에 이 새로운 지식을 적용하여 나는 각 수업에서 재미를 가짐으로써 훈련에 더욱 참여할 수 있는 큰 동기를 지니게 되었다.

삼바와 발 이중강화

실행하기 더 어려운, 이 운동은 목말 밑 관절과 관절 뒤틀림 선의 제어가 필요하다. 따라서 이 부분들을 제어하는데 더 많은 시간이 필요할 수 있다(며칠에서 몇 주). 이전 연습(교차 걸음, 목말 밑 작용/작용하지 않음, 전족부 분리, 목말 밑 관절 분리, MSP)은 이 운동을 수행하는데 필요한 다른 요소들[7]을 작용하게 한다.

목표

- 목말 밑 관절(뒤정강근)과 IAT(긴종아리근과 짧은종아리근)을 동시에 작용하는 것을 발달시킨다. 뒤틀림 정도(후족부와 별개로 전족부 안쪽돌림)와 목말 밑 관절을 작용시킨다: 뒤정강근과 긴종아리근이 동시에 작용.

배치 지침

- 중립 자세, 시상선의 양쪽에서 두 발을 거의 붙인다.
- 전족부로 지면을 밟음.

실행 지침

- 왼발을 든다.
- 다리가 안쪽으로 향하고 발이 약간 안쪽번짐(2°, 안쪽번짐이 약간 강함)이 되기 위해 엉덩이를 약간 안쪽으로 돌린다(약 5°). 발과 무릎이 안쪽으로 향한다(**그림 48**). 발이 가쪽번짐(엎침 발)이 되는 경우, 발 안쪽번짐이 더 많이 발생한다.
- 전족부를 다른 발 옆에 놓고 지면에 고정하고 발뒤꿈치를 약간 든다.
- 무릎이 시상선 축으로 향할 때까지 엉덩이 가쪽돌림을 실행한다. 전족부가 돌아가지 않고 발 뒤틀림이 증가한다. 이 자세에서, 발 뒤틀림 정도를 유지한다(전족부 분리 운동과 같음). 이러한 뒤틀림을 쉽게 유지하기 위해, 첫 번째 발허리뼈머리를 지면에 박는다고 상상한다.
- 뒤틀림과 목말 밑 작용(발 이중 피복)을 유지하면서 발뒤꿈치가 지면에 스칠 때까지 내린다.
- 왼발에서 이중 피복을 유지하면서 계보(steppers)로 걷고 이 현상에 집중한다.
- 제 자리에서 약 20걸음 걷고, 발을 바꾸어 오른발로 이 운동을 하고 그 후 오른발과 왼발로 이 운동을 한다.

7 다른 피복 요소들은 다음과 같다: IAT 분리, 목말 밑과 발목 분리, IAT 뒤틀림 피복과 목말 밑 뒤틀림 피복

주의 사항

- 뒤틀림이 발생할 때, 발이 약간 안쪽번짐이 발생하고 엉덩이 가쪽돌림이 발생하지만 앞활 전체는 지면과 접촉한다.

선택

- 오른발과 왼발의 이중 피복을 실행한 후 계보 움직임을 연결한다.
- 앞으로, 뒤로, 옆으로, 돌면서… 천천히 이동한다.
- 의도적인 전족부 뒤틀림/뒤틀림 풀림 움직임을 자유롭게 실행할 수 있게 되면, 미리 엉덩이 안쪽돌림과 발 안쪽번짐의 움직임을 실행하지 않고 바로 이중 피복을 실행한다. 그러나, 발 방향에 결손이 있거나 혹은 목말 밑에 결손이 있으면, 뒤정강근의 긴장을 올리기 위해 발이 약간 안쪽번짐이 되도록 하고, 그 후 전족부 뒤틀림을 실행한다.

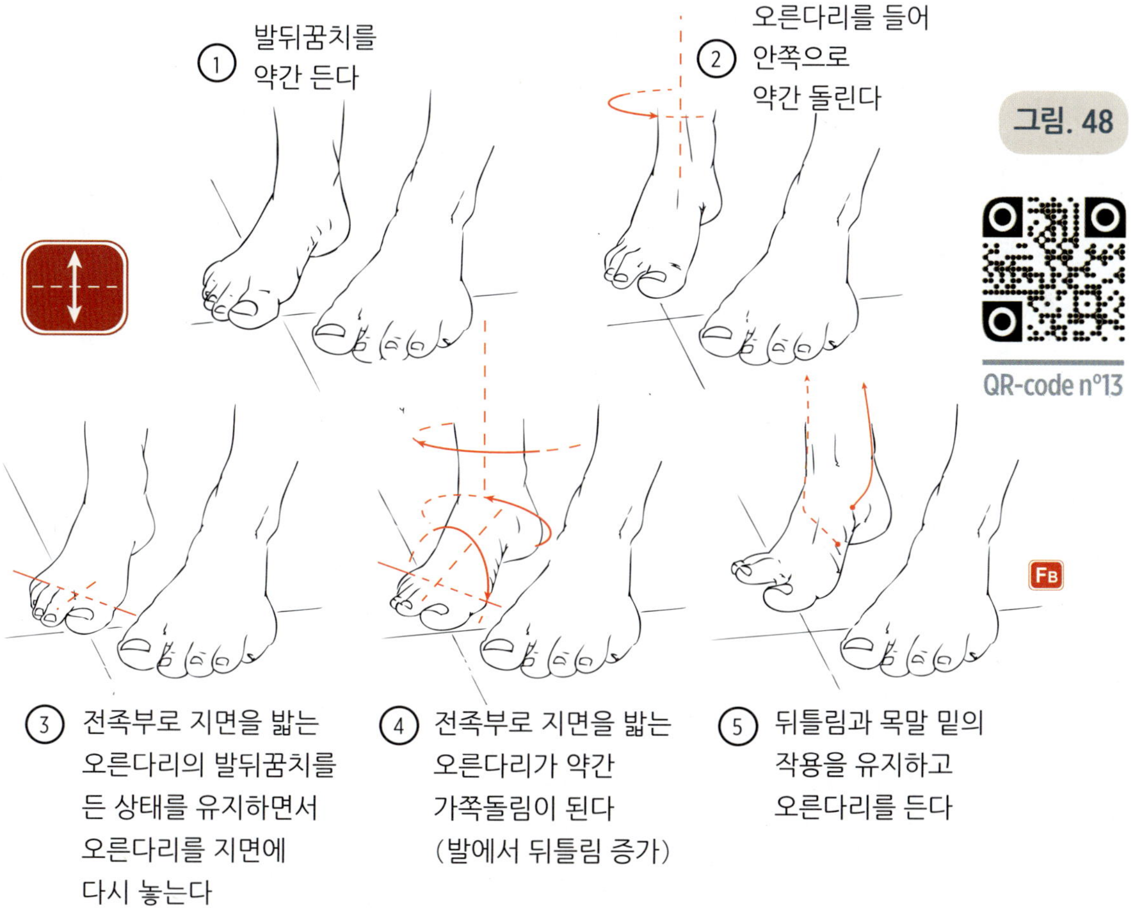

최적의 생체 역학: 염좌 예방과 재활 – ≪발목≫ 염좌 예방과 재활은 발 이중 피복(짧은종아리근, 긴종아리근, 뒤정강근 작용)을 자발적으로 실행할 수 있는 능력에 달려 있다. 이 근육들은 IAT, 목말 밑(목말-발뒤꿈치-발배)과 발목에 직접 작용한다는 것을 기억해야 한다. 따라서 발목 고정근계의 안정, 균형과 힘은 다음과 같은 결과로 나타난다.

- IAT, 목말 밑과 발목 이동성, 유연성 및 중립성;
- 짧은종아리근, 긴종아리근 그리고 뒤정강근이 적절하게 그리고 동시에 작용;
- IAT, 목말 밑과 발목을 분리하는 능력;
- 공동으로 또는 분리하여 IAT, 목말 밑과 발목의 피복을 작용하는 능력.

기능적인 발[8]이라고 부르는 것을 특징짓는 전체 매개 변수.

8 ≪기능적인 발≫ 부록 참조.

제 자리에서 도약

목표

- 뒤정강근을 강화한다.
- 후족부 제어, 피복을 발달시킨다.
- 목말 밑 관절의 피복을 인식한다.
- 엉덩이 굽힘의 정도를 높인다. 빠르게 엉덩이를 굽히는 능력은 모든 스포츠에서 지면을 밟고 있는 발을 움직일 수 있는 능력을 결정하지만, 자연에서 걷거나 달리거나 혹은 균형을 잃을 때 지면을 밟고 있는 발을 움직일 수 있는 능력을 결정한다.

배치 지침

- 중립 위치, 두 발을 거의 붙임.

실행 지침

- 오른발뒤꿈치를 약간 든다.
- 앞활의 앞과 가쪽 가장자리 부위로 지면을 밟기 위해 오른발이 약간 안쪽돌림이 된다. 첫 번째 발허리뼈머리는 땅에 닿지 않는다.
- 목말 밑 관절에 피복을 한다.
- 오른발 앞활의 가쪽 가장자리 부위로 지면을 차기 위해 오른다리 굽힘/폄 움직임을 수행한다. 다리 굽힘/폄 움직임은 엉덩이와 무릎 굽힘에서 발생하며, 발목이 고정된다. 오른발은 왼발목 높이를 초과하지 않는다.

QR-code n°14

그림. 49

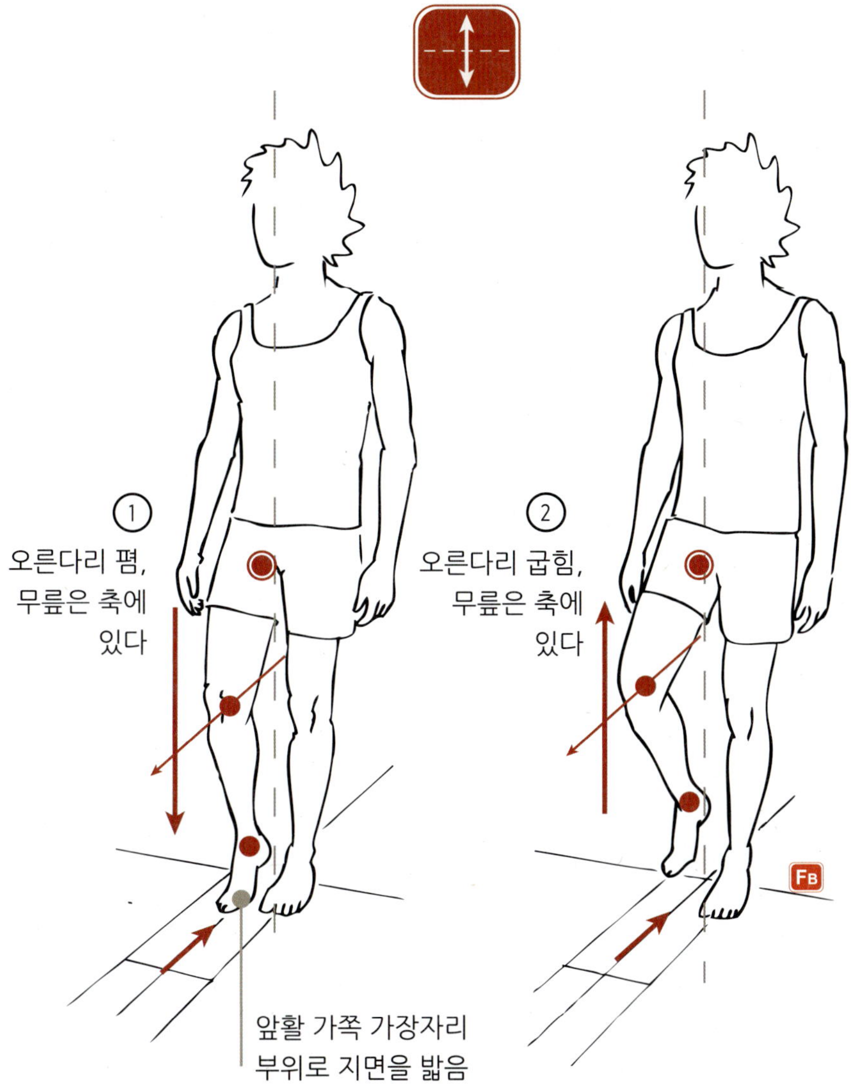

– 이렇게 매번 지면을 밟을 때마다 뒤정강근을 자극하면서, 목말 밑 피복을 유지하면서 오른발로 연속적으로 제자리에서 약간 도약을 한다(**그림 49**).

주의 사항

– 발 안쪽번짐 정도를 유지한다.
– 발목 굽힘 정도를 유지한다.

선택

– 지면을 밟는 빈도를 높인다.
– 번갈아 가면서 오른다리와 왼다리로 4회 도약한다. 앞으로 이동하고, 뒤로 이동하고, 그리고 제자리에서 돌면서 이 움직임을 실행한다.
– 발 이중 피복.

정면(이마) 제약들을 관리하기 위한 연습

정면

이마면에서 이동은, 즉 측면으로 이동, 다른 두 면보다 고정근계의 작용이 더 요구되기 때문에 고정근계를 효과적으로 강화하고, 움직이는 동안 고정근계 부분들의 방향을 강하게 제어하는 것과 이 부분들을 유지하는 것과 결합되기 때문에 더욱 더 고정근계를 강화시킨다. 각 운동은 몸 전체를 움직여 각 부분, 각 근육군을 통합하고 그리고 제약들의 배분이 균형화되는 역동적이고 전체적인 자세를 만든다. 신체의 나머지 부분과의 모든 관계에서 한 개의 근육 또는 한 개의 근육군을 선별하는 부분적인 근육 강화와는 반대로, 이 운동은 몸 전체를 하나가 되도록 만든다. Henri Laborit이 설명 하듯이, **실험 생물학**의 효과를 환기시키지 않아도 이 경우의 효과는 제한적인 효과와는 다르다.

≪생리학자는 하나의 장기를 구성하는 부분 혹은 하나의 장기를 분리하여 그 장기의 반응을 연구하거나 혹은 하나의 체계, 예를 들어, 심혈관계 또는 신경계의 특별한 활동의 기준을 연구하는 것처럼, 자신의 관심을 하나의 장기에 집중한다[…]. 임상의가 ≪심장≫, ≪위≫, ≪간≫ 등을 치료하면서 일반적으로 다르게 행동하지 않는 것을 유감스럽게 생각하는데, 이는 몸이 속하고 있는 가족과 사회문화를 분리하는 행위이다. 실험에서는 효율적인, 이러한 태도는 명백히 유일하게 손상을 입은 장기에만 해당되는 자주 발생하는 비효율성을 지닌 치료의 원인이 된다…….≫

Henri Laborit, 새로운 창살, Folio Essais

그러므로, 효율성을 위해, 우리는 몸 전체를 움직이게 하고 정확한 이동들과 자세의 정확성에 집중한다. 자세를 잡고, 다리를 배치하고, 지면을 밟는 것을 개선하도록 우리에게 가르치는 운동들이다. 처음에는 간단한 운동들을 한 다음, 점점 더 실행하기 복잡한 운동들을 실행한다. 첫 번째 단계에서, 다양한 운동들을 재현하고, 이해하고 익숙해지고 난 다음, 두 번째 단계에서 자세와 신체 역학을 향상하기 위해 이 운동들을 실행한다.

EAD 활보

목표

- 안쪽번짐근의 역할에서 앞뒤정강근들을 강화한다.
- (정면의) 이마면에서 강화하고 분리한다.
- 발 방향을 유지한다.

배치 지침

- 중립 위치, 어깨너비로 두 발을 벌림.
- 선 위에 전족부들을 놓음.

실행 지침

- 움직이는 다리를 제어
- 오른발 앞활의 앞-가쪽 부분(3, 4, 5 발가락 바닥)으로 지면을 밟기 위해 오른발 발뒤꿈치를 약간 들고 약간 안쪽번짐이 되도록 돌린다.
- 왼다리에 체중을 이동한다(**그림 50**).
- 두 발이 거의 닿을 때까지 지면에서 스치듯이 오른발을 왼발 옆으로 이동한다. 움직임이 끝나면 두 무릎 사이에 항상 공간이 있어야 한다. 어떤 상황에서도 오른쪽 무릎이 왼쪽 무릎에 닿아서는 안 된다.
- 측면에 있는 장애물을 건너는 것처럼, 오른발(엉덩이 굽힘과 무릎 굽힘)을 들어 올려 시작 위치로 돌아간다. 주의 할 것, 시작 위치로 돌아가기 위해 발을 지면에서 끌어서는 안 된다.
- 오른발 발뒤꿈치를 약간 들고, 오른발을 지면에 놓는다.
- 이 연습을 10회 천천히 반복하여 이 운동이 진행되는 과정을 습득한다.
- 왼쪽에서 비슷한 움직임을 실행한다.

주의 사항

- 이 운동 중에는 두 발이 평행을 유지하고 두 무릎이 앞을 향하도록 주의한다. 어려운 것은 발이 지면과 평행하게 미끄러지는 단계 전체에 걸쳐 이 상태를 유지하는 능력에 달려있다. 평행한 두 발은 앞활의 앞-가쪽 부분에 가해지는 마찰력으로 인해, 벌어지는 경향이 있다(가쪽번짐). 다리 모음 움직임과 결합된 마찰력으로 인해, 무릎이 안쪽으로 들어가는데(엉덩이 안쪽돌림, 정강뼈 가쪽돌림) 제약이 발생한다.

따라서 목말 밑 관절과 엉덩관절을 제어함으로써 활보 단계 동안 축에서 발과 무릎을 유지하는 것은 발 안쪽번짐 근육과 엉덩이 가쪽돌림 근육을 측정하고 강화할 수 있다. 이 모든 운동들에서 필수적인 움직임의 질, 움직임의 정교함은 ***몸짓의 기술적인 부분***이라는 것을 기억해야 한다.

- 두 다리의 굽힘 정도와 중첩 정도를 유지한다.
- 전족부에 부과되는 압력 분포에 주의를 기울이면서 정적 다리 유지와 이 다리 구조를 제어한다. 안쪽으로 압력 분포의 변위는 목말 밑 관절 혹은 엉덩관절의 제어력 상실을 나타낸다. 발아래의 압력 분포는 변하지 않아야 하거나 아주 약간만 변해야 한다.
- 두 발이 지면에 고정되지 않도록 두 발의 발가락들을 약간 들어 올리고 이 발가락들은 고정근의 역할을 한다. 운동들을 실행함에 따라, 발가락들이 지면을 움켜쥐지 않도록 주의를 하면서 지면에 놓는다.

선택

- 제약, 난이도를 높이고, 다양하게 이동한다.
- 오른다리 활보와 왼다리 활보를 교대로 번갈아 가면서 움직인다.
- 발아래에 가해지는 압력을 높인다.
- 앞으로, 뒤로 움직인다.
- 지면을 밟을 때마다 약간 가쪽번짐 상태를 유지하면서 오른쪽으로 연속하여 이동들을 계속한다.
- 활보와 제자리 도약을 교대로 실행한다.
- 운동 속도를 높인다.
- 삼각 빠샤세 자세로 미끄러짐.

QR-code nº15

그림. 50

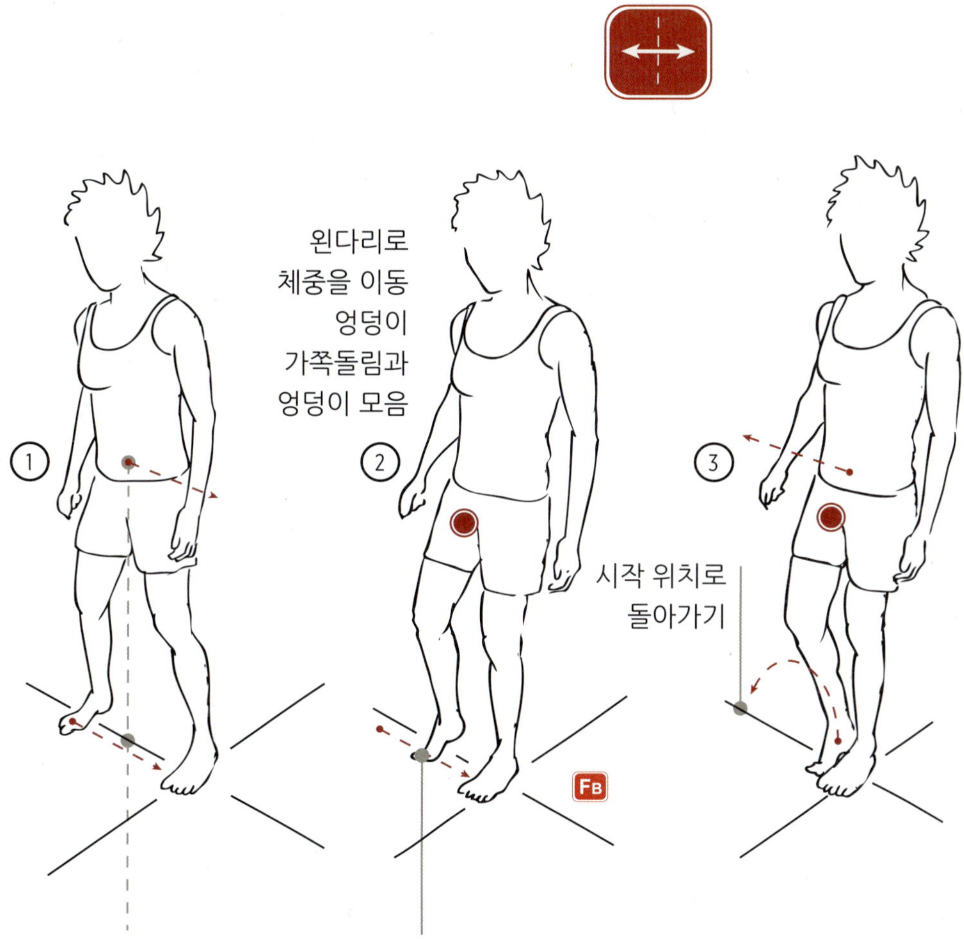

EAD 스텝 터치

목표

- 엉덩이와 목말 밑 관절의 고정근들을 강화한다.
- 다리를 바르게 구성한다.
- 다리 구성물들의 방향, 협응력을 발달시키고 또한 어느 정도 빠른 속도에서 지면을 밟는 것을 발달시킨다.

배치 지침

- 중립 위치, 어깨너비보다 더 넓게 두 발을 벌린다. D선 뒤에 오른발을 두고 E선 뒤에 왼발을 놓는다. 무게 중심은 A선과 수직으로 일치한다.

실행 지침

- 왼발을 든다.
- 오른다리로 체중을 이동한다(**그림 51**).
- 왼발 앞활의 앞-가쪽 부분(3, 4, 5 발허리뼈머리)으로 지면을 밟지 않으면서 왼발을 오른발 가까이에 놓는다. 왼발 발뒤꿈치가 들린 상태를 유지한다. 왼발은 약간 안쪽번짐이 되고, 첫 번째 발허리뼈머리는 지면에 닿지 않는다. 지면을 밟는 것은 제자리에서 도약하기 이미지처럼 명확하다.
- 두 발을 벌린, 시작 위치로 돌아간다. 왼발을 오른발과 평행하게 놓는다. 발뒤꿈치를 약간 들고 전족부로 지면을 밟고 누르는데, 발 안쪽번짐 혹은 가쪽번짐이 발생해서는 안 된다. 두 발이 평행이 되도록 주의한다.
- 오른발을 들고, 왼발로 체중을 이동한다.
- 앞 움직임과 같이 오른발 앞활의 앞-바깥쪽 부분으로 지면을 밟지 않으면서 오른발을 왼발 가까이에 놓는다. 그 후 시작 자세로 돌아오고 이 운동이 전개되는 것을 제어할 수 있을 때까지 이 움직임을 연결해서 연습한다.

주의 사항

- 움직이는 발은 이동하는 동안 지면의 발과 평행을 유지한다.
- 두 발이 서로 평행이 되도록 지면에 놓는다. 바깥쪽 발은, 이동 축에 직각으로 놓으면서, 발 안쪽번짐 제약들을 제어하는 근육계(가쪽번짐 근육들)를 강하게 작용시키고 이렇게 발목관절(발목 가쪽 염좌 예방)의 보호를 강화할 수 있다.
  안쪽번짐 제약이 최대화된다; 앞에서 추구하는 결과를 사라지게 하면서, 근육작용을 빠르게 줄이기 위해서 발 혹은 다리를 약간 벌리는 것으로 충분하다.
  이 운동의 성공은 몸짓의 정확성에 달려있다.

선택

- 움직임을 점진적으로 가속화한다.

  1. 도약하지 않고 움직임을 가속화한다.
  2. 항상 안쪽 다리를 다시 가져오는 것에 주의하면서 한쪽 다리에서 다른 다리로 도약할 때까지 가속하고 목말 밑 관절 피복을 조정하면서 지면을 밟는다.
  3. 두 팔을 흔들기 시작한다. 몸통과 같은 쪽 흔들기(같은 쪽의 팔과 다리)와 몸통 반대쪽 흔들기를 수행한다.
  4. 발의 안쪽 가장자리를 정강이 쪽으로 가져오면서(EAD ***터치***), 정강이를 건드리지 않고, 다리 안쪽으로 지면을 밟지 않고 다른 쪽으로 도약한다.

- 중앙선을 사용하여 어느 정도 빠르게 앞뒤로 이동하는데, 이때 선 양쪽에서 매번 지면을 밟을 때 어느 정도 넓은 보폭을 밟는다.

QR-code n°16

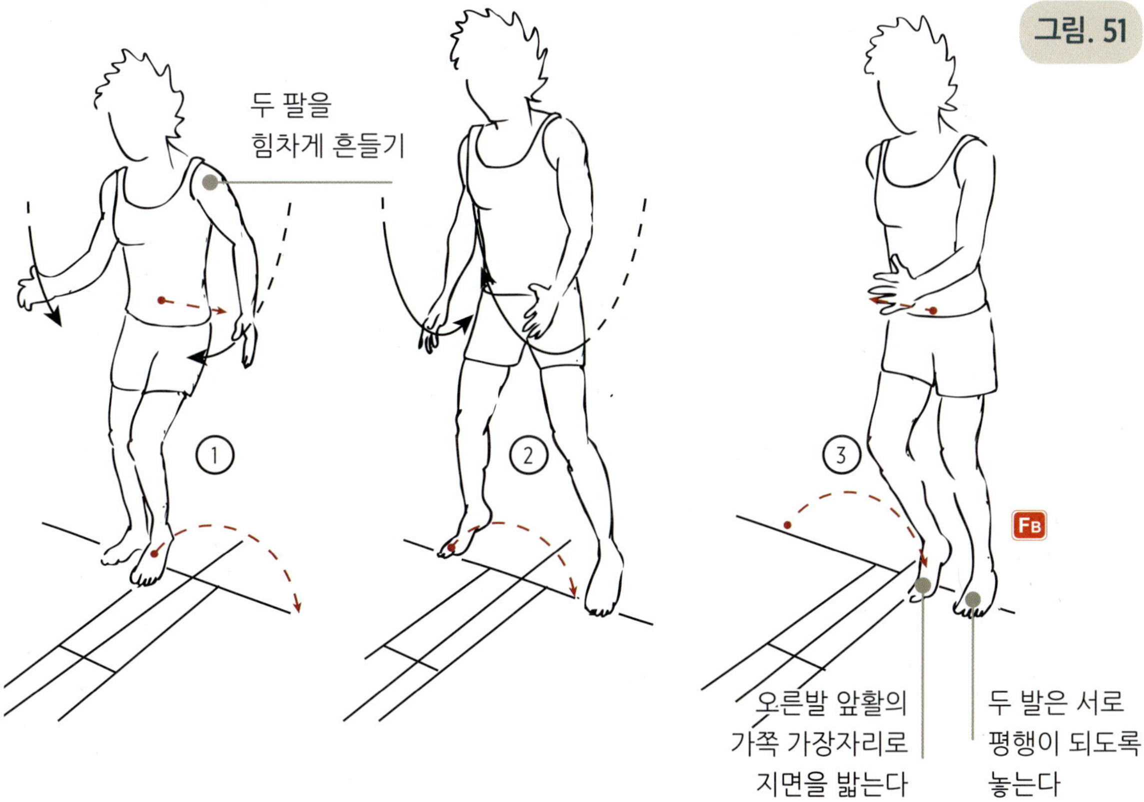

그림. 51

EAD 터치

목표

- 엉덩이 모음 움직임과 엉덩이 가쪽돌림 움직임(넙다리뼈 몸통 가쪽돌림)을 분리한다.
- 엉덩이 돌림 움직임을 더욱 발달시킨다.
- 발을 포함하여, 다리를 구성하는 다른 부분들의 방향을 제어한다.

배치 지침

- 중립 위치, 어깨너비로 두 발을 벌린다.
- 중앙선(A) 위에 왼발.

실행 지침

- 왼다리로 체중을 옮기고 오른발을 든다.
- 오른발뒤꿈치 안쪽 가장자리로 왼발목 복사뼈 안쪽 가장자리에 접촉한다. 오른무릎이 앞으로 향하고, 어떤 상황에서도 오른무릎이 왼무릎에 접촉하거나 왼무릎을 덮지 않아야 한다. 복사뼈와 접촉하기 위해서는, 움직임이 끝날 때 엉덩이 모음 움직임이 아니라 엉덩이 가쪽돌림 움직임을 실행한다. 넙다리뼈 돌림 움직임은 분리 운동들(앉아서 그리고 서서)에서 생성된 것과 유사하다. 이 운동을 하는 동안, 무릎과 발은 앞으로 향한다. 발목을 발등굽힘 상태로 유지한다.
- 두 발로 다시 지면을 밟고, 그 후 반대쪽에서 이 움직임을 다시 실행한다. 운동의 시작부터 끝까지 두 발은 서로 평행을 유지한다.

선택

- 각 발을 지면에서 움직일 때마다 발을 연속적으로 발목, 종아리 및 무릎 높이까지 올리는 움직임에서 다리의 굽힘 정도를 변화시킨다(**그림 52**). 엉덩이 굽힘이 클수록, 움직임을 올바르게 수행하기가 더 어렵다는 것을 기억한다.
- 발을 지면에 놓기 전에 발목, 종아리 또는 무릎을 2~3번 연속해서 접촉한다. 이중 또는 삼중으로 때리는 것은, 이 움직임에 대한 지각과 분리를 향상하면서, 넙다리뼈 몸통의 돌림을 담당하는 근육들을 더욱 쉽게 활성화한다.
- 첫 번째 발허리뼈머리 안쪽 가장자리로 반대쪽 다리를 접촉하는데, 이 움직임은 이전 움직임보다 더 많은 유연성과 능란함이 필요하다.
- 앞으로, 뒤로 이동하면서 이 움직임을 실행한다.
- 이 운동을 EAD ***스텝 터치*** 운동과 결합한다.

주의 사항

- 이 운동을 실행하는 동안 골반을 수평으로 유지한다.
- 지면을 밟고 있는 다리는 EAD를 유지한다.
- 움직이는 다리의 무릎은 앞쪽을 향한다(엉덩이를 벌리거나 닫지 않음).
- 두 발은 운동의 시작부터 끝까지 평행을 유지한다.
- 양쪽 다리 관절들의 중첩과 굽힘 정도를 유지한다.

QR-code n°17

그림. 52

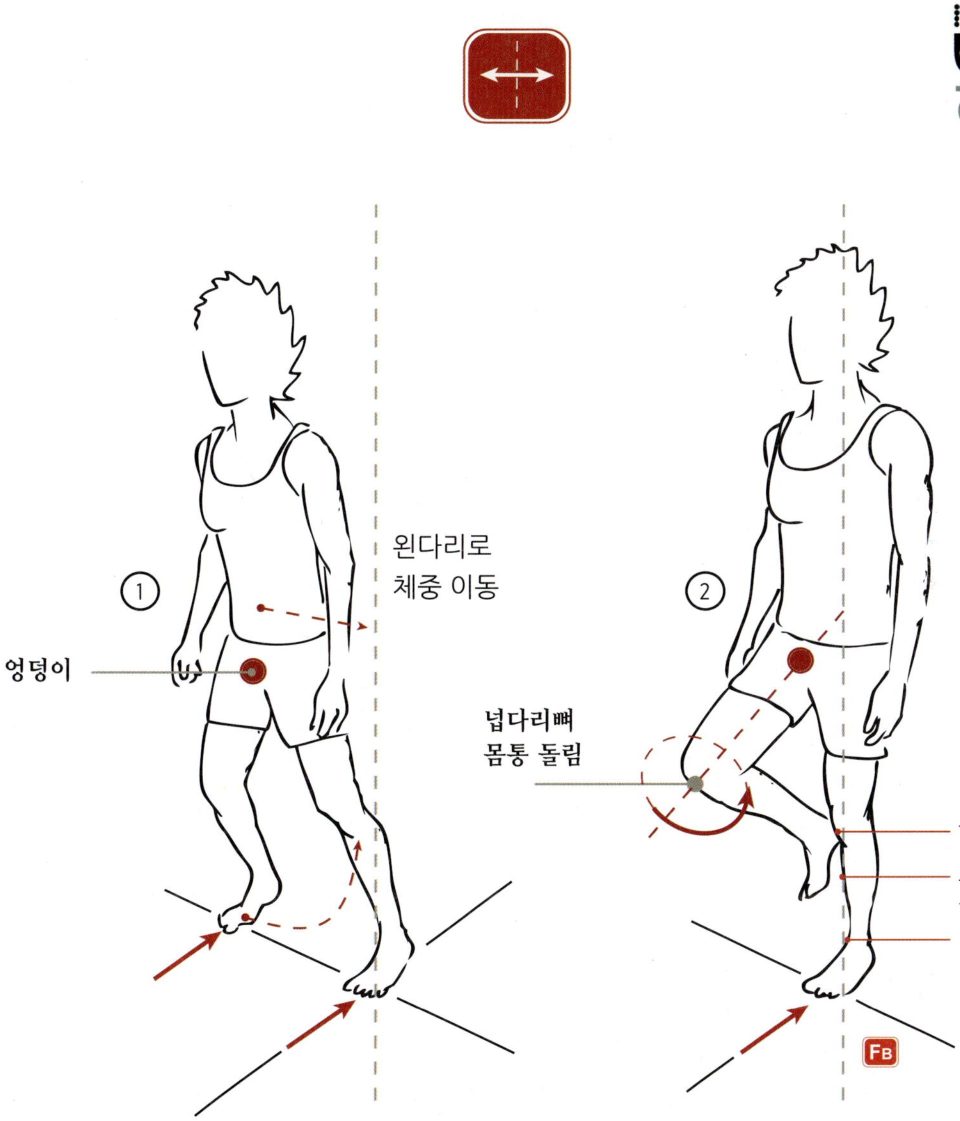

빠 샤세

빠 샤세 또는 옆으로 걷는 발걸음은 옆으로 움직이는 테니스 혹은 배구, 축구, 가라테 등과 같은 다양한 스포츠에서 행해지는 일반적인 움직임이다. 빠 샤세, 교차걸음 혹은 교차걸음이 아니든, 다리 구조를 유지하고 효율적인 몸짓을 발달시키길 바란다면 특별하게 지면을 밟는 것이 필요하다. 이러한 미세한 점을 이해하기 위해 다음 운동을 제안한다.

배치 지침

- 중립위치, 어깨너비보다 더 넓게 두 발을 벌린다. 중앙선에 오른발을 놓는데, 이는 중심축 점과 일치한다.
- 두 발 사이에 무게 중심을 둔다. 무게는 양쪽 다리에 50/50으로 배분한다(**그림 53**).

실행 지침

- 체중을 왼쪽으로 이동하면서 오른발을 왼발 위치로 옮긴다.
- 왼발을 바깥쪽으로 이동하고, 왼쪽으로 다시 움직이기 전에 두 발 사이에 무게 중심을 놓고 놓는다.
- 왼발을 오른발 위치로 옮긴다.
- 오른발을 바깥쪽으로 이동한다.
- 오른쪽과 왼쪽으로, 왕복 움직임을 실행한다. 전족부로 지면을 밟고 움직인다.
- 도약하지 않고, 천천히 움직이면서 시작한 다음, 그 후 점진적으로 움직임의 속도를 올린다.

발의 어느 부분이 먼저 지면과 접촉해야 하는가? 처음에는, 첫 번째 발가락이 지면과 직접 접촉한 다음, 두 번째는, 다섯 번째 발가락과 직접 접촉한다. 첫 번째 경우, 다리 전체가 무너지고 붕괴하는 반면, 두 번째 경우에는, 지면을 밟는 다섯 번째 발가락이 어느 정도 유지되는지에 따라 다리가 더 구조화되거나 혹은 아치형으로 유지된다. 또한, 이 현상은 엉덩이와 목말 밑 관절 사이의 분리 수준에 따른다.

따라서 정확한 구조를 보장하기 위해, 다섯 번째 발허리뼈머리(발 앞활 가쪽 가장자리)가 지면에 닿도록 한다. 발 앞활이 가쪽에서 안쪽으로 점차 펴진다. 이러한 펴짐은 발 가쪽번짐 움직임에서 기인하는 것이 아니라 후족부에 비해서 전족부의 독립에서 기인한다. 목말 밑은 다리에 비해서 후족부의 방향을 유지하면서 움직임 내내 피복한 상태로 유지된다. 이 독립성은 전족부가 중립화시키는 경계면의 역할을 완전히 수행하고 최적의 접촉을 보장하는 이 접합 요소주위로 측면으로 기울도록 한다.

기억해야 할 것: 지면을 밟는 것, 두 발의 평행 그리고 두 발의 균형 조절을 고려한다면 빠 샤세는 강화하는 운동 그리고/혹은 효과적인 재활 운동이 된다.

❖ 오른다리의 벌림 움직임에 의한 몸의 이동은 강력한 가쪽번짐근육계(짧은종아리근과 긴종아리근)가 필요하다.

❖ 엉덩이 모음 움직임에 의해 몸의 당김은 발의 균형(목말 밑 관절)을 유지하기 위해 강력한 안쪽번짐 근육계가 필요하다(뒤정강근과 앞정강근).

QR-code n°18

그림. 53

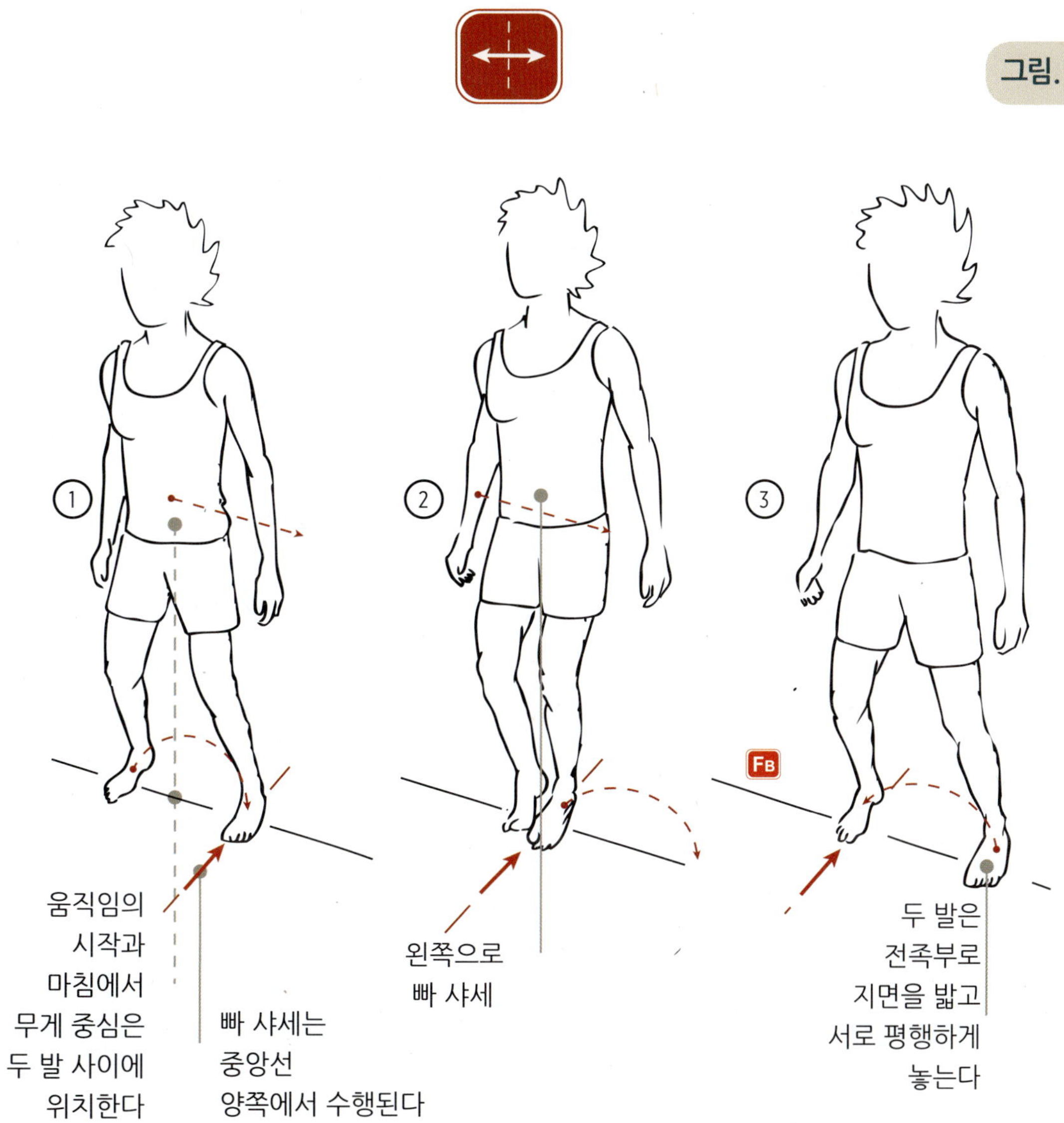

움직임을 최적화하고 자세를 효과적으로 작동시키기 위해, 고정근계를 특별하게 작용시키는 세 가지 유형의 빠 샤세를 제안한다: ***50/50 빠 샤세, 삼각형 빠 샤세와 사각형 빠 샤세.*** 오른쪽으로 그리고 왼쪽으로 이동 방향의 급격한 변화로 인해 연속적인 가속 및 감속이 뉴턴의 두 번째 법칙 F = ma (힘은 질량에 의해 가속도와 같음)가 증명하듯이 가속에 대한 비례적인 힘을 생산하기 위해 중앙선 양쪽에서 빠 샤세를 실행한다. 일단 움직임이 시작되면, 이 움직임을 유지하는 것으로 충분한 한 방향으로 수행되는 빠 샤세와 달리, 여기서는 움직임을 중지하고 다시 시작해야 한다. 다른 한편으로, 목말 밑 관절 피복 유지와 엉덩이 피복 유지와 결합한 다리 방향과 두 발의 평행은, 고정근계를 선별하면서, 고정근계를 특별하게 작용시킨다. 발뒤꿈치를 약간 들고 전족부로 지면을 밟는 발은 운동이 실행되는 동안 이동 축에 비해서 90°로 향하는 중요한 지렛대 손잡이가 되는데, 이 손잡이는 목말 밑 관절의 안쪽 혹은 가쪽 고정근계를 최대한으로 작용시킨다. 이렇게, 추구하는 효과들은 몸짓의 움직임의 정확성에 달려있다. 중요한 것은 운동 자체가 아니라 운동을 수행하는 방법이다.

자세-역학을 목표로 하는 빠 샤세와 우리가 하려고 하는 스포츠 활동에서 자연스럽게 이루어지는 빠 샤세와 구별을 해야 한다는 것을 환기하자. 우리가 운동하면서 지면을 밟는 두 발이 평행이 되는 것을 추구하는 것은, 이동 축에 비해서 두 발이 수직 방향이 되는 것처럼, 강화를 목표로 한다. 이렇게, 스포츠 활동의 맥락에서, 우리는, 움직임을 행하는 사람이, 다리 방향이 어떠하든 간에, 활동과 지면의 제약 앞에서, 엉덩이 주위 전체에서 다리 구조의 질과 피복을 유지할 수 있는 능력을 관찰할 것이다.

50/50 빠 샤세

50/50 빠 샤세는 고정근계에 낮은 수준의 제약을 가한다. 실제로, 50/50 빠 샤세에서 고정근계 부분들이 쉽게 방향을 정하고 쉽게 이 방향을 유지할 수 있다. 방향과 유지를 실행하는 데 어려움이 있을 때 쉽게 다시 중심을 유지할 수 있는 기본적인 운동이다.

목표

- 측면으로 이동할 때 지면을 밟는 것과 반응성을 연습한다.
- 고정근계 부분들의 방향을 연습한다.
- 안쪽과 가쪽 고정근계를 강화한다.

배치 지침과 실행 지침

이전 운동의 ≪배치 지침과 실행 지침≫을 참조(**그림 53**).

요점, 중심축 발로 지면을 밟음

- 중앙 블록 부위에서 지면을 밟는 것은 발 앞활 가쪽 부분에 의해 이루어진다. 앞서 설명한 바와 같이, 지면을 밟는 순서는 가쪽번짐 움직임이 아니라 다섯 번째 발허리뼈 앞활이 첫 번째 발허리뼈로 향해 점진적으로 펴지는 것이다.
- 이 운동은, 발뒤꿈치를 약간 들고, 전족부로 지면을 밟는다.
- 발뒤꿈치가 지면에 닿을 듯 약간 스칠 때까지 내려가는 것을 막지 않으려면 목말 밑 관절의 피복과 발목관절의 유동성을 분리한다. 특히 제 자리에서 걷는 운동과 달리는 운동 덕분에 점진적으로 이러한 분리를 습득한다.

주의 사항

- 움직임 내내 두 발의 평행을 유지한다.
- 두 발을 대칭으로 벌린다.
- 전족부는 운동 전반에 걸쳐 같은 높이로 유지된다.
- 움직임이 끝날 때 두 발 사이에 무게 중심을 다시 둔다.
- 중앙선(A)에서 지면을 밟을 때, 발이 무너지지 않거나 혹은 무릎이 안으로 들어가지 않고, 목말 밑 관절과 엉덩이를 피복 하기.
- 가쪽으로 지면을 밟을 때 목말 밑 관절을 제어. 발목은 ≪가쪽으로 접혀서는≫ 안 되고 무릎은 바깥쪽으로 ≪향하지≫ 않아야 하고 항상 앞으로 향해야 한다.
- 앞활 부위에서 발아래 압력 분포에 중점을 둔다. 이 자세-역학 지표는 엉덩관절과 목말 밑 관절의 제어 수준을 인식할 수 있게 한다.
- 등 아래가 안으로 움푹 들어가서는 안 된다(골반전경이 없음).
- 골반과 어깨의 선은 움직임 내내 같은 수평으로 유지된다. 상체가 측면으로 기울지 않는다.

선택

- 선을 따라 앞으로 이동할 때 빠 샤세를 실행한다.
- 움직임의 실행 속도를 높인다.

유지된 50/50 빠 샤세

- 중앙 블록에서 지면을 밟을 때, 다른 쪽 발이 지면에 닿기 전에, 지면을 밟은 상태를 유지하기 위해 이동을 약간 멈춘다. 이 이동을 억제하면 지면을 밟고 있는 다리에 제약들을 증가하고, 속도가 더 줄어든다.
  이 움직임을 약간 억제한 다음 그 후 더 강하게 계속해서 목말 밑 피복과 엉덩이 피복을 유지하는데 주의하는데, 즉, 발목이 안쪽으로 꺾기거나 혹은 무릎이 안으로 들어가지 않도록 한다. 우리가 앞서 언급했듯이, 유동성, 안정, 균형이 없거나 혹은 발뒤꿈치가 지면에 스칠 때까지 내려갈 수 있는 능력이 없다는 것은 다리가 약하다는 것을 나타낸다(**그림 54**).
- 이동과 함께 유지되는 빠 샤세. 오른쪽 또는 왼쪽으로 유지되는 빠 싸세를 연속하여 연결한다. 같은 쪽으로 유지된 빠 샤세를 5~10 걸음으로 연결하면 특히 한쪽 다리에 집중할 수 있고 특정 부위를 연습할 수 있다.

삼각형 빠 샤세

삼각형 빠 샤세는 안쪽 고정근계에 강력한 제약들을 가해 역동적인 외반족(valgus)에 대해 저항할 수 있다. 실제로, 삼각형 빠 샤세는 더 많은 주의력이 필요하다. 이 운동을 통해 축구에서 프리킥 또는 페널티뿐만 아니라 럭비 스트라이크 때도 지면을 밟는 것을 간접적으로 훈련하고 혹은 발을 구를 때, 다리가 중심축이 될 때… 훈련할 수 있다.

목표

- 안쪽으로 무너지는 움직임을 제어하는 고정근계를 강화한다(동적 안티-외반족).
- 목말 밑과 엉덩이 피복을 강화한다.
- 부분들의 방향을 연습한다.
- 지면을 밟는 것과 반응성을 발달시킨다.

배치 지침

- 어깨너비보다 더 넓은 중립 자세, 중심축 점에 일치하는 중앙선(A)에 오른발을 놓는다. 두 발은 평행이 된다.
- 무게 중심을 중앙 블록 위에 놓기 위해 무게 중심을 오른쪽으로 옮긴다.
  무게 중심이 오른발 위에 놓일 수 있도록 오른다리를 약간 기울인다.
  이 자세에서, 무게 중심의 위치를 변화시키지 않고 왼발을 들어 올릴 수 있어야 한다.
- 이 운동을 실행하는 내내 무게 중심이 중앙선 위에 유지된다.

QR-code n°19

그림. 54

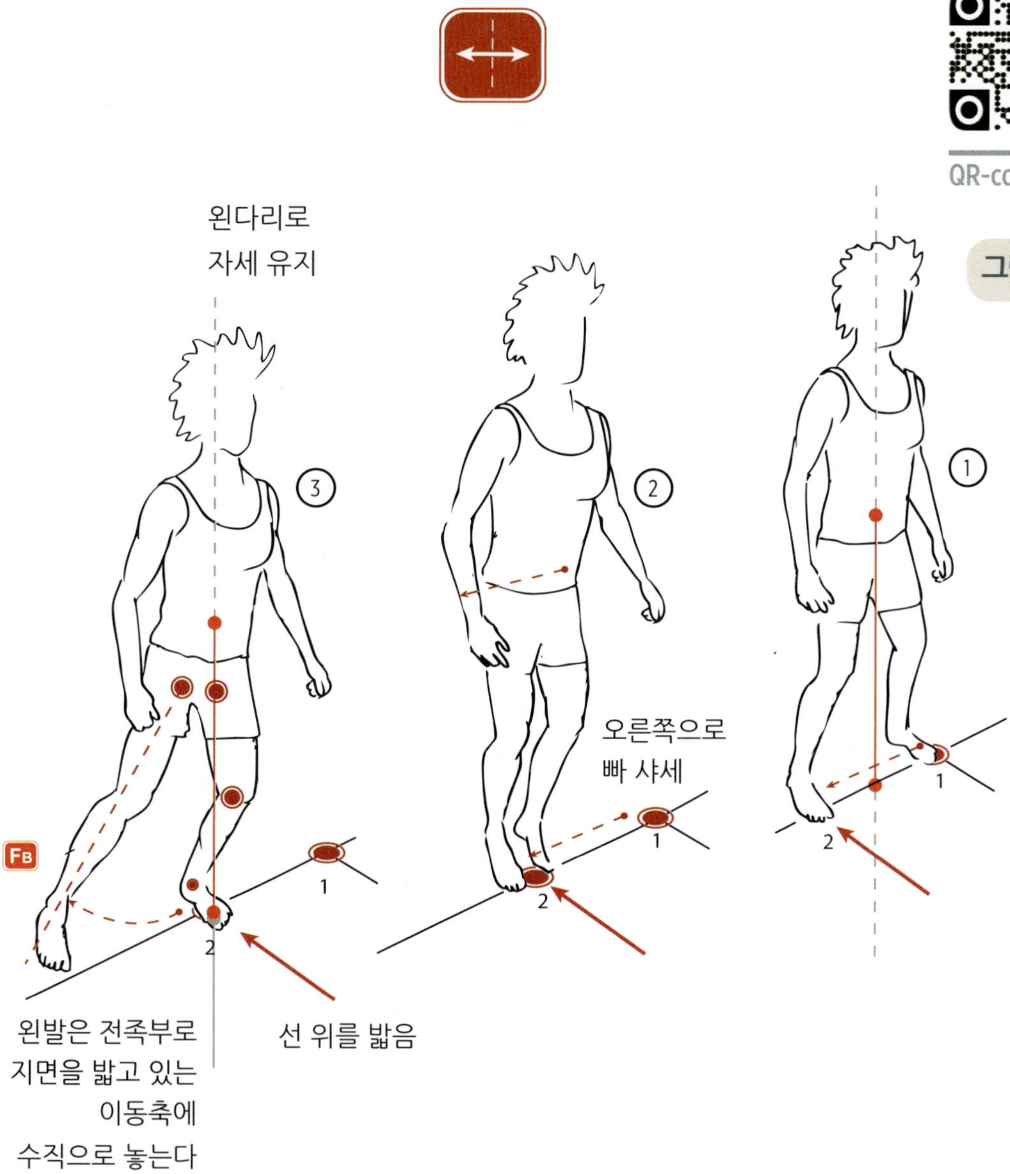

실행 지침

- 선(A) 위에 무게 중심을 유지하면서 왼발을 오른발 위치로 가져온다. 체중 이동이 없다.
- 오른발을 바깥쪽으로 이동하고 지면을 밟는다.
  오른발은 왼발과 평행을 유지하고, 오른발은 약간 안쪽번짐이 된다.
- 오른발을 왼발 위치로 가져온다.
- 왼발을 바깥쪽으로 이동하고(왼쪽) 지면을 밟는다.
  왼발은 오른발과 평행을 유지하고, 왼발은 약간 안쪽번짐이 된다.
- 이 움직임을 연결해서 실행한다. 다른 발을 바깥쪽으로 움직이기 전에 발을 중심축 점 옆에 천천히 놓는 움직임으로 시작한다. 즉, 최소한 한발은 지면과 접촉한다.

그런 다음 중심축 발을 쫓을 때까지 다리 구성을 유지하는 능력에 따라 점차 움직임을 가속한다. 몸짓의 질과 정밀도가 우선이다. 더 쉽게 붕괴하는 중앙에 위치한 다리를 조심하는데, 제약은 이전 빠 샤세보다 더 크다(**그림 55**).

요점, 중심축 발로 지면을 밟기

- 이 운동을 실행하는 동안 두 발의 평행을 유지한다.
- 중앙 블록에서 지면을 밟는 것은 발 앞활의 가쪽부분이다.
  이로 인해 다섯 번째 발허리뼈에서 첫 번째 발허리뼈로 앞활이 점진적으로 펴진다.
- 목말 밑 피복을 유지한다.
- 앞활 부위의 발아래에서 압력 분포에 주의한다.
  이 자세-역학 좌표는 엉덩관절과 목말 밑 관절의 제어 수준을 알 수 있다.
- 목말 밑 관절 피복에 비해서 발목의 독립성을 작용시키기 위해
  발뒤꿈치가 지면에 스칠 때까지 내려간다.

주의 사항

- 다리들만 움직이고, 몸통은 움직이지 않으며, 무게 중심은 중앙선 위에서 유지된다.
- 발뒤꿈치를 약간 들고 전족부로 지면을 밟는다.
- 허리는 안으로 들어가서는 안 된다.
- 움직이는 동안 골반과 양쪽 어깨선은 같은 수평을 유지한다.
  상체는 측면으로 기울지 않는다.
- 운동을 실행하는 동안 두 발은 같은 높이로 유지되며 앞뒤로 움직이지 않는다.

선택

유지된 삼각형 빠 샤세

- 이 일련의 동작은 50/50 빠 샤세와 삼각형 빠 샤세의 혼합으로 구성된다.
  50/50 시작 위치에서, 체중을 이동하여 무게 중심을 중앙선 위에 놓은 다음 중심축 발을 옆으로 미끄러지듯 움직인다. 무게 중심을 중앙선 위로 유지하면서 몇 초 동안 새롭게 지면을 밟은 상태를 유지한 다음, 체중을 이동하면서 동시에 다른 발을 놓는다. 따라서 50/50 빠 샤세 시작 위치로 돌아온다.
  모든 관절이 피복이 된 경우에만 이 자세를 유지하는 시간을 늘린다.

측면 이동으로 유지된 삼각형 빠 싸세

- 유지된 삼각형 빠 싸세들을 오른쪽 또는 왼쪽으로 연결하여 움직인다.
- 앞으로 혹은 뒤로 유지된 빠 샤세

QR-code n°20

그림. 55

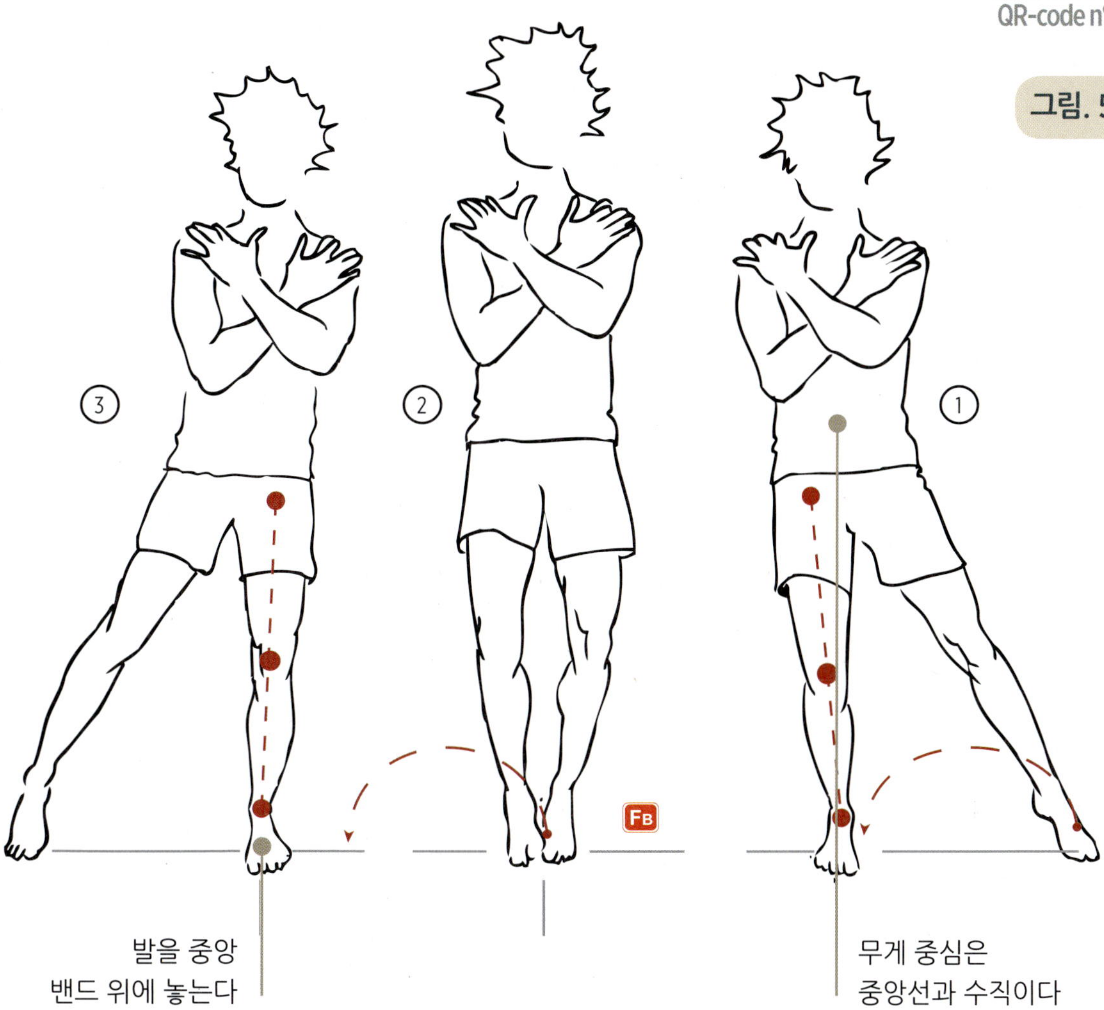

블록 너머로 삼각형 빠 샤세

- 제약들을 높이기 위해, 중심축 발을 중앙선을 지나서 놓고 무게 중심은 새롭게 지면을 밟은 위치에 놓는다. 거리가 멀수록 제약들이 더 커진다. 모든 운동에서와 마찬가지로, 몸짓의 질이 우선이다. 자세가 불안정하거나 혹은 무너지는 경우, 이 수준의 제약 조건에서 연습할 필요가 없다. 우리가 적용하려는 제약 수준에 따라, 선 앞(A), 선 부위, 그리고 선을 넘어 지면을 밟을 수 있다.

이마면에서 안쪽 정신-운동신경 자세 고정

이마면에서 안쪽 제약에 적응된 근육(신경 운동) 반응의 자동화를 촉진하기 위해, 우리는 특히 연관이 있는 고정근들을 자극할 것이고 그리고 이 근육 긴장과 신경 자극을 증가시킬 것이다. 이렇게 하려면, 왼손으로 문손잡이를 잡기 위해 중립 자세에서 양다리를 엉덩이 넓이보다 더 넓게 벌린다. 무게 중심을 오른발 위에 놓기 위해 체중을 오른쪽으로 이동한다(**그림 56**). 이렇게 자세를 잡고, 발뒤꿈치를 약간 들고(왼다리를 드는 것도 가능하다), 무게 중심을 오른발 위에 유지하면서 그리고 오른다리의 중첩을 유지하면서 문손잡이의 도움으로 왼쪽과 아래로 당긴다, 목표는 오른다리 고정근계의 근육 강도를 높이고 이 자세를 유지하는 것이다. 발에서 골반까지의 붕괴에 저항하는 근육 긴장의 경로에 중점을 둔다. 이 고정된 자세를 10초 동안 느끼고 시각화한 다음 시작 위치로 돌아간다. 이 일련의 동작을 여러 번 반복한 다음 효과를 느끼기 위해 삼각형 빠 싸세를 실행한다.

정신적이고, 감각적이고, 정신-운동적인 이 연습은 근육 반응의 통합과 자동화를 촉진하고 자세와 감각(무엇을 목표로 하는지를 안다) 좌표를 발달시킬 수 있다. 다른 다리도 똑같은 움직임을 실행한다.

다른 위치. 중립 자세에서 양다리를 엉덩이 넓이보다 더 넓게 벌리고, 벽에서 옆으로 위치한다. 무게 중심을 오른발 위에 놓기 위해 체중을 오른쪽으로 이동한다. 이렇게 자세를 잡고, 발뒤꿈치를 약간 들고(왼다리를 드는 것도 가능하다), 무게 중심을 오른발 위에 유지하면서 그리고 오른다리의 중첩을 유지하면서 벽에 대고 있는 오른손을 사용하여 왼쪽으로 민다. 오른다리의 제약들을 높이기 위해, 왼발의 도움으로 당길 수 있다(모음).

그림. 56

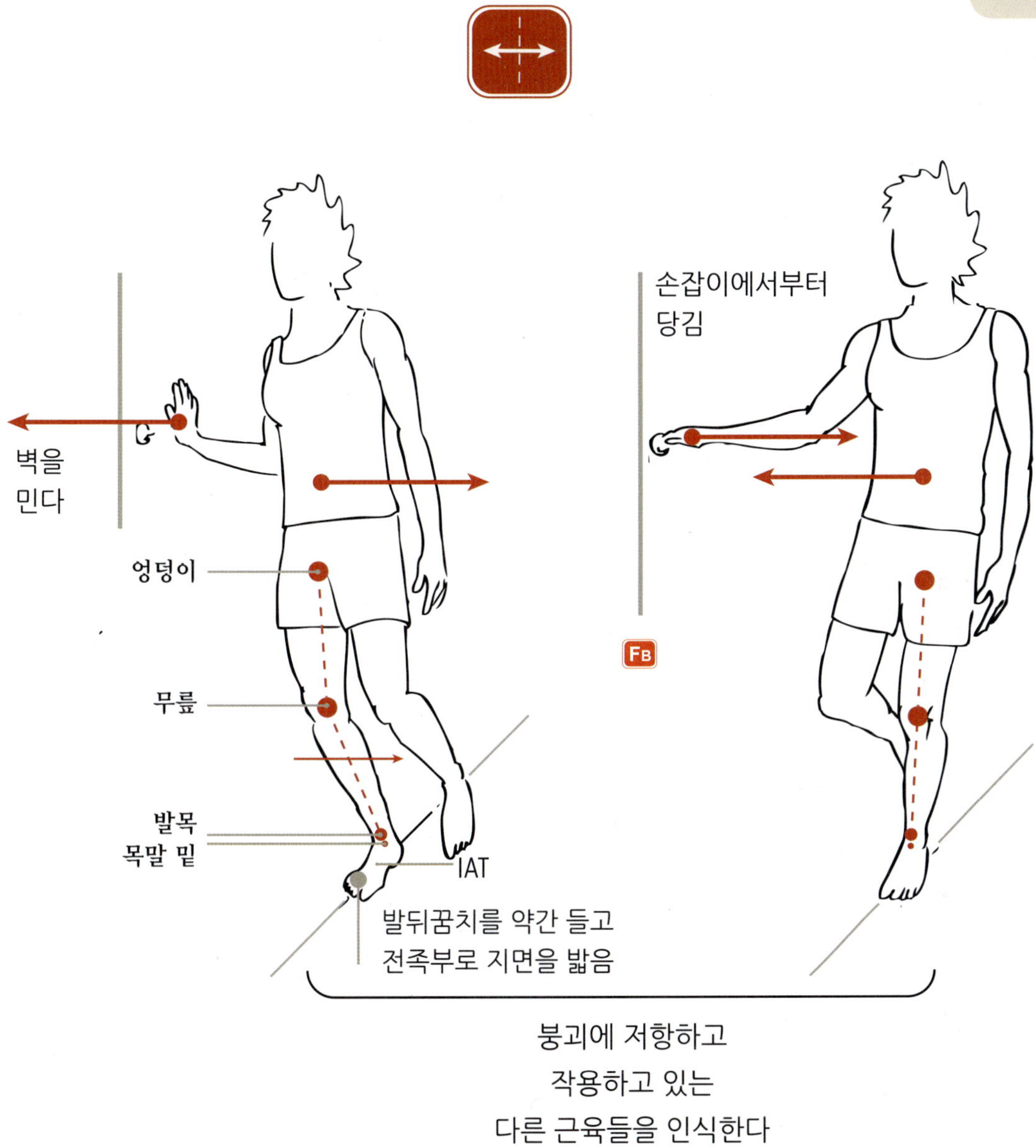
손잡이에서부터
당김
벽을
민다
엉덩이
무릎
발목
목말 밑
IAT
발뒤꿈치를 약간 들고
전족부로 지면을 밟음
FB
붕괴에 저항하고
작용하고 있는
다른 근육들을 인식한다

옆면

목표

- 사각형 빠 샤세를 위한 준비 운동을 실행한다.
- 체중을 이동할 때 각 관절의 위치를 유지하는 방법을 배운다.
  엉덩이 모음/벌림 움직임과 수평으로 골반을 유지하는 것을 분리한다.
- 고정근계를 강화한다.

배치 지침

- 중립 자세, 어깨너비만큼 벌린 두 발.

실행 지침

- 중립 자세에서, 체중을 오른다리로 이동한다(오른다리에 체중의 70~80%).
- 오른쪽 엉덩이를 오른발(오른쪽 **옆면**) 위에 놓는다.
  관절(무릎, 발목, 엉덩이)을 같은 수직선에 정렬한다.
- 골반은 거울과 평행을 유지하고, 골반이 돌아가지 않도록 주의하면서,
  골반 자세는 수평을 유지한다.
- 몸통은 기울지 않는다.
- 왼쪽 엉덩이가 왼발 위에 놓일 때까지 왼다리로 옮긴다(왼쪽 **옆면**).
  관절들을 같은 수직선에 정렬한다(무릎, 발목, 엉덩이)(**그림 57**).
- 오른쪽과 왼쪽으로 움직임들을 연결해서 실행한다.
  움직임이 각 양쪽 끝에 다다르면, 수직이 된 다리가 벽에 기대어 옆으로
  움직이지 않는다고 상상한다.

주의 사항

- 수직인 다리 주위로 골반이 (수평으로) 벌어지는 경향과 허리가 안으로 파이는
  경향이 있는, 원하지 않는 두 가지 움직임이 나타날 수 있다.
  첫 번째 단계는 이러한 움직임들이 발생하는지 혹은 발생하지 않는지를 인식하고,
  그 후 제어하는 것이다. 이러한 움직임들을 더 잘 제어하기 위해 움직임들을
  발생시키는 것을 망설이지 않는다.
- 오른다리와 같은 수직 축에서 정렬을 유지(지면을 밟음, 발목, 무릎, 엉덩이).
- 발뒤꿈치를 약간 들고, 전족부로 지면을 밟는 것을 유지.
  전족부와 후족부의 독립이 효과적일 때, 앞활 부위에서 압력 분포는 거의 변하지 않는다.

QR-code n°21

그림. 57

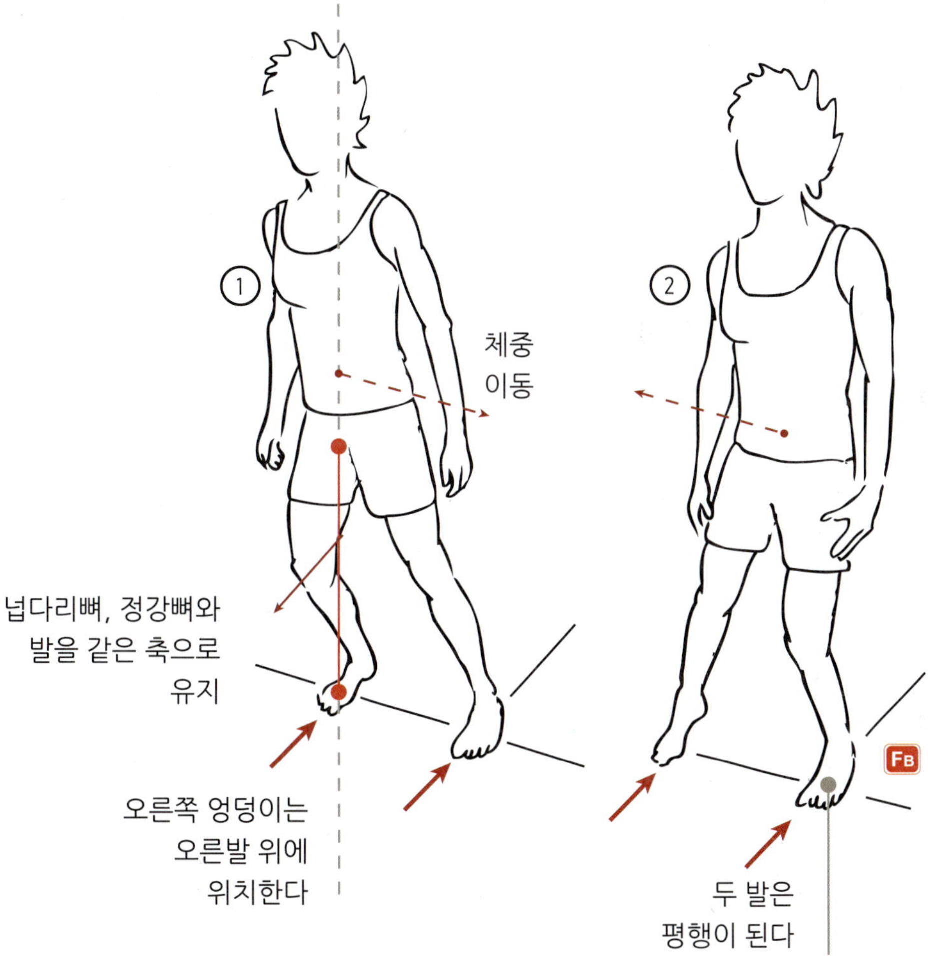

환기

다리에서 3개 관절(발목, 무릎, 엉덩이)의 정렬을 쉽게 제어하려면, **오른쪽** 옆 자세로 거울 앞에 서서, 오른발을 지면에 붙이고 오른쪽 무릎을 안쪽으로 향하게 한 후 가쪽으로 향하도록 하면서 이 움직임을 여러 번 반복한다. 그런 다음, 발 앞활 아래에서 압력 분포의 변화에 집중하면서 오른발목을 안쪽이나 혹은 가쪽으로 꺾는다. 그 후, 발아래 압력 분포와 3개 관절을 관련시키면서 모든 관절을 정렬한다.

사각형 빠 샤세

사각형 빠 샤세는 역동적인 안짱다리(내반슬, varus)에 저항할 수 있도록 주로 가쪽 고정근계를 작용한다.

목표

- 가쪽 고정근 사슬을 강화한다. 움직임이 끝날 때,
  다리 벌림 정도에 따라 일반적으로 거의 작용하지 않는 부위를 작용시킨다.
- 다리 부분들의 방향을 제어한다.

배치 지침

- 중립 자세, 어깨너비만큼 두 발을 벌린다.
- 왼발은 중앙선(A)에 놓는다.
- 오른쪽 ***옆*** 자세에서 오른다리로 체중을 옮긴다.

실행 지침

- 빠 샤세를 왼쪽으로 밟는다.
- 왼쪽 ***옆(side)*** 자세에서 움직임을 멈춘다.
- 오른쪽으로 빠 샤세를 실행한다.
- 오른쪽 ***옆*** 자세에서 움직임을 멈춘다(**그림 58**).
- 움직임을 연결한다. 적어도 항상 한발을 땅에 대고 천천히 이동하면서 시작한다.
  그런 다음 다리 구조를 유지하는 능력에 따라 점차 움직임을 가속한다.
  몸짓의 질과 정밀도가 우선이다.

주의 사항

- 두 발은 움직임 진행되는 내내 서로 평행을 유지한다.
- 엉덩이는 발 위에 위치한다.
- 몸통 기울기와 골반전경은 없다.
- 무게 중심은 같은 수평선 높이에서 이동한다.
- 골반과 어깨는 같은 수평선에 있다.
- 두 발은 움직이는 내내 같은 선상에 있어야 한다: 전진하거나 후퇴하지 않는다.

선택

- 중심축 발을 들면서 운동을 증가시키고, 그 후 움직임 끝에서 EAD ***터치***(즉, 복사뼈, 장딴지, 무릎)를 추가하고 지면을 밟고 있는 다리 뒤로 다리를 교차시키면서 마친다.

QR-code n°22

그림. 58

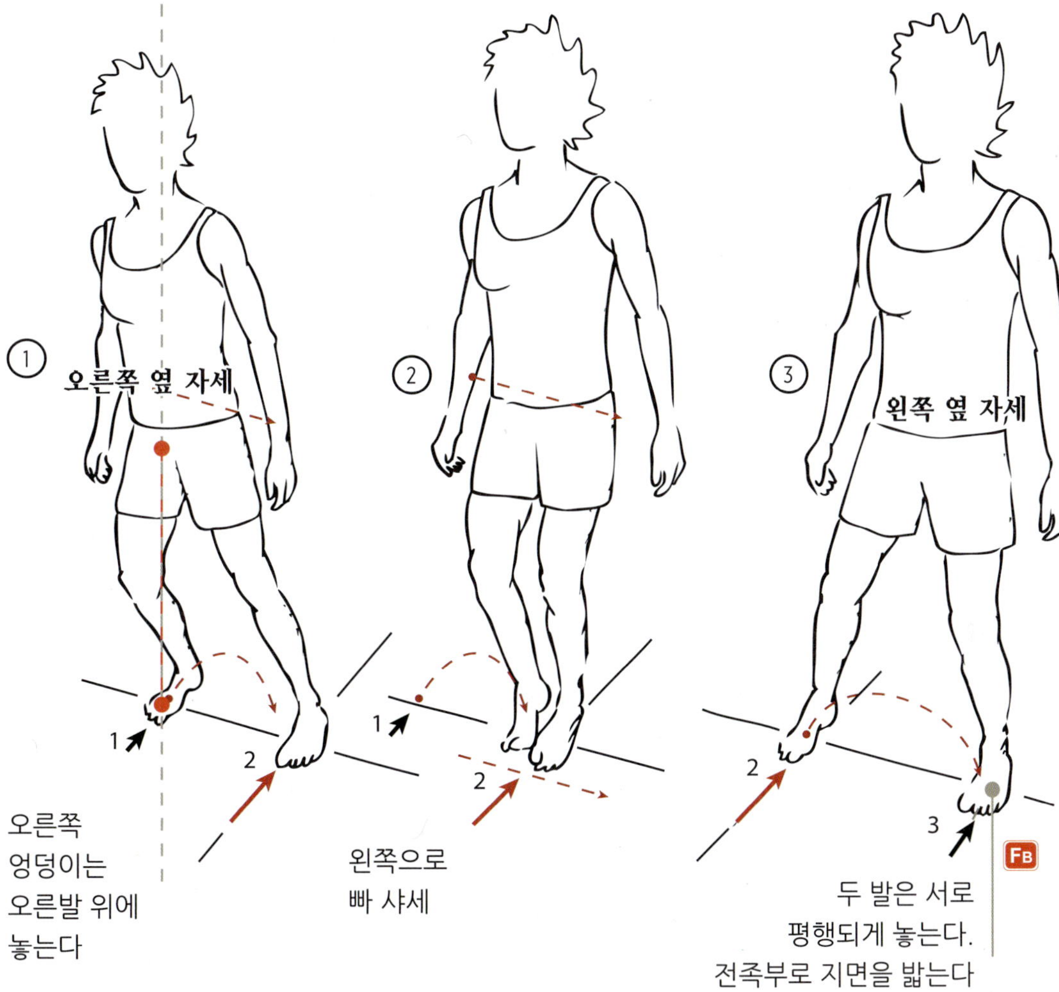

– **스포츠 관점에서:** 크로스컨트리 스키 또는 롤러스케이팅에서 이 운동을 통해 슬라이드 단계에서 다리를 안정시키고 올바르게 배치하는 방법을 배울 수 있다. 테니스에서, 이 운동은 측면 이동들을 활발하게 한다.

이마면에서 가쪽 정신-신경 운동 자세 고정

이마면에서 가쪽 제약에 적응된 근육(신경 운동) 반응의 자동화를 촉진하기 위해, 우리는 특별히 관계되는 고정근들을 자극할 것이고 그리고 고정근들의 근육 긴장과 신경 작용을 증가시킬 것이다. 이렇게 하려면, 엉덩이 넓이보다 더 넓게 발을 벌리고, 중립 자세로, 벽에 옆으로 선다. 오른쪽 엉덩이를 오른발 위에 놓기 위해 오른쪽으로 체중을 옮긴다. 이렇게 자세를 잡고, 오른발 위에 오른쪽 엉덩이 위치를 유지하고 오른다리의 중첩을 유지하면서 벽에 기댄 왼손을 사용하여 자신을 오른쪽으로 민다. 오른다리의 가쪽 고정근계의 근육 긴장이 증가한다. 이 자세에서, 발에서 골반까지의 근육 긴장 경로에 집중하고, 이 고정된 상태를 느끼고 시각화하고, 이 긴장 상태를 10초 동안 유지한 후 시작 위치로 돌아간다. 이 순서를 여러 번 수행하고 이 효과를 느끼기 위해 사각형 빠 샤세를 실행한다.

정신적이고, 감각적이고, 정신 운동적인 이 운동은 근육 반응의 통합과 자동화를 촉진하고 자세와 감각 좌표를 개발할 수 있게 한다(무엇을 목표로 하는지 안다).

다른 다리도 똑같이 한다.

수평적인 제약들을 관리하기 위한 운동

수평

수평면에서 운동들은, 신체 축에 비해서 안쪽 또는 바깥쪽으로 회전하는지에 따라, 안쪽 고정근계(**그림 10**) 또는 가쪽 고정근계[9]가 작용한다. 첫 번째 고정근계는 다리가 무너지는 것을 방지하고 두 번째 고정근계는 다리가 제약들에 직면할 때 가쪽으로 구부러지는 것을 방지한다.

뒤로 45°

중심축 움직임들은 스포츠에서 일반적이지만 자주 이 움직임들을 바르게 실행하지 못해 지면을 밟고 있는 다리가 무너지는 상황까지 간다. 우리가 검사들을 하는 동안 느낄 수 있었던 것처럼 이 상황은 관절에서 지면을 밟는 반응성을 제한하고 압력 분포와 긴장의 분포를 변화시킨다.

목표

- 지면을 고정되게 밟고 있는 다리 주위로 회전하는 방법을 배운다.
- 골반 움직임을 다리와 분리한다.

배치 지침

- 중립 자세, 두 발은 어깨너비만큼 벌림.
- 다리를 더 구부린다.
- 발을 그림의 측면 밴드(**그림 22**, E, D) 위에 놓고, 전족부 중앙과 발뒤꿈치를 선 위에 놓는다(**그림 59**).
- 전방 자세를 취하여 두 발의 발뒤꿈치를 약간 든다.

9 가쪽 고정근계: 엉덩이 안쪽돌림근, 모음근, 정강뼈 가쪽돌림근, 발 안쪽번짐근. 두 개의 고정근계는 함께 작동한다. 이러한 구조로 인해, 다리가 무너지는 경향이 있다(안쪽으로 굽는다)는 것을 기억하자.

QR-code n°23

그림. 59

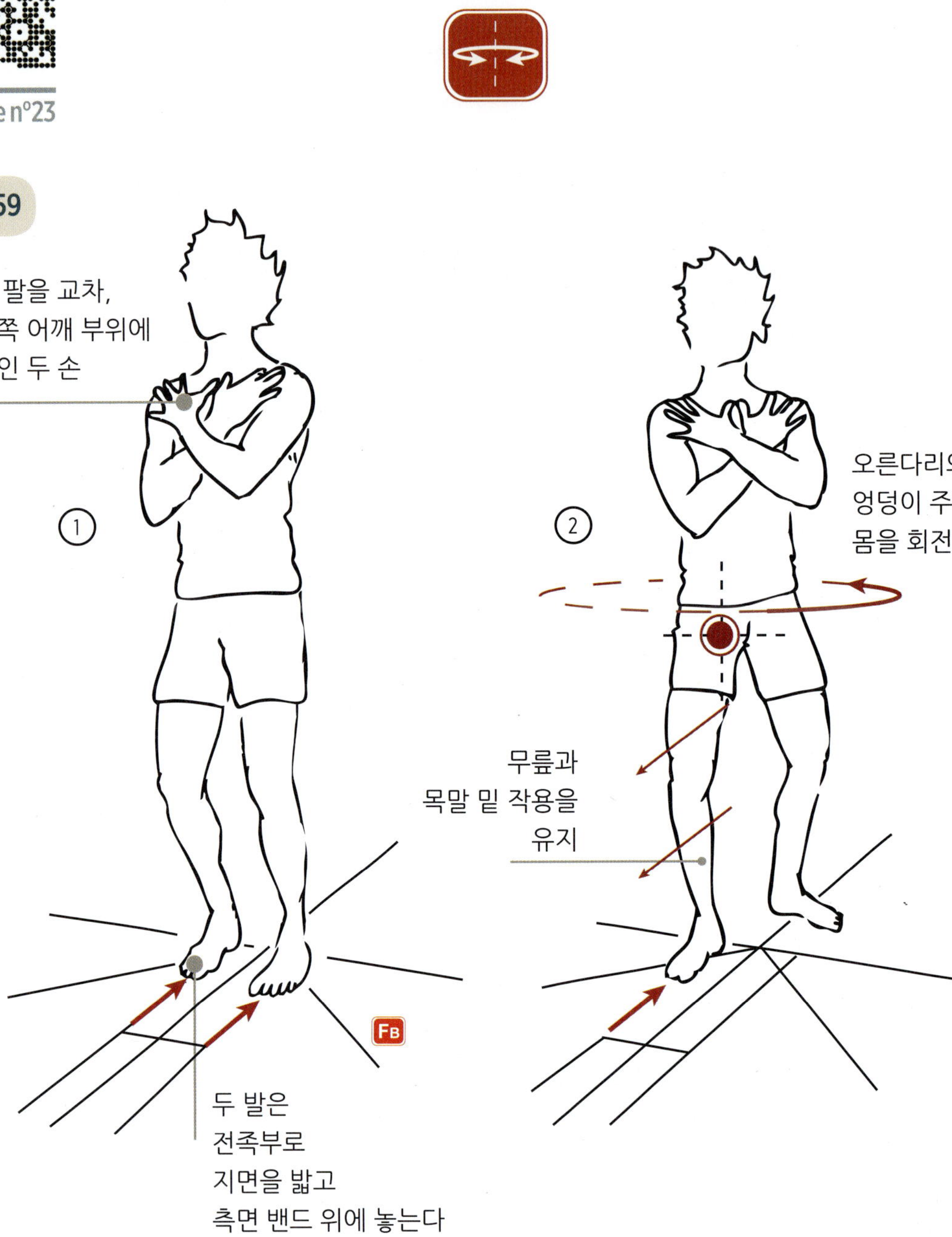

실행 지침

- 체중을 오른다리로 옮긴다.
- 왼발을 들고, 발목에서 발등굽힘을 유지한다.
  왼발목 안쪽 가장자리를 오른발목의 안쪽 복사뼈에 대고 누른다(EAD *터치*).
  오른발은 움직임 내내 다른 발과 평행을 유지한다.
- 골반을 오른쪽 엉덩이 주위로 45° 회전한다.
- 두 발 사이에 무게 중심이 위치할 때까지 오른다리로 체중을 이동하면서,
  어깨너비만큼 왼발을 지면에 놓는다.
- 역방향 경로를 따라 시작 위치로 돌아간다.
- 움직임들을 연속적으로 실행하고 난 후 반대쪽에서도 비슷한 움직임들을 실행한다.

주의 사항

- 다리/골반 분리. 중심축 다리의 독립성을 보장하려면, 발 앞활의 압력 분포에 집중한다.
  분리가 바르게 일어나지 않으면 골반이 돌아갈 때 압력 분포가 안쪽으로 이동한다.
  몸통과 다리 사이의 분리가 효과적일 때, 압력 분포는 움직임의 시작에서 끝까지
  유사하다. 이 촉각적 지각을 거울에 비친 우리 이미지와 연관시키는 것이 유용하다.
- 골반과 어깨는 항상 지면과 평행을 유지한다. 어깨는 골반의 움직임을 따른다.
  엉덩이 가쪽돌림 폭을 준수한다.

선택

- 발을 발목 높이, 종아리 높이, 무릎 높이로 연속적으로 올린다.
- 움직임 속도를 높인다.
- 왼다리 주위와 그 후 오른다리 주위를 번갈아 가며 움직인다.

담배 운동

담배 운동은 회전 움직임들을 연습한다. 이 운동은 수평제약에 대항하여 목말 밑 관절, 무릎 관절 그리고 관절 뒤틀림 선을 작용시키는 방법을 제시한다. 이 운동은 수평면에서 신체가 지면을 밟는 주위를 회전할 때 나타나는 제약에서 무릎 안쪽돌림근들과 가쪽돌림근들을 작용시킨다: 가라테에서 돌려차기, 공차기… ***스포츠 활동에서 발생하는 무릎 염좌를 예방하는데 선호되는 운동인데 왜냐하면 목말 밑 관절 피복을 발달시키면서 무릎 돌림근들을 강화시키기 때문이다.*** 실행하기에는 간단한 운동이지만 필수적이고, 이 운동을 실행하면서 돌림근들의 방향과 유지를 제어하면서 작용하고 있는 다른 관절들에 쉽게 집중할 수 있다.

목표

- 수평면에서 돌림 시 발생되는 제약들에 효과적으로 대응하기 위해 다른 관절들 사이에서 결합력을 발달시킨다.
- 중심축들을 실현하기 위한 준비 단계를 연습한다.

배치 지침

- 중립 자세, 골반 넓이만큼 두 발을 벌림.
- 오른발뒤꿈치를 더 든다. 첫 번째 발허리뼈 부위에서 지면을 가볍게 밟기 위해 그리고 지면과 접촉면을 줄이면서 다리 회전을 용이하도록 오른발에서 약간의 안쪽번짐을 발생시킨다. 지면을 밟는 부위는 발 앞활의 가쪽부분에 국한되어 있으며, 발가락들이 약간 올라간다(**그림 60**).
  뒤정강근을 작용시킨다.

실행 지침

- 지면을 밟는 주위로 오른다리를 교대로 안쪽과 바깥쪽으로 회전한다 (엉덩이 돌림 움직임). 골반은 고정되어 있다.
- 다리를 구성하는 모든 부분들이 동시에 회전한다: 넙다리뼈, 정강뼈/종아리뼈, 후족부는 일치해서 회전한다. 모든 관절(무릎, 목말 밑, 관절 뒤틀림 선)은 강화되고 그리고 뒤틀림 제약에 저항한다. 이러한 결합은 ***근육에서는 뒤틀림 제약***들과 지면을 밟는 부위의 회전 움직임을 관리하는 방법을 배울 수 있다.

주의 사항

- 다리를 구성하는 부분들의 방향은 운동 내내 유지된다.
- 발 축과 무릎 축이 동시에 회전한다.

선택

- 양질의 몸짓을 생성할 수 있는 능력에 따라 지면을 밟는 부위에서 압력을 점차적으로 증가시킨다.
- 오른다리, 왼다리에서 교대로 실행한다.

골반 회전

- 돌림 움직임은 반대쪽 엉덩이에서 실행된다. 오른쪽 엉덩이에서부터 시작하여 오른다리가 회전하면서 운동을 시작한 다음, 그 후 오른쪽 엉덩이를 고정하고 왼쪽 엉덩이 주위로 골반을 계속 돌린다. 오른다리와 골반이 왼쪽 엉덩이 주위에서 함께 돌아간다. 이러한 움직임들의 폭이 더 작다. 이 구성 요소는 엉덩이 관절의 피복을 포함하고 회전을 준비할 수 있도록 한다.

QR-code n°24

그림. 60 담배 운동

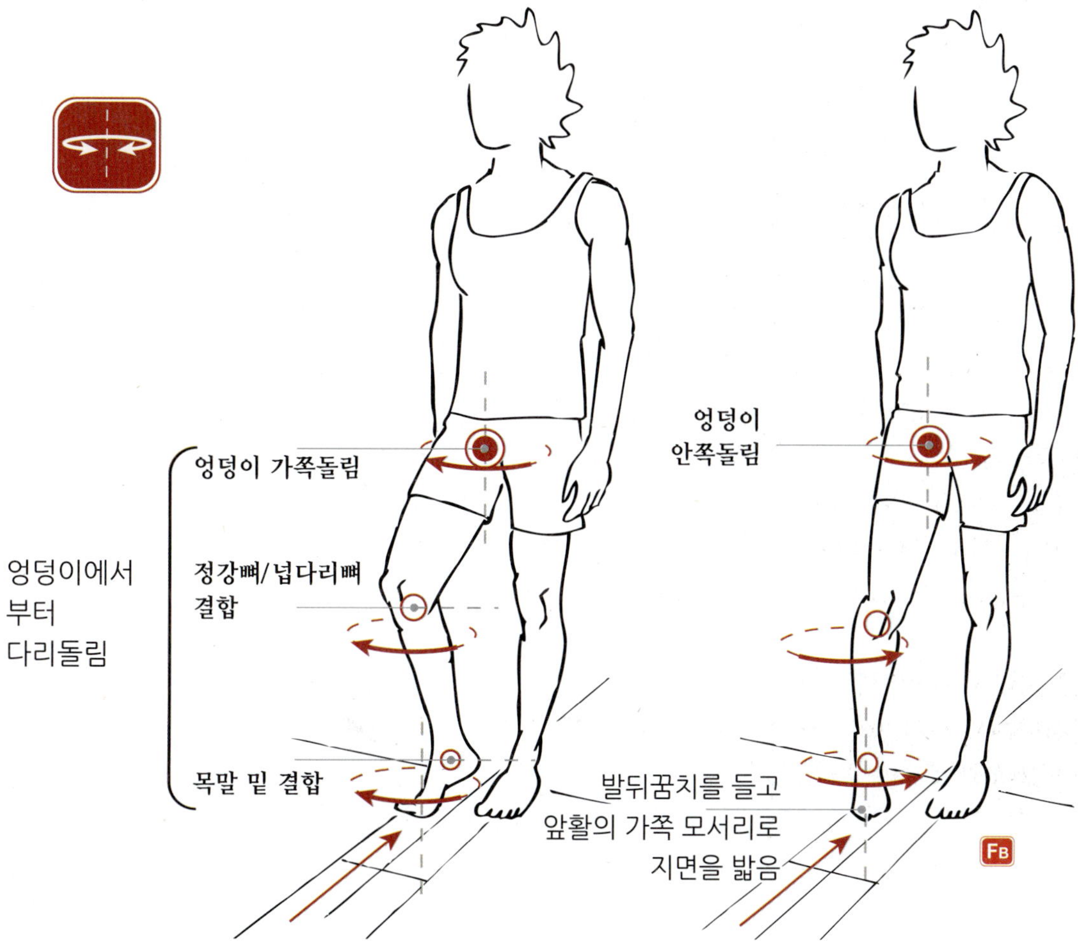

중심축과 피루에트(pirouette, 무용에서 한쪽 발끝으로 돌기)

목표

– 중심축에서 다른 관절들을 수평면에서 결합하는 것을 발달시킨다.

배치 지침

– 중립자세, 두 발을 골반 넓이만큼 벌림.
– 중앙선 위에 오른발을 놓고, 발뒤꿈치를 약간 든다.
– 무게 중심을 오른발 위에 놓기 위해 체중을 옮긴다.
– 첫 번째 발허리뼈 아래에서 지면을 약간 누르기 위해 오른발이 약간 안쪽번짐이 된다.
– 만약 지면과의 접촉이 강한 경우, 얇고 유연한 신발을 착용하여 운동한다.

실행 지침

– **바깥쪽으로 회전**. 왼다리의 추진력을 사용하거나 또는 몸통을 회전하여 오른다리 주위로 오른쪽으로 ¼ 돈다. 골반을 포함하여, 오른다리를 구성하는 모든 부분들은 동시에 회전한다; 골반, 넙다리뼈, 정강뼈/종아리뼈, 후족부와 전족부는 함께 회전한다. 모든 관절(엉덩이, 무릎, 목말 밑, 관절 뒤틀림 선)은 강화되고 그리고 뒤틀림 제약에 저항한다. 다리를 굽히지 않도록 주의한다.
– **안쪽으로 회전**. 오른다리의 추진력을 사용하거나 또는 몸통을 회전하여 왼다리 주위로 왼쪽으로 ¼ 돈다. 골반을 포함하여, 왼다리를 구성하는 모든 부분들은 동시에 회전한다(**그림 61**). 가쪽으로 혹은 안쪽으로 회전하는지에 따라, 돌림 제약들이 다르다; 그렇기 때문에 양 방향으로 연습하는 것이 중요하다.

안쪽으로 중심축을 잡는 것이 더 어려운데 왜냐하면 안쪽돌림은 다리를 무너뜨리는 경향이 있기 때문이다.

주의 사항

– 다리를 구성하는 부분들의 방향은 운동 내내 유지된다.
– 발 축과 무릎 축이 동시에 회전한다.

선택

– ¼ 회전에서 ½회전으로, 그 다음 ¾회전으로 그리고 마지막으로 한 바퀴 회전한다.

QR-code n°25

그림. 61

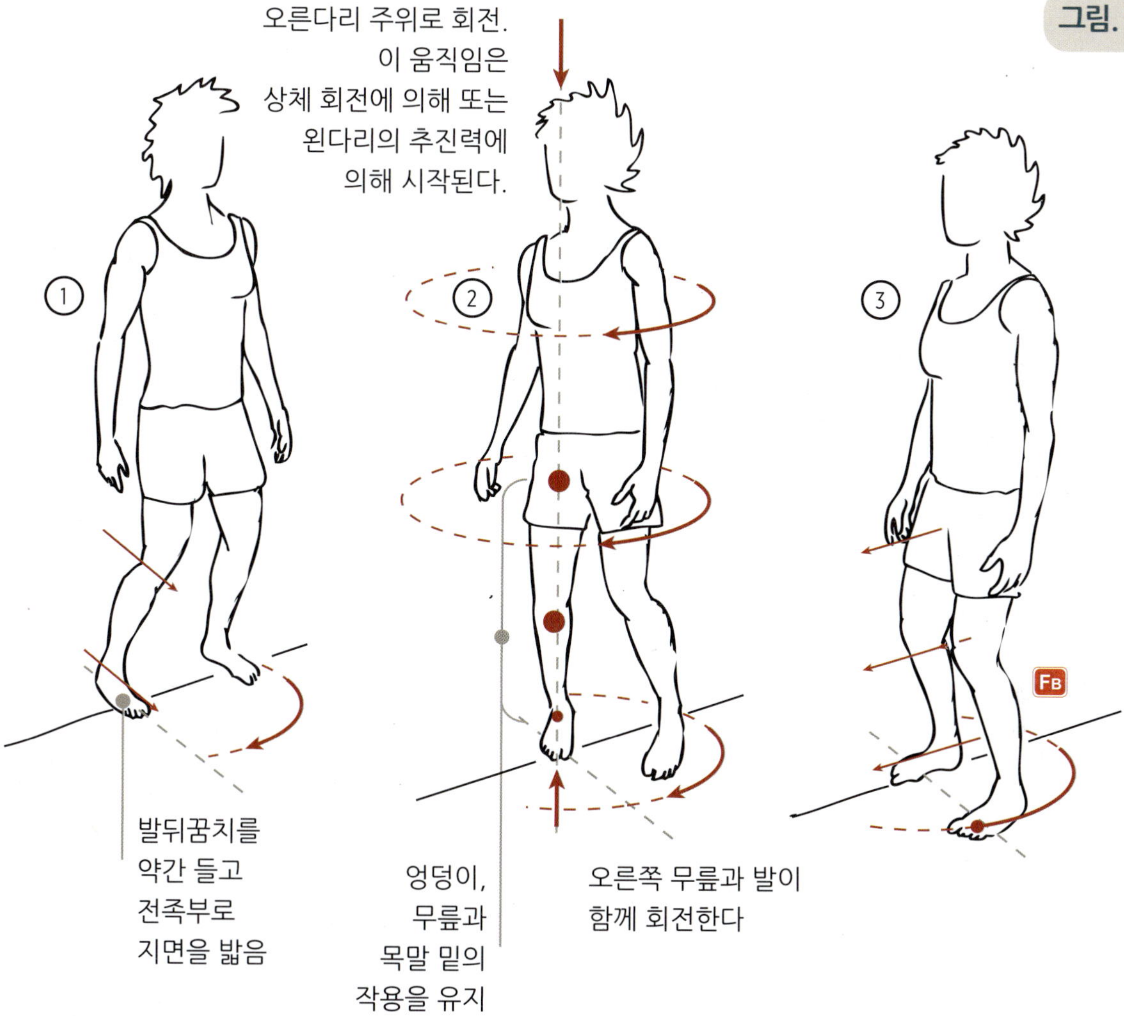

도약하여 안쪽과 가쪽 ¼회전

이 운동에서는 수평면에서 고정근계를 강화하기 위해 동일한 이름의 검사를 반복한다.

배치 지침 – 시작 자세

- 엉덩이 넓이로 두 발을 벌려 A점과 같은 거리에 있는 A선에, 전족부를 놓는다.
  무게 중심을 A점 위에 놓는다.
- 양 팔은 자유롭다.
- 시선은 수평을 바라본다.
- 무릎을 약간 구부린다.

실행 지침

- 도약하여 공중에서 왼쪽으로 ¼회전을 하고 그리고 오른발로 A선 위에 착지하는데, 전족부는 두 선이 교차하는 부위에 착지하고, 왼다리는 공중에 둔다.
  최소 5초 동안 이 자세를 유지한다(¼안쪽 회전)
- 시작 자세로 돌아간다.
- 도약하여 공중에서 왼쪽으로 ½회전을 하고 그리고 오른발로 A선 위에 착지하는데, 전족부는 두 선이 교차하는 부위에 착지하고, 왼다리는 공중에 둔다.
  이전과 마찬가지로 이 자세를 최소 5초 이상 유지한다(¼가쪽 회전).
- 시작 위치를 바꾸어서 이 운동을 반복한다.

주의 사항

- 지면을 밟을 때 충격을 줄인다(소리가 나지 않음).
- 전족부로 착지한다.
- 피복을 유지한다(목말 밑과 엉덩이).

선택

- 돌림 제약을 높이기 위해 팔을 흔든다.
- 두 팔을 교차하여 두 손을 어깨 부위에 놓는다.
- 검사 시작 시 한발로 선다(**그림 62**).
- 선에서 점점 더 먼 곳으로 착지한다.

QR-code n°26

그림. 62

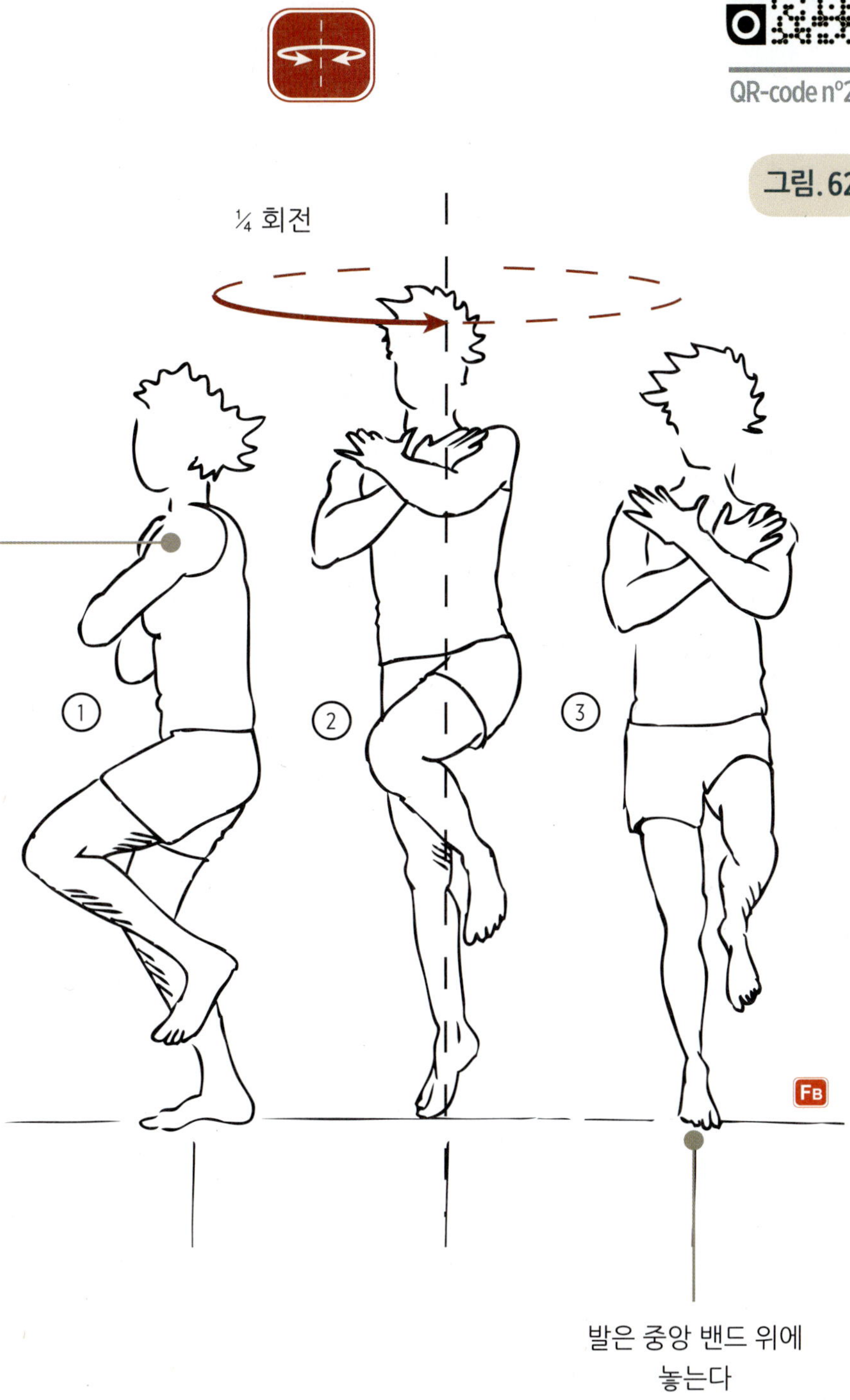

수평면의 안쪽과 가쪽 정신-신경 운동 자세 고정

수평면에서 안쪽돌림 제약에 적응된 근육(신경 운동) 반응의 자동화가 쉬워지도록, 우리는 특히 관련된 근육들을 작용시키고 근육들의 긴장을 증가시킬 것이다. 이렇게 하려면, 오른쪽 엉덩이에서부터 다리를 회전하면서 ***담배*** 운동을 시작한다. 그런 다음 오른쪽 엉덩이를 중립 돌림에서 멈추고 그리고 왼쪽 엉덩이에서부터 오른다리/골반 전체를 함께 회전한다. 안쪽 회전 시 회전축의 움직임을 멈출 때까지 지면을 밟은 오른발의 압력을 서서히 높이고 이 제약을 유지한다. 골반에 의해 움직이는 오른다리는 안쪽으로 쓰러지는 경향에 저항해야 한다. 이 자세에서, 발에서부터 골반부위까지 붕괴에 저항하는 근육 긴장의 경로에 집중한다. 뒤정강근, 넙다리뼈 아래 정강뼈의 안쪽돌림근, 엉덩이 벌림근과 가쪽돌림근의 수축을 느낀다. 점진적으로 긴장을 증가시키고, 그리고 결과적으로 근육긴장을 증가시키고, 그 경로 과정을 기억한다. 이 자세를 10초 동안 유지하고 그리고 시작 자세로 돌아간다. 이 순서를 여러 번 수행한 다음 그 효과를 느끼기 위해 도약하여 ¼안쪽 회전을 수행한다.

정신적이고, 감각적이고, 정신운동적인 이 연습은 근육 반응의 통합과 자동화를 촉진한다: 자세와 감각(무엇을 목표로 하는지를 안다) 좌표를 발달시킬 수 있다. 다른 쪽 다리에서 똑같은 움직임을 실행하고 그 후 가쪽돌림 연습을 실행한다.

준비 운동이 없이 다른 위치(**그림 63**). 열린 문틀에서, 어깨너비로 두 발을 벌리고 중립 자세로 옆으로 선다. 무게 중심을 오른발 위에 놓기 위해 무게 중심을 오른쪽으로 옮긴다. 가슴 높이에서, 오른쪽 아래팔은 수평으로, 오른손으로 문틀을 잡고, 그리고 지면을 밟고 있는 오른다리 주위로 몸이 왼쪽으로 회전하기 위해 수평으로 문틀을 오른쪽으로 당긴다. 오른다리의 중첩과 골반의 자세를 유지하기 위해 이 제약에 저항한다. 이 자세에서, 발에서부터 골반 부위까지 근육 긴장의 경로에 집중하고, 이 과정을 느끼고 시각화하고, 이 긴장상태를 10초 동안 유지하고 그리고 시작 자세로 돌아간다. 이 순서를 여러 번 수행한 다음 그 효과를 느끼기 위해 ¼ 안쪽 회전을 수행한다.

이러한 효과를 최적화하려면, 다음과 같은 일련의 운동인 이 고정 프로토콜을 먼저 실행한다:

- 체온 올리기: 제자리에서 걷고 달리기, 30″ x 2;
- 분리 운동: 목말 밑, 발목, 무릎, 엉덩이, 의자에 앉아서 그리고 서서, 각 관절 당 10회 움직임;
- 관절 뒤틀림 복합체 유연하게 하기: 두 발을 교차시켜, 각 발마다 10회 움직임;
- 목말 밑 관절이 작용하는 운동과 작용하지 않는 운동: 두 발을 교차시켜, 각 발마다 10회 움직임. 목말 밑 관절을 작용시키는 자세를 10초 동안 유지하면서 이 운동을 마친다; 압정과 끈을 사용하여 제자리에서 걷기, 30".

그림. 63

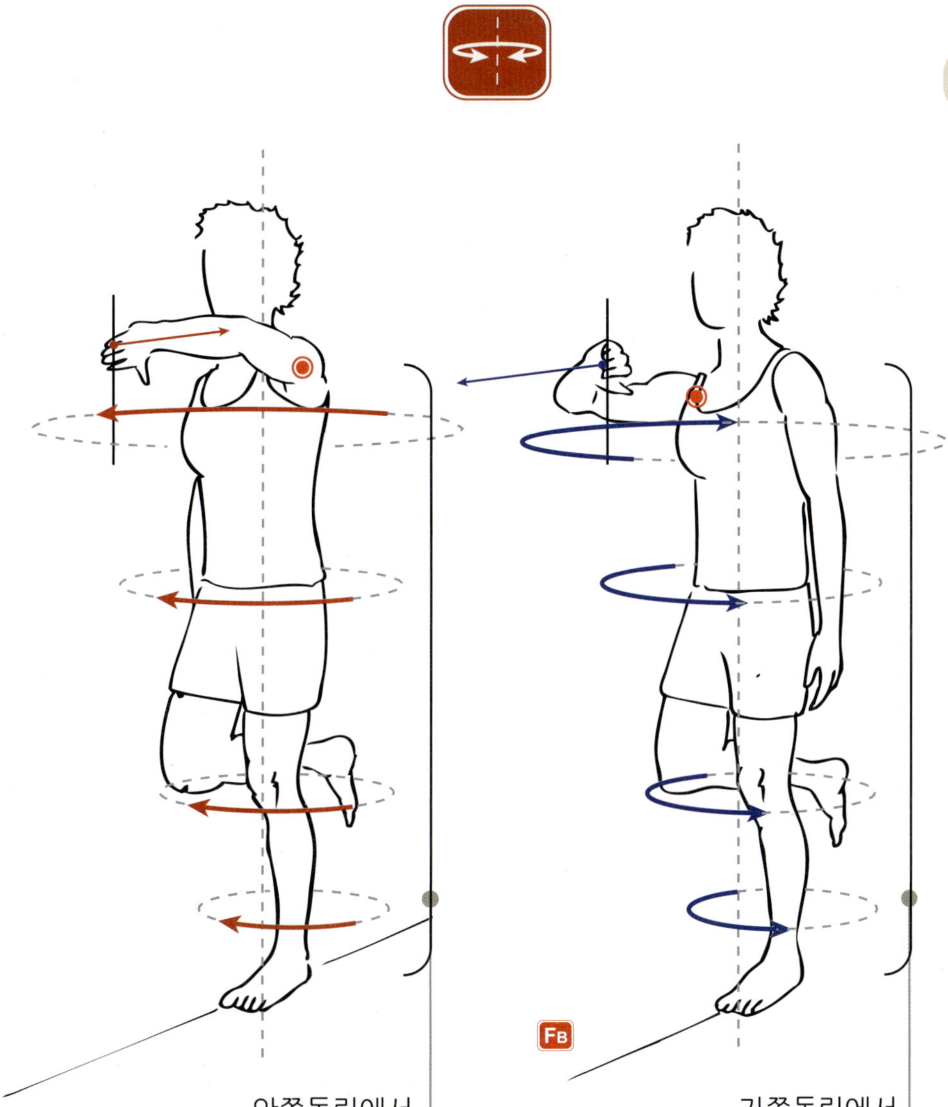

안쪽돌림에서 제약

가쪽돌림에서 제약

시상면에서 위치를 변경하는 동안 발생하는 제약들을 관리하는 운동

시상

이 시상면에서 운동은 주요한 이동축을 나타내므로 필수적이다. 이렇게 하려면, 제자리 걷기와 제자리 달리기 운동부터 시작하고, 천천히 앞뒤로 움직이기 시작하는 것으로 충분하다. 나중에 특별한 운동 전체를 추가할 것이다.

앞/뒤

배치 지침

- 중립 위치에서 두 발을 모은다.
- 왼다리를 오른다리 뒤에 놓고, 두 발은 몸통 중앙을 통과하는 중앙선(A)의 양쪽에 놓는다.
- 두 발은 서로 평행이 되고 거울과 직각을 유지한다.
- 왼다리(뒷다리)에 체중의 70~80%를 싣는다.
- 골반은 거울과 평행을 유지하고, 골반 균형은 수평을 유지한다.

실행 지침

- 이전 자세에서, 체중의 70~80%를 오른다리(앞다리)로 옮긴다.
- 골반은 거울에서 평행을 유지하고, 골반 균형은 수평을 유지한다.
- 두 발은 서로 평행이 되고 거울과 직각을 유지한다.
- 앞에서 설명한 자세대로, 신체의 각 부분을 유지하면서 체중을 뒷다리와 앞다리로 교대로 옮긴다: 양쪽 어깨는 수평, 상체는 수직, 골반은 동일한 높이, 흉식호흡, 복부 긴장 상태…
- 그런 다음 앞다리와 뒷다리의 자세를 바꾸어 이 운동을 수행한다(**그림 64**).

주의 사항

- 거울에서 이 움직임을 시각화하면서 이 움직임을 천천히 실행하고 또한 이 움직임의 감각을 발달시키면서 천천히 수행한다.
- 목말 밑 관절의 유지를 점검한다.

QR-code n°27

그림. 64

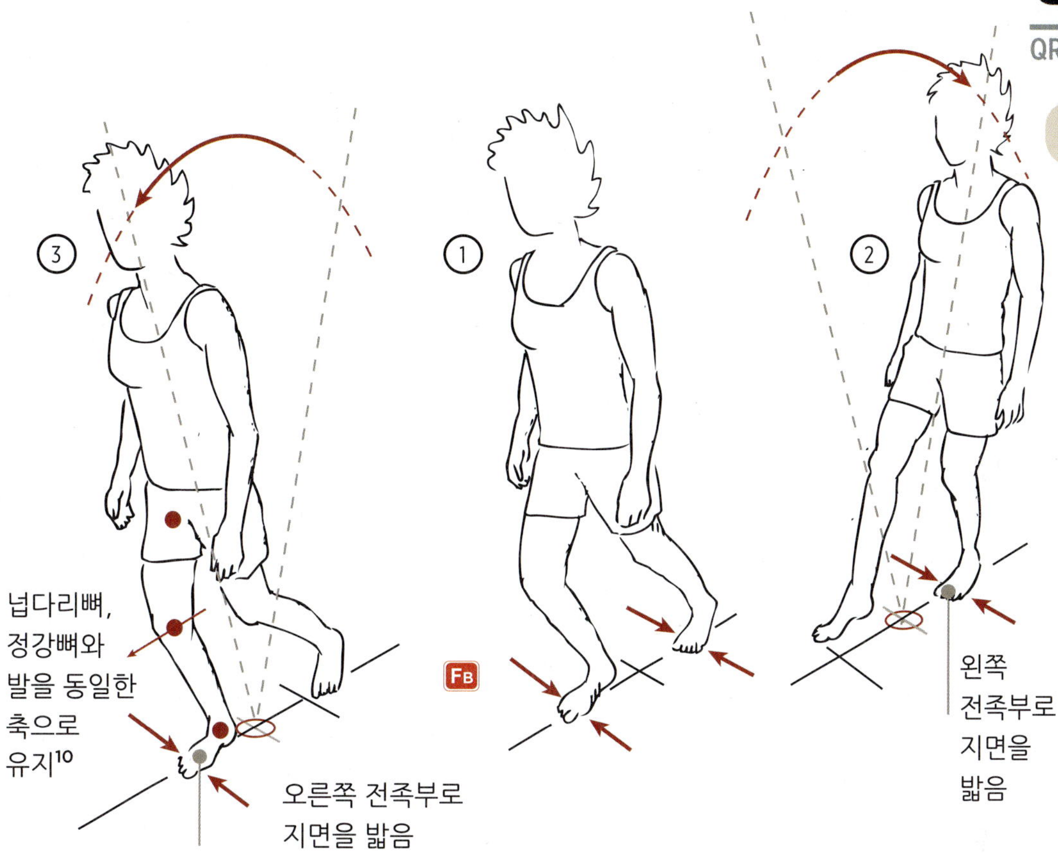

선택

흔들리는 움직임

- 앞뒤로 흔들리는 움직임이 발생하도록 앞다리와 뒷다리의 발을 교대로 든다. 앞다리로 지면을 밟을 때, 뒷다리의 발을 들고 그리고 그 반대의 경우도 마찬가지다(**그림 64**). 이 움직임을 시작할 때는 천천히 행하고, 그런 다음 앞뒤로 도약할 때까지 점점 더 빠르게 실행한다. 두 다리에 가해지는 제약들이 증가하기 때문에 목말 밑 관절과 엉덩관절의 부위에서 더 많은 피복이 필요하다. 우리는 이 움직임을 특히 가라테 수련인에게서 발견한다. 지면을 밟고 있는 반응성은 특히 관절들의 중첩을 유지하는 능력에 달려 있다. 관절들의 붕괴는 작용하지 않는 탄력적인 데드 타임으로 이어진다.
- 매번 지면을 밟을 때마다 1~2초 동안 균형을 유지한다.
- 지면을 밟는 빈도를 바꾼다.
- 두 발 사이의 간격을 바꾼다(전/후).
- 앞 또는 뒤로 이동을 추가한다.

10 저자는 정강뼈의 넙다리뼈와 발을 동일한 축으로 유지라고 표현했지만 오타로 추정하여 번역내용을 변경함, 역자 주.

앞 터치

공중 단계에서 다리를 구성하는 부분들의 구조는 지면을 밟는 질을 결정하므로 필수적이다. 만약 다리 구조가 무너지면, 더 이상 지면을 밟고 있는 다리 구조를 교정할 수 없다; 교정을 하는데 많은 시간이 걸리고, 지나치게 과도한 집중을 필요로 하고 움직임을 느리게 한다. 만약 다리가 올바르게 구성되면, 이 구조를 유지하기만 하면 된다.

목표

- 앞/뒤 스플릿에서 부분들의 방향을 연습한다.
- 지면을 밟고 있는 부분들의 구조를 유지하는 것을 강화한다.

배치 지침

- 중립 위치에서 두 발을 모은다.

실행 지침

- 오른다리로 앞 스플릿 움직임을 실행한다. 오른다리를 들고, 엉덩이를 더 굽힌다.
  거울을 사용하여 공중 단계 동안 다른 부분들의 방향에 집중한다.
  제어할 관절을 인식할 수 있도록 부분들의 방향을 변화시키는 것을 주저하지 않는다(분리 연습 참조).
- 후족부(목말 밑) 강화를 유지하면서 전족부로 지면을 밟는다.
  지면을 밟을 때, 전족부는 바깥에서 안쪽으로 점차 펴진다는 것을 기억하자.
  발의 안쪽 가장자리는 무게 중심을 통과하는 시상선에 가깝다.
  두 발은 움직임 내내 평행을 유지한다(**그림 65**).
- 시작 위치로 돌아간다.
- 다시 시작하고 그 후 다리를 바꾸어 실행한다.

주의 사항

- 최대한으로 고정근 체인을 작용시키기 위해 두 발은 무게 중심을 통과하는 시상선의 양쪽에 위치한다.
- 발이나 또는 엉덩이를 벌리지 않는다.
- 두 발은 서로 평행을 유지한다.
- 상체는 앞뒤로 기울지 않는다.
- 안정을 잃기 전에 움직임을 멈춘다.

선택

- 무게 중심을 통과하는, 시상선 위를 밟고, 그 후 이 선을 교차하는 밟는다.
- 앞 스플릿과 뒤 스플릿을 번갈아 가면서 실행한다(***뒤 터치***).
- ***앞 터치***와 ***뒤 터치***를 번갈아 가면서 실행하면 걷기의 진행과 일치하는 공중 단계 동안 부분들의 구조를 조정하는 것이 가능하다.
- 다리가 지면을 밟는 움직임이 전개될 때, 발의 발등굽힘을 유지하면서 또한 다른 부분들(발과 무릎 방향)의 방향을 유지하면서 발을 무릎 높이까지 올린다.

QR-code n°28

그림. 65

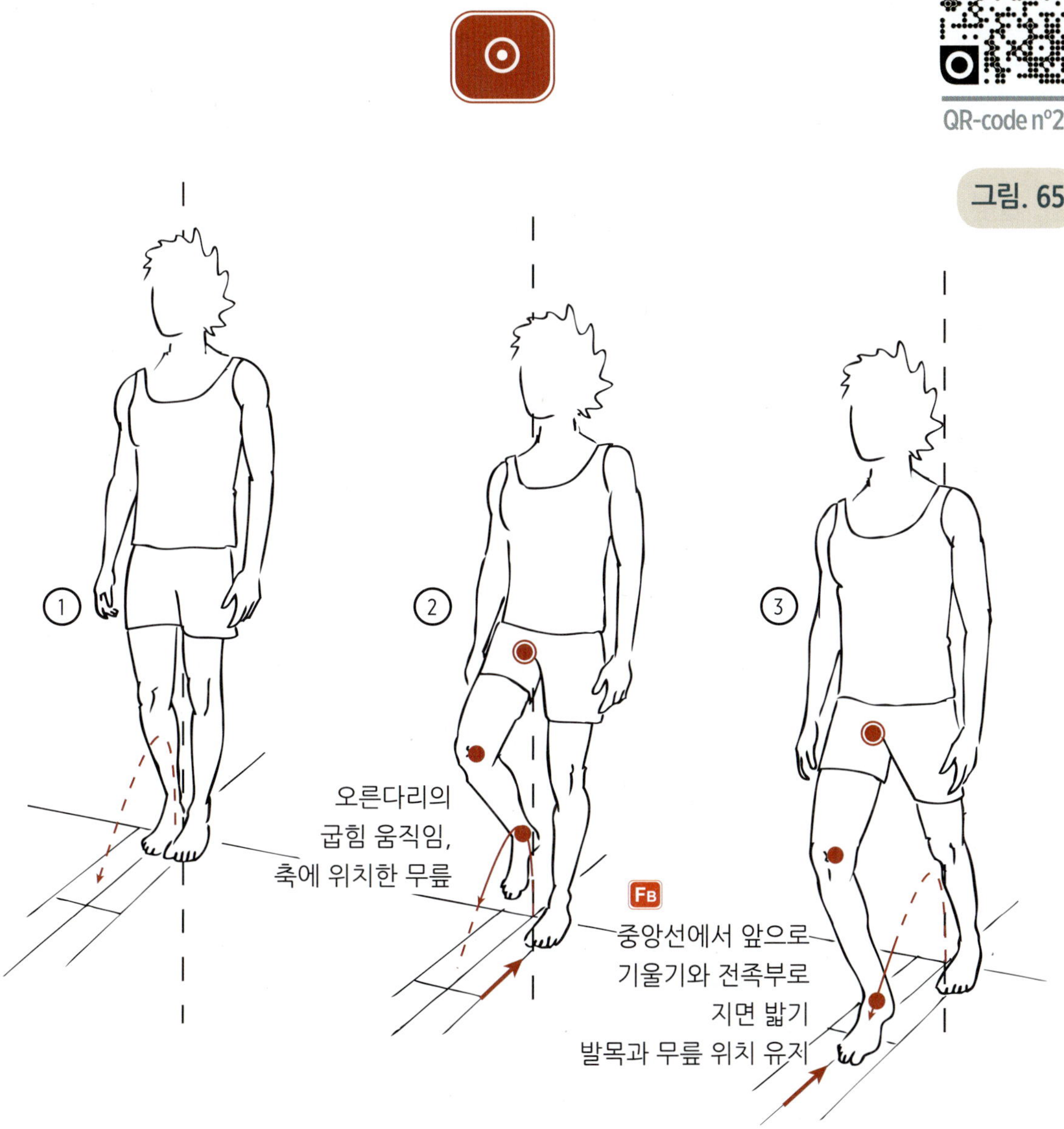

앞/뒤 빠 샤세

우리는 측면으로 빠 샤세를 훈련하는데 익숙하지만, 앞 또는 뒤로 빠 샤세를 훈련할 수 있다. 이 훈련은, 협응력을 더 발달시킬 수 있고, 이러한 유형으로 지면을 밟을 때 피복을 느끼는 방법과 피복을 강화하는 방법을 배운다.

목표

– 더 큰 제약이 따르는 움직임에서 관절들의 방향과 위치, 지면을 밟는 것을 자동화하고 강화한다.

배치 지침

– ***앞 터치***와 동일함.

실행 지침

– 오른발 앞 스플릿 위치에서부터, 빠 샤세로 앞으로 이동한다. 왼발은 바로 앞 스플릿 자세를 취한 오른발을 따라간다(**그림 66**).
– 이 움직임을 연속적으로 실행한다.
– 다리위치를 바꾼다.

주의 사항

– 지면을 밟는 것은 결정적이며 이전 연습들에서 이미 제시한 지침들을 준수해야 한다.
– 이 연습을 하는 동안, 두 발은 몸 중앙을 통과하는 시상선 양쪽에 위치하고 시상선과 평행을 유지한다.
– 안정과 충격 완화. 지면을 밟을 때 충격을 완화하기 위해 발목과 목말 밑을 분리하는데, 이러한 구조는 안정을 발달시키는데 효과가 있다. 전족부로 지면을 밟을 때, 충격 완화는 발뒤꿈치가 지면을 스칠 때까지 내려갈 수 있는 사람의 능력에 달려 있다.

선택

– 뒤로 움직인다.
– 매번 지면을 밟을 때마다 1초 혹은 2초 동안 균형을 잡는 것을 관찰한다.
– 지면을 밟는 빈도를 바꾼다.
– 두 발 사이의 간격을 바꾼다(앞/뒤).

QR-code n°29

그림. 66

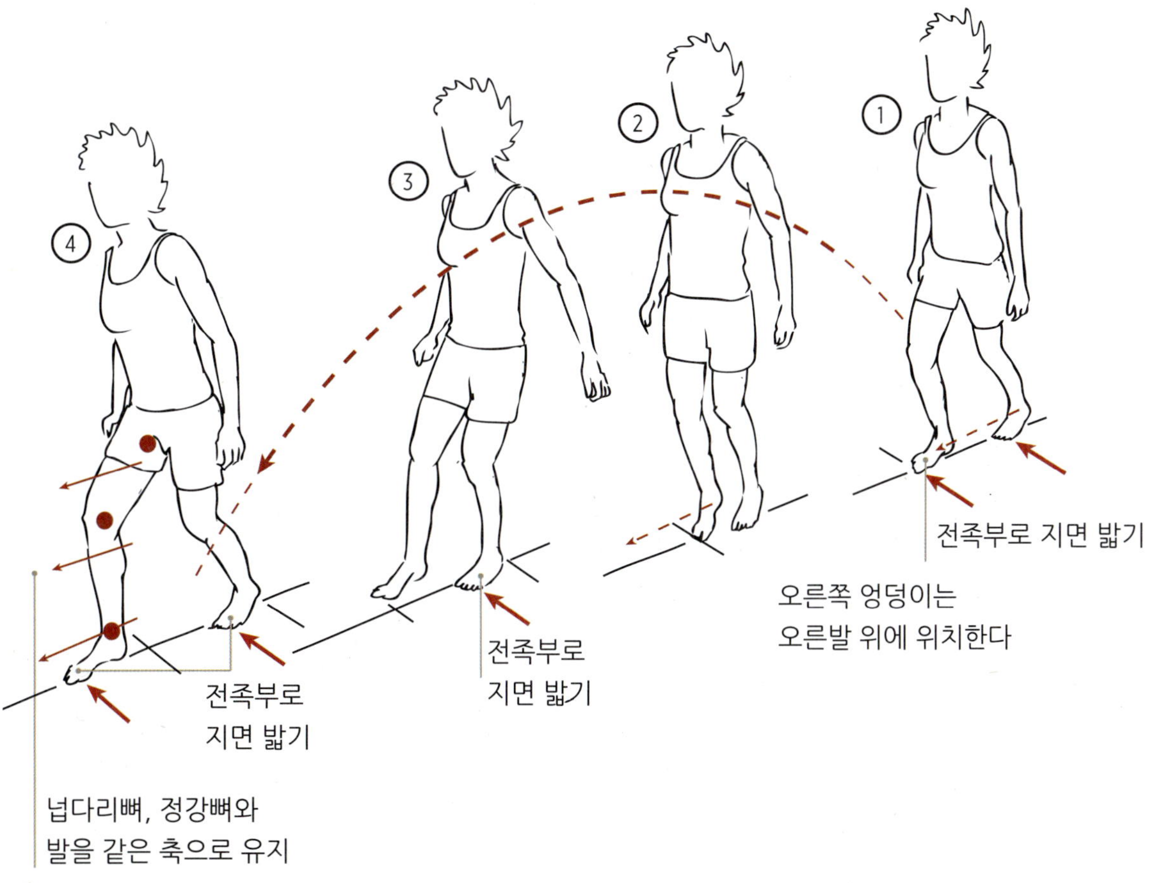

원, 8자 및 S자 달리기 운동

이 달리기 운동은 발의 생체역학을 변형시키지 않도록, 그리고 전족부로 지면을 밟을 수 있도록 맨발로 또는 유연하고 얇지만, 뒷굽이 없는 신발로 실행한다. 원으로 달리면 목말 밑 관절 피복을 더 강도 높게 작용시킬 수 있다. 곡선에서 목말 밑 관절의 발 안쪽이 가쪽번짐이 되는 경향이 있다. 원의 반경이 작을수록, 안쪽 다리의 고정근계에 작용하는 힘이 더 많이 가해진다. 원형 달리기에서 8자 달리기로 넘어가면서, 달리는 사람의 오른다리와 왼다리가 번갈아 작용한다. 사람이 피복을 더 많이 유지할 수 있을수록, 지면을 밟는 것이 더 반응이 많을수록 발이 가쪽번짐이 되는 데드 타임이 줄어든다.

달리기는 180ppm의 빈도인 느린 속도로 진행된다. 보폭의 증가와 곡률 반경의 길이는 목말 밑 관절 부분의 피복을 유지하는 사람의 능력에 따라 변한다. 몸짓을 제어하려면, **느린 동작**에서 커브 중간에 지면을 밟는 것을 촬영한다.

배치 지침과 실행 지침

- 몸짓을 측정하기 위해 제자리 걷기와 제자리 달리기 운동을 수행한다:
  부분들의 방향, 발뒤꿈치 내려감, 두 팔의 리듬과 흔들림.
- 원을 그리며 중앙 블록을 놓고 직경 10m의 주위를 돌도록 요청한다.
- 8자 달리기, 5m 간격으로 두 개의 블록을 놓고 두 개의 블록 사이의 중앙을 통과하는 8자 달리기를 실행할 것을 요청한다.
- 목말 밑 관절의 피복과 앞활 부분에서 압력 분포에 집중한다.

성공 기준

- 대칭으로 지면을 밟는다.
- 리듬을 유지하고 전족부로 지면을 밟는 것을 유지한다.
- EAD를 유지하고, 목말 밑 관절과 발목 관절의 분리를 확인한다.
  목말 밑 관절 피복은 발목 굽힘/폄 움직임에 영향을 미치지 않아야 한다.
  발뒤꿈치가 지면에 스치듯이 닿을 때까지 내려간다.
- 운동 내내 비슷한 주행 반경을 유지한다.

선택

- 속도를 점진적으로 올린다.
- 주행 반경을 줄인다.
- S자 모양의 레이스를 만들기 위해 블록을 S자 모양으로 배치한다.

자세-역학을 목표로 한 이 운동은 학습자가 특정 능력을 개발하고 후족부 피복을 인식할 수 있도록 특별한 방식으로 실행한다는 것을 기억하자. 후족부 피복은, 발의 뒤틀림 정도에 따라, 어느 정도 가쪽으로 지면을 밟는 것이 발생할 수 있다. 그러나 전족부와 후족부 사이의 뒤틀림 정도가 증가함에 따라, 발아래 압력 분포가 변경되어, 압력 분포가 더 넓게 펴진다.

탄력 있는 걷기와 달리기 운동

이 운동은, 두 팔에서 지면을 밟는 부위까지 퍼지는 하나 혹은 그 이상의 제약들에 적용하는 방법을 훈련한다. 축구를 하거나 혹은 럭비를 할 때, 선수는 최대속도로 달리는 도중에 종종 팔, 어깨, 운동복으로 인해 속도를 충분히 낼 수 없다. 선수는 자신의 행동을 효과적으로 추구하고자 한다면 제약들로 인해 균형을 잃지 않아야 한다. 이러한 순수한 기술적 측면을 넘어서, 정적이든 또는 동적이든(걷기, 달리기), 손 또는 탄성 밴드를 사용하여 손, 아래팔, 팔 또는 어깨 부위에서 받침대를 생성하여 신체와 고정근계에 가해지는 제약들의 방향과 강도를 변경할 수 있다. 실외 또는 거울 앞에서 러닝머신에서 재현할 수 있는 운동들이다.

러닝머신에서 연습

배치 지침

- 3 km/h 및 160 ppm 속도로 러닝머신에서 전족부로 걷기.

실행 지침

- 상대방이 오른손목을 뒤쪽으로 누르는 동안 러닝머신에서 걷는다.
  따라서 오른팔의 흔들림이 차단되거나 제한된다.
- 이 압력에 저항하면서 계속 걷는다. 어깨와 골반은 수평으로, 몸통은 수직으로, 걸음걸이의 질, 다리를 구성하는 부분들의 방향은 유지한다…
- 제약들의 위치와 제약들이 번지는 것에 집중한다.
- 러닝머신의 속도를 변경하지 않고 걷기에서 180 ppm으로 달린다.
- 거울에서 몸짓의 진행 상태를 확인한다.
- 대칭적인 방법으로 연습한다.

성공 기준

- 제약들의 강도와 방향에 관계없이 자세를 유지한다.

선택

- 압력 방향과 강도를 변경한다.

- 압력 위치를 변경한다: 손, 손목, 아래팔, 팔꿈치, 팔, 어깨, 어깨뼈, 가슴…
- 걸음걸이를 변경한다.
- 탄성 밴드를 사용한다.
- 탄성 밴드를 러닝머신의 다리나 어느 부위에 고정하여 한 손으로 잡고 러닝머신 위에서 혼자 실행할 수 있는 운동이다. 따라서 걷거나 달리는 동안 제약 강도와 방향을 변경할 수 있다. 한 손으로 여행 가방을 당기는 것과 유사한 제약이고 그리고 학습자가 자세와 몸짓에 주의를 기울이기만 하면 연습을 할 수 있다.
- 실외에서 두 명이 이 운동을 반복한다. 한 명이 상대방 손목이나 다른 부위에 전달되는 방향으로 압력을 가하는 동안 나란히 걷고 달린다.
- 이 구성 요소로 제자리 걷기와 달리기 운동.

어떻게 도약하는가

각 스포츠 마다 독특하게 지면을 밟는 것을 요구하지만 다리 구조와 작동 방식은 절대 변하지 않는다. 우리는 각 유형의 이동에 대해 약간의 미묘함과 더불어 같은 원리들을 발견한다. 도약 높이와 길이는 부수적이고, 높이와 길이는 고정근계의 질의 결과일 뿐이다. 몸짓의 질과 몸짓이 진행되는 것을 제어하는 것만이 더 중요하다.

어떻게 앞으로 도약하는가? 도약은 준비 운동에서 그리고 대부분 스포츠(테니스, 축구, 스키 등)에서 자주 볼 수 있는 운동이다. 예를 들어, 스키를 배우는데, 수직 이완을 할 수 있도록 6학년(또는 클럽에서 더 어린) 어린이는 정기적으로 일련의 도약을 연습한다. 우리가 도약할 때 두 가지 근육계가 작용하는데, 우리는 이 근육계는 서로 독립적이라고 묘사할 수 있지만 이러한 독립성은 몸짓의 효율성에 기인한다: 한 가지 근육계는 우리를 도약시키고 다른 근육계는 몸 구조를 유지한다. 우리가 여러 번 언급했듯이, 두 가지 근육계는 구분되는 면들에서 작용하고 다른 근육들을 동원한다. 그러나, 도약시키는 근육계(이 경우 폄 근육계)가 유지계를 능가하는 것이 일반적인데 최대의 효과를 내기 위해 이 두 근육계가 일치해야 한다. 기술적, 자세-역학적, 그리고 자발적인 연습은 이 두 근육계의 균형을 맞출 수 있다.

우리의 구조를 지배하는 기계적 법칙, 즉 고정근계를 고려하지 않고, 수직 이완(위쪽으로 도약하는 능력)의 개발은 formule 1의 모터를 4L(Renault 4)에 장착하는 것과 비교할 수 있는데, 이는 자동차 몸체를 점진적으로 변형시키는 결과를 발생시킬 것이다.

두 발/한 발(2P/1P)로 도약하는 것으로 시작하여 두 발/두 발(2P/2P)로 도약하는 것으로 돌아가고, 그 후 한 발/한 발(1P/1P)로 도약한다. 이 연습들은, 기본 좌표로서, 도약하는 질(부분들의 구성을 유지)을 위해 실행하는 경우에만 유용하다. 도약의 진행 상황을 제어할 수 있는 능력을 갖추기 위해서는 이 제약들을 제한하는 것은 우리가 할 일이다. 도약 거리와 높이는 다리 구성과 방향을 유지하는 우리의 능력에 달려 있다. 고정근계가 받쳐주지 않는다면 도약근계를 강화해도 소용이 없다.

❖ 우리는 반대되는 기능을 지닌 두 개의 근육 그룹을 언급할 때 ***길항근계***에 대해 이야기한다. 우리는 이 두 그룹의 기능을 전달하는 고정근계를 잊는다.

❖ 신발 유연성 정도에 따라 발의 생체역학을 자유롭게 하거나 혹은 자유롭게 하지 못하도록 하므로 신발의 선택은 중요하다. 유연한 신발 두께는 개인의 능력에 맞게 선택해야 한다. 맨발로 도약을 시도할 필요가 있다.

두 발/한 발 도약

이러한 유형의 도약을 실행하기 위해, 우리는 앞으로 이동과 연관된, 유지된 삼각형 빠 샤세를 사용할 것이다. 삼각형 빠 샤세를 행할 때 다리에 가해지는 제약들은 도약 중에 받는 제약들과 유사하다.

배치 지침

- 빠 샤세는 전족부로 지면을 누르면서 맨발로 실행된다. 몸짓을 쉽게 습득하고 자유롭게 발을 움직이려면 거울 앞에서 실행한다.

실행 지침

- 첫 번째로, 무게 중심을 올바르게 배치할 수 있는 표지판의 도움을 받아, 삼각형 빠 샤세를 실행하고, 그 후 유지된 삼각형 빠 샤세를 실행한다.
- 두 번째로, 무게 중심이 중앙선 위에 배치되도록 유의하면서, 발을 가측선(E, D)에 놓는다.
- 이 위치에서, 선 위에 오른발을 놓으면서 유지된 삼각형 빠 샤세를 수행한다. 유지된 삼각형 빠 샤세의 최종 위치는 양발, 한발로 도약한 최종 위치와 일치한다.
- 이 자세를 5초 동안 유지하고 시작 위치로 돌아간다.

- 이 움직임을 여러 번 반복한 다음, 앞으로 나아가면서 이 동작을 실행한다, 즉, 시작 부분에서 몇 센티미터 정도 오른발을 놓고 그 후 몸짓이 올바르게 조정된 경우에만 점차 거리를 늘리면서 실행한다. 삼각형 빠 샤세 이동에 적응하면 앞으로 도약을 연습할 수 있다(**그림 67**).
- 교대로 오른다리, 왼다리에서 이 운동을 실행한다.

주의 사항

- 선 위에 발을 놓는다.
- 전족부로 착지한다.
- 발뒤꿈치를 지면에 놓지 않고 지면에 닿을 때까지 발뒤꿈치를 내림으로써 충격을 완화하도록 착지를 제어한다. 충격 완화 효과와 또한 목말 밑 관절의 피복 효과는 발뒤꿈치가 지면에 닿을 때까지 내려가도록 하여 지면의 반작용을 흡수하는 능력에 달려 있다.
- 충격 완화의 질을 보증하는, 지면에 충격 소음이 없음.
- 유연한 움직임, 자세를 유지할 수 있다.
- 부분들의 방향 제어. 골반에 비해서 그리고 지면에 그려진 선에 비해서 발이 벌어지는 것은 여기에서, 자세 역학을 목표로 하는 운동의 범주에서, 보완작용으로 생각해야 한다. 다리를 벌리는 것은 다른 근육을 사용하여 이동으로 인한 제약을 관리하고 다리가 안정된다.
- 도약하기 위해 지면을 차고, 착지할 때 EAD를 유지하면서, 다리는 무너지거나 아치형이 되어서는 안 된다.
- 도약하기 위해 지면을 차고, 착지할 때, 등이 굽어서는 안 된다.
- 삼각형 빠 샤세 참조.

선택

- 항상 EAD를 유지하면서 도약 거리와 빈도수를 점차 늘린다.
- 바깥 선들 위에서 지면을 밟으면서 도약할 때 동시에 오른쪽 또는 왼쪽으로 약간 가쪽으로 이동한다(**그림 EAD의 그림 22, E 및 D**).
- 미끄러운 표면에서 착지하는 것을 연습하기 위해, 다져진 땅인 테니스 코트에서 연습을 한다. 제시된 대로 연습을 시작한 다음, 가벼운 달리기 후에 실행하면 슬라이딩 단계를 증가시킨다.
- 양팔을 교차하여 양손을 양쪽 어깨 부위에 놓는다.

QR-code n°30

그림. 67

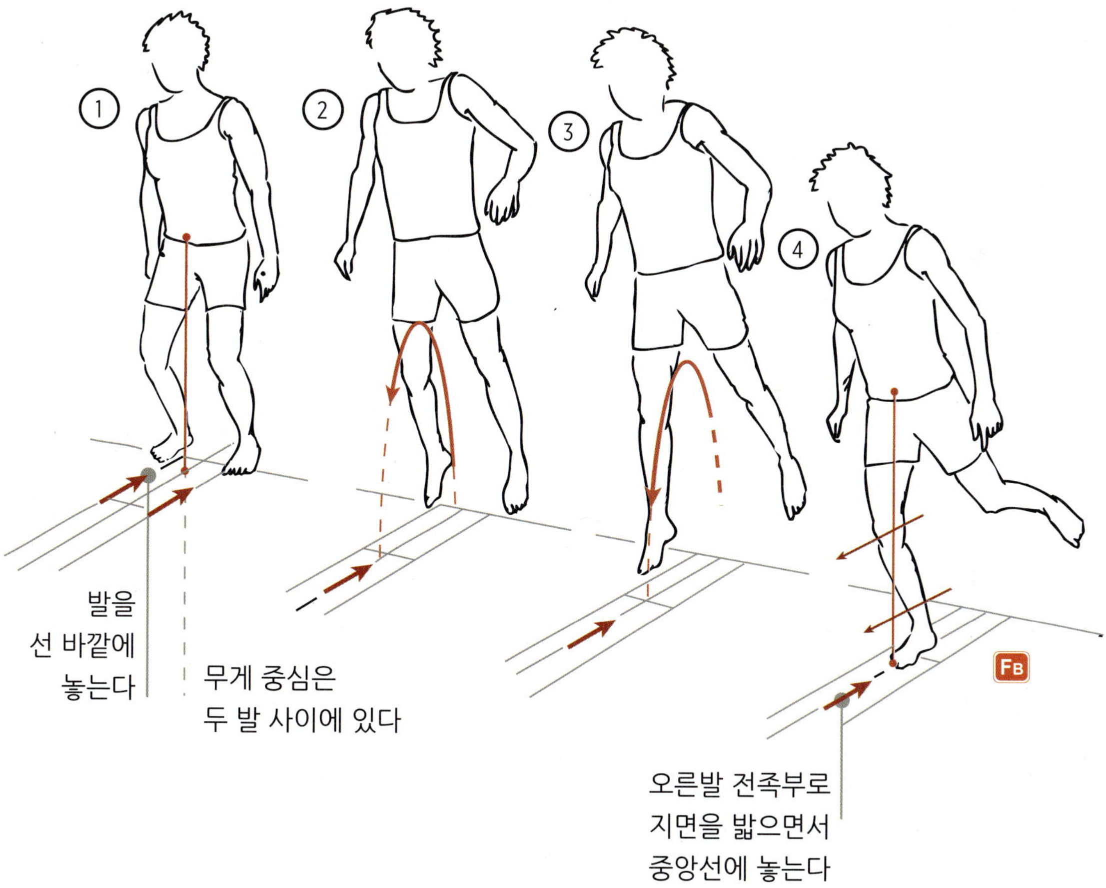

두 발/두 발 도약

도약할 때 몸짓이 진행되는 과정을 쉽게 익히기 위해, 우리는 무릎과 발목 위치에 대한 지각을 개발할 수 있는 하프 스쿼트 운동을 수행하는 것으로 시작할 것이다.

하프 스쿼트, 평행 되게 놓은 발들

목표

- 관절들의 위치를 인식한다.
- 두 발을 모은 상태에서, 하프 스쿼트 연습은 ≪무릎≫과 ≪발목≫ 움직임에 대한 지각을 쉽게 한다. 이 연습은 두 발/두 발로 올바르게 도약하는 방법을 배우는 첫 번째 단계이다.
- 고정근계를 강화한다.

배치 지침

- 그림에서 두 개의 바깥 선을 사용한다(**그림 22**, E, D).
- 전족부로 지면을 밟고, 발뒤꿈치는 지면에 스치듯이 놓고, 두 발이 평행 되게 두고, 각 선 위에 한발씩 놓는다.
- 두 발 사이에 체중을 골고루 분배한다.
- 양쪽 다리를 삼중으로 약간 굽힌다.
- 무릎과 발목 위치를 확인하고 운동 중 무릎 사이의 간격을 유지하는데 주의한다.
- 발 앞활 부위에서 압력 분포를 인식한다.

실행 지침

- 엉덩이와 목말 밑 피복, 고정근들을 사용한다.
- 무릎 굽힘을 90° 초과하지 않고 다리 굽힘/폄 움직임을 천천히 실행한다(**그림 68**). 굽힘 시 슬개골힘줄의 긴장을 제한하기 위해, 골반을 발뒤꿈치 뒤로 유지하고 양팔을 앞으로 뻗는다.

주의 사항

- 두 무릎 사이 공간이 유지되어야 하며, 두 무릎이 전체 움직임 중에 서로 접근하거나 멀어지지 않아야 한다. 엉덩이 피복.
- 두 발목이 안쪽이나 가쪽으로 기울어지지 않아야 한다. 목말 밑 피복.
- 발 앞활 부위에서의 압력 분포는 변하지 않는다. 전체 움직임 중에 다리 EAD를 유지.
- 무게는 두 다리 사이에 균등하게 분배되어야 한다.
- 등이 아치형이 되어서는 안 된다.

QR-code n°31

그림. 68

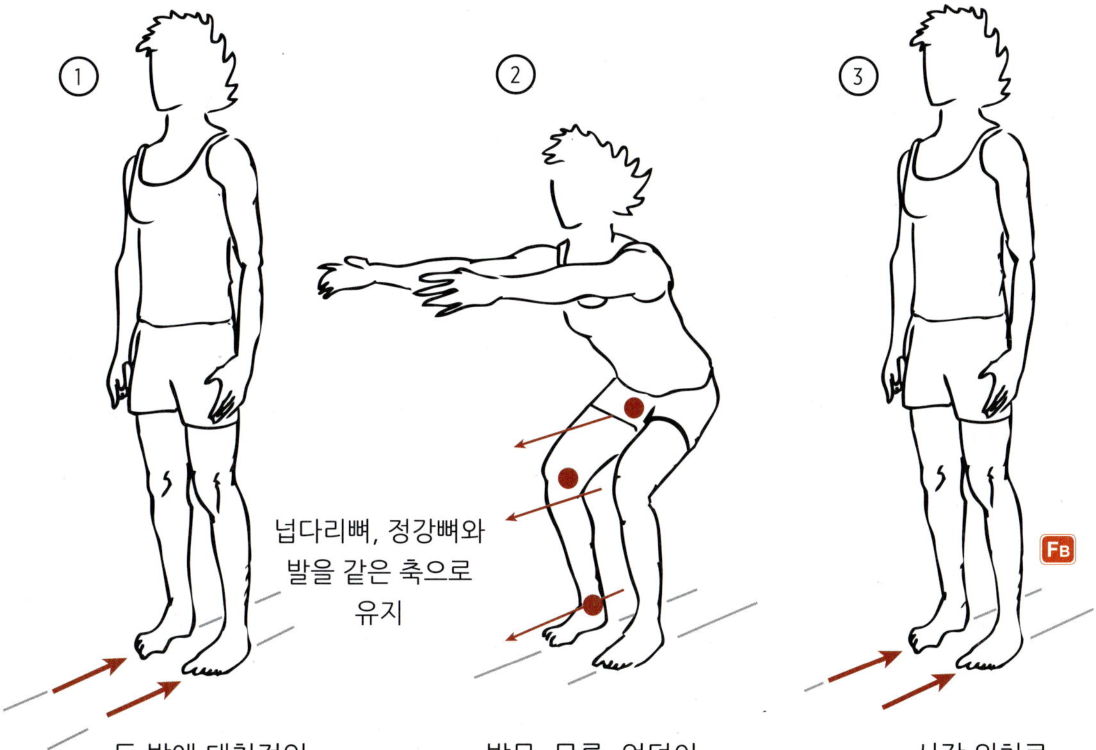

두 발에 대칭적인 무게 분포

발목, 무릎, 엉덩이 삼중 굽힘

시작 위치로 돌아가기

선택

- 발뒤꿈치 높이, 굽힘 정도, 두 발 사이의 간격을 변화시킨다.
- 점차 움직임의 속도를 올리고, 움직임이 끝날 때 휴식한다.
- 제 자리에서 도약을 약간 한 다음, 앞으로 약간 도약한다.
- 두 팔을 교차하여 양손을 양쪽 어깨 부위에 놓는다.

두 발/두 발 도약

이전 연습에서부터 우리는 점점 멀리 뛰는 도약을 추구할 것이다. 우리가 제공하는 운동은 매우 선별적이며 실제로 구체적이고 정확하게 우리가 목표로 하는 근육들에 많은 기술적 제약들을 제시한다. 이 연습을 정확하게 실행하지 않으면 운동 효과가 떨어진다. 그러므로 어떤 활동 중에 자발적으로 발생하는 도약들과 자세-역학을 목표로 하는 도약들과는 구별해야 한다. 스포츠에서 착지할 때 다리를 벌리는 것이 만약 다른 방향으로 다시 도약하는 데 필요한 경우, 그 자체로는 문제가 되지 않는다. 이 행위 형태가 어떠하든 간에, 이러한 벌림이 존재하여, 몸짓을 고정하고 행위자가 자발적으로 그의 다리 방향을 조정하는 것을 방해하는 것이 문제가 된다.

목표

- 자세-역학계를 강화한다.
- 몸짓의 기술적 부분에 대해 연습하고,
  제어할 다른 움직임들에 대한 지각을 발달시킨다.

배치 지침

- 이전 연습과 동일하다.
- 도약 중에 두 손을 사용하지 않도록 두 손을 교차하여 양쪽 어깨 부위에 놓는다.

실행 지침

- 발을 지면에 붙인 상태에서, 지면을 누르면서 두 번의 굽힘/폄 움직임을 실행한 다음,
  앞으로 약간 도약한다. 이러한 굽힘/폄 움직임들을 실행할 때,
  지면을 밟고 있는 지지대와 EAD의 대칭성을 제어한다.
- 시작 시와 같은 간격으로 두 발을 평행으로 놓는다(**그림 69**).
- 전족부 부위인 발 앞활이 펴지는 것과 압력 분포에 집중하면서,
  두 발로 선 위에 착지한다. 엉덩이 피복을 유지하는 힘이 부족하거나,
  목말 밑 관절 피복을 유지하는 힘이 부족하거나 혹은 2가지 경우가 동시에 발생하면,
  압력이 안쪽으로 이동한다.
- 균형을 유지한 상태에서 이 자세를 5초 이상 유지한다.

주의 사항

- 도약하기 위해 지면을 차고 지면에 착지할 때, 다리는 아치형이거나
  붕괴되어서는 안 된다.
- 두 발을 선 위에 다시 놓는다.
- 발 앞활 부위에서 압력 분포를 제어하면 관절들의 위치가 바르게 된다.

그림. 69

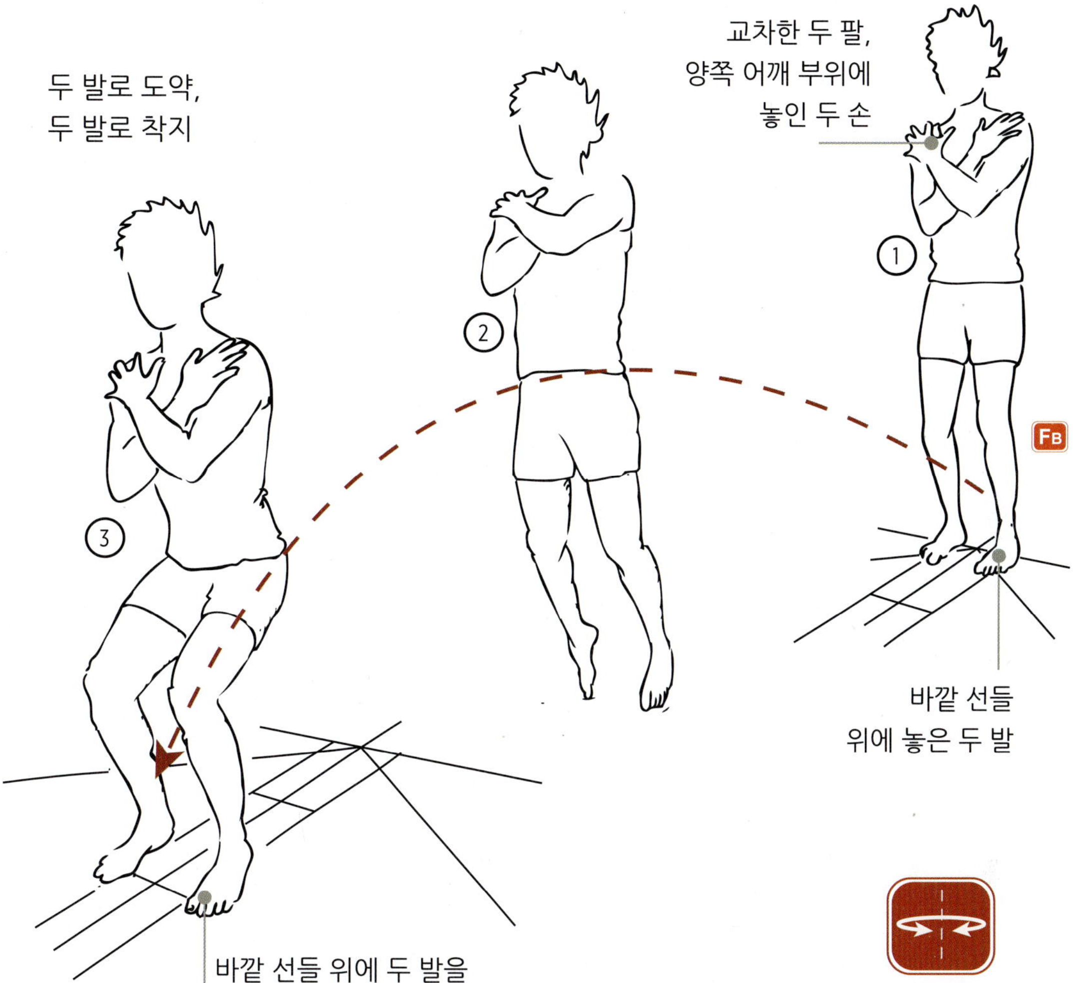
두 발로 도약,
두 발로 착지
교차한 두 팔,
양쪽 어깨 부위에
놓인 두 손
①
②
③
FB
바깥 선들
위에 놓은 두 발
바깥 선들 위에 두 발을
놓으면서 착지하고
이 자세를 **4**초 동안 유지하도록
지시한다

- 두 발은 같은 높이(한발은 다른 발의 앞쪽에 있지 않아야 함)에 놓이고, 평행을 유지하고, 그리고 같은 간격으로 벌어져야 한다.
- 체중은 두 다리 사이에 균등하게 분배되어야 한다. 골반 중앙, 몸통, 목 그리고 머리는 두 지지대의 중앙에 위치해야 한다.
- 지면에 착지할 때 충격 소음이 없는 것은 충격 완화의 질을 보장한다.
- 도약하기 위해 지면을 차고 지면에 착지할 때 등이 아치형이 되어서는 안 된다.

선택

- EAD를 유지하는 것에 따라 도약의 높이와 길이를 변화시키는데, 이는 개선이 되는 것을 기록할 수 있다.
- 두 발의 (바깥쪽) 간격을 변화시킨다.
- 두 팔을 교차하여 두 손을 앙쪽 어깨에 놓는다.

우리는 학습자의 능력에 따라 제약을 증가시킬 것이다. 도약하고 착지할 때 ***두 무릎 간격, 지지 영역 그리고 발의 평행도 제어***는 관절들의 위치를 유지하는 학습자의 능력과 직접 관련이 있다. 안정, 균형, 반응성 그리고 지면을 밟는 고정성은 학습자의 능력에 달려 있다.

한 발, 한 발/한 발 도약

이 운동은 고정근계의 강한 작용을 요구한다.

목표

- 1P/1P 점프 시 유지 능력들을 발달시킨다.
- 몸짓의 기술적 측면을 연습하고, 제어할 다른 움직임들에 대한 지각을 발달시킨다.

배치 지침

- 거울 앞에 서서 오른발을 그림의 중앙선 위에 놓는다(**그림 22**, A).
- 상체를 바르게 유지한다.
- 다리를 삼중으로 굽힌다.
- 도약을 수행하는 동안 사용하지 않도록 두 손을 양쪽 어깨 부위에서 교차시킨다.
- 무게를 오른다리로 옮기고 왼다리를 지면에서 들어 올리고 오른다리로 균형을 유지한다.

실행 지침

- 앞으로 약간 도약을 한다.
- 선 위에 오른쪽 전족부로 착지.
- 관절들의 중첩을 유지한다.
- 시작 위치로 돌아가 왼쪽에서 비슷한 움직임을 실행한다.
- 다리, 골반과 어깨를 수평으로 유지하도록 주의하면서 거리를 점차 늘린다.

주의 사항

- 도약하기 위해 지면을 차고 지면에 착지할 때 관절들의 위치를 유지한다.
  다리가 구부러지거나 무너지지 않아야 한다.
- 발뒤꿈치가 지면에 스칠 때까지 내려오고 전족부로 지면을 밟는다.
  충격 완화의 질을 보장하기 위해 지면에 닿을 때 소리가 나서는 안 된다.
  관절들의 위치를 보장하는 발 앞활 부위에서 압력 분포 제어.
- 도약하기 위해 지면을 차고 지면에 착지할 때 등이 아치형이 되어서는 안 된다.
- 골반과 어깨 축을 수평으로 유지한다.

선택

- 도약 길이와 높이를 점차 증가시킨다.
- 도약 빈도를 높인다.
- 두 팔을 교차하여 두 손을 양쪽 어깨 부위에 놓는다.

보충 운동:
엉덩이의 능란한 움직임을 발달시킨다

EAD 터치 쓸기

목표

– 모음근들을 작용시키지 않고 엉덩굽힘과 가쪽돌림 움직임을 결합하는 것을 배운다.

배치 지침

– 중립 위치, 어깨너비보다 더 넓게 두 다리를 벌린다.

실행 지침

첫 번째

– 왼다리로 체중 이동(**그림 70**).
– 골반과 수직이 되도록 오른쪽 무릎을 오른쪽 엉덩이 높이로 올린다.
– 시작 위치로 돌아간다. 엉덩굽힘 정도와 무릎 방향을 조절할 때까지 이 운동을 여러 번 반복한다.

두 번째

– 왼다리로 체중 이동.
– 골반과 수직이 되도록 오른쪽 무릎을 오른쪽 엉덩이 높이까지 올린다.
– 엄지발가락 끝이 위로 향하도록 하면서 엉덩가쪽돌림을 실행한다.
– 시작 위치로 돌아간다.
– 반대편에서도 비슷한 움직임을 실행한다.

주의 사항

– 두 발은 움직임 내내 서로 평행을 유지한다.
– 무릎은 엉덩이 축에 있고 오른쪽이나 왼쪽으로 움직이지 않는다.
– 관절들의 축 전체는 거울에서 수직으로 향한다.
– 등을 굽혀서는 안 된다.
– 어깨와 골반은 지면과 평행을 유지한다.
– 상체를 가쪽으로 기울지 않고, 움직임을 행하는 동안 골반을 같은 수평으로 유지한다.

선택사항

– 앞으로, 뒤로 이동하면서 운동을 실행한다.

QR-code n°32

그림. 70

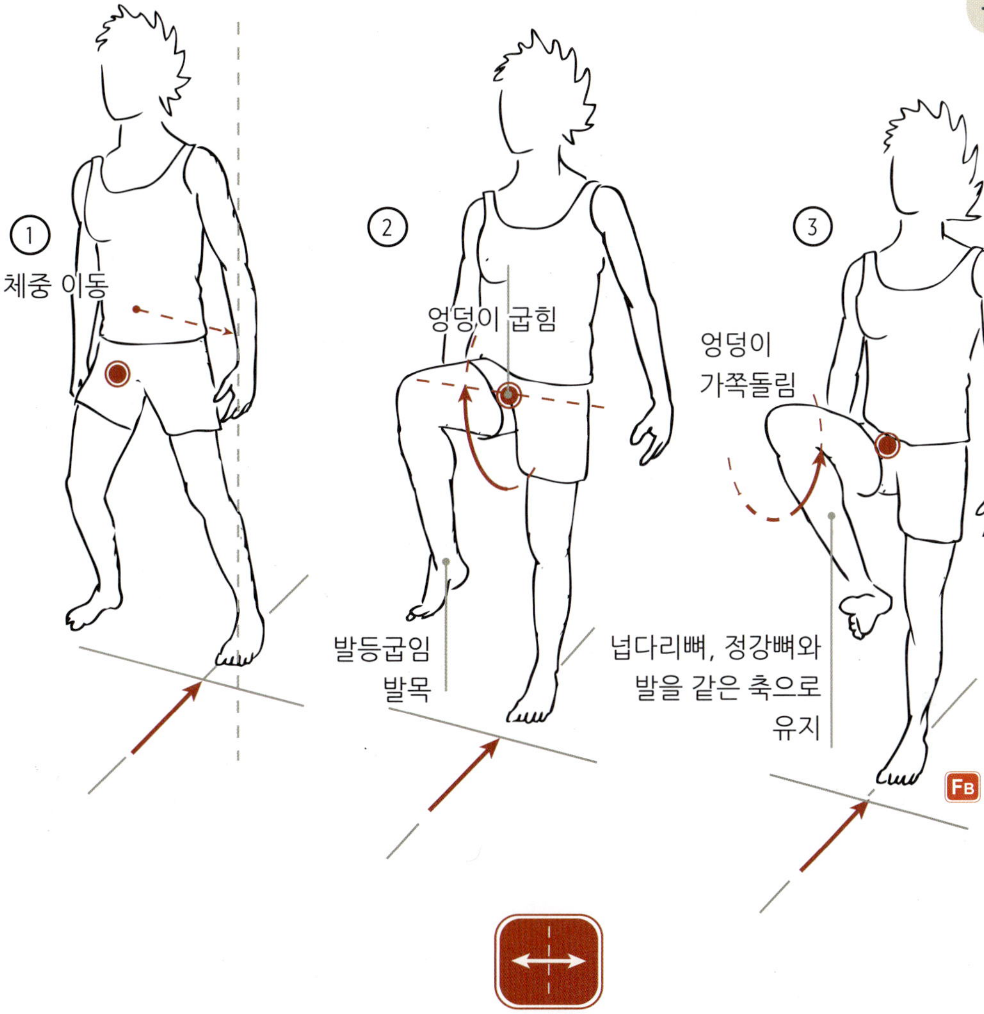

엉덩이 회전 – 엉덩이 가쪽돌림을 실행한다

목표

– 가쪽돌림근들의 분리를 강화한다.
– 다양한 움직임들을 결합하면서 협응력을 연습한다:
  미끄럼, 제자리 걷기, 옆으로 걷기 등등.

배치 지침

– 중립 위치, 어깨너비로 발을 벌림.

실행 지침

– 오른발을 미끄러지듯이 움직이면서 왼다리로 체중을 옮긴다(**그림 71**).
– 오른발이 왼발에 닿으면, 오른발뒤꿈치의 안쪽 가장자리가 왼다리를 따라
  무릎 높이까지 미끄러지듯이 움직인다.
– 시작 위치로 돌아온다.
– 다른 발도 같은 움직임을 실행한다.

주의 사항

– 두 발은 움직이는 동안 내내 서로 평행을 유지한다.
– 무릎은 넙다리뼈 축에 있고 오른쪽이나 왼쪽으로 움직이지 않는다.

선택

– 장딴지를 따라 전족부의 안쪽 가장자리(첫 번째 발허리뼈머리)를 미끄러지듯이
  움직인다.
– 제자리에서 이 운동을 실행한 후 앞으로 나가면서 그리고 뒤로 물러서면서 이 운동을
  실행한다.
– 안정을 제어하기 어려운 경우에는, 고정된 다리의 발뒤꿈치를 지면에 놓는다.

QR-code n°33

그림. 71

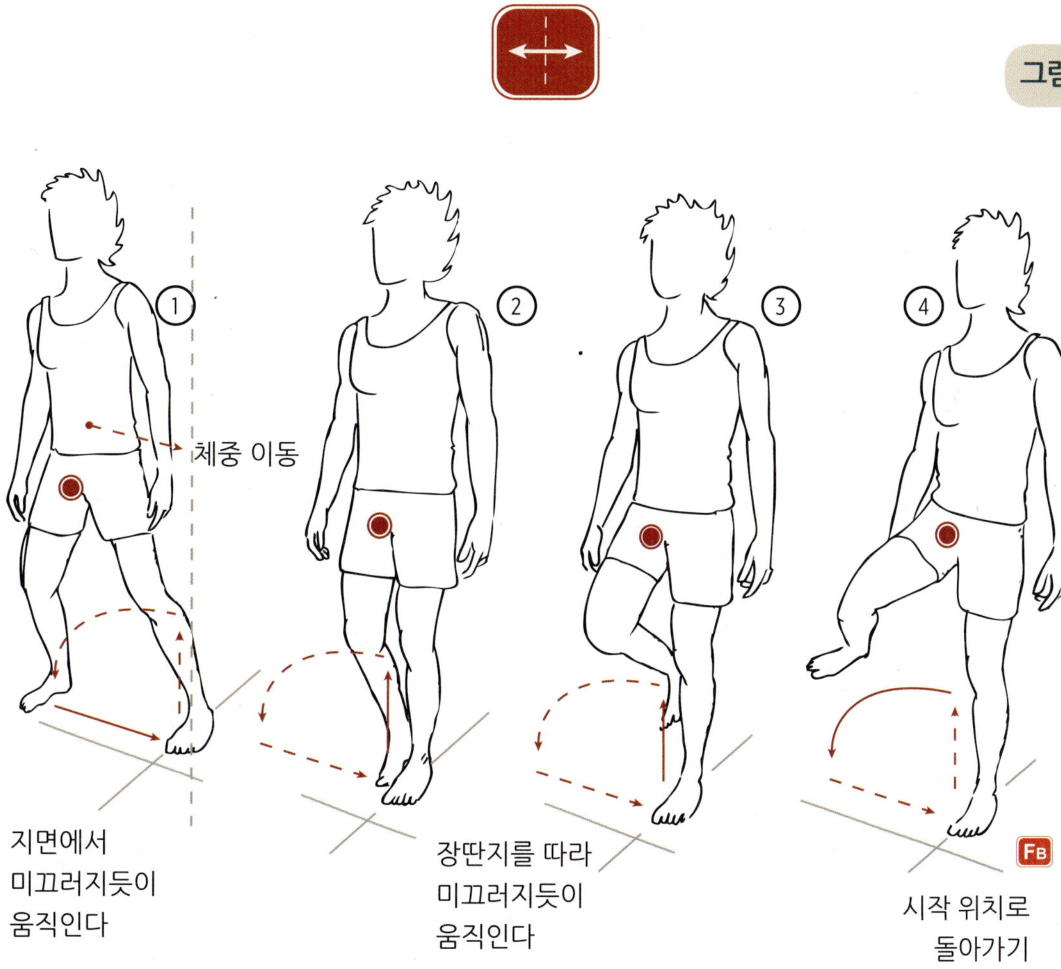

이동 방향에 따른 운동 요약표
그리고 작용하는 관절

	엉덩이	무릎	목말 밑	IAT	수직	정면	수평	시상
삼바, 이중 피복 및 스테퍼			XX	XX				
MSP	X	X	XX	XX	X			
CSP	X	X	XX	XX	X			
제자리에서 도약	X	X	XX	XX	X			
EAD 활보	XX	XX	XX	X		X		
EAD 스텝 터치	XX	X	XX	X		X		
EAD 터치	XX	X	X	X		X		
50/50 빠 샤세	XX	X	XX	X		X		
삼각형 빠 샤세	XX	X	XX	X		X		
옆면	X	X	X	X		X		
사각형 빠 샤세	XX	X	XX	X		X		
45° 중심축	X	X	X	X			X	
담배 운동	X	XX	XX	X			X	
피루에트/중심축	X	XX	XX	X			X	
도약하여 안쪽 가쪽 ¼ 회전	X	XX	XX	X			X	
앞/뒤	X	X	X	X				X
앞 터치	X	X	X	X				X
앞/뒤 빠 샤세	X	X	X	X				X
두 발/두 발 도약	X	X	X	X	X			X
두 발/한 발 도약	X	X	X	X	X			X
½ 스쿼트	X	X	X	X	X			X
한 발/한 발 도약	X	X	X	X	X			X
원 달리기	X	X	X	X	X			X
8자 달리기	X	X	X	X	X	X	X	X
S자 달리기	X	X	X	X	X	X	X	X
맨발 달리기 평평한 지형	X	X	X	X	X	X	X	X
맨발 달리기 다양한 지형	X	X	XX	XX	X			X
맨발 달리기 고난도 지형	XX	XX	XX	XX	X	X	X	X
맨발 달리기 기술적 지형	XX	XX	XXX	XXX	X	X	X	X
쓸기	X					X		
엉덩이 회전	X	X	X	X		X		

	엉덩이	무릎	목말 밑	IAT	수직	정면	수평	시상
측면으로 엉덩이 벌림	X							
뒤로 엉덩이 벌림	X							
측면으로 엉덩이 돌림	X							

Chapter 5

새로운 몸짓과 자세를 새긴다

≪우리의 행위들 중 하나의 행위가 더 이상 자연스러운 행위가 아니라 자동화된 행위로 바뀌게 되면 어떻게 되는가? 의식이 작용하지 않는다. 예를 들어, 운동을 배울 때 우리는 움직이는 각각의 움직임을 인식하는 것부터 시작하는데, 왜냐하면 이 움직임은 우리로부터 기인하고, 이 움직임은 우리가 결정한 결과이고 우리가 선택한 것을 내포하고 있기 때문이다; 그 후 이 움직임들은 서로 더 연결되고 더 기계적으로 서로를 결정함에 따라, 우리가 결정하고 선택하지 않아도 되고, 움직임에 대한 우리의 의식은 줄어들고 사라진다.≫

Henri Bergson, 영적인 에너지, ≪작은 도서관≫ Payot, 2012, p.40

프로그램 편성

수업

수업 구성을 더 잘 이해하고 통합하려면, 지도자의 지시를 따르는 것이 좋다.

이 책 전체에서, 우리는 몸 기능의 개념화, 몸 감각의 발달, 몸짓의 정확성과 기술적 측면이, 우리가 정의하였듯이, 더 효과적인 몸짓을 개발하는데 필수적인 요소라는 사실을 강조했다. 이를 위해, 우리는 학습자가 자신의 몸짓과 몸짓의 작용 형태를 이해할 수 있도록 지도하고, 어떠한 목표로 나아가는 것이 가능하고 어떻게 목표를 달성할 수 있는지 이해할 수 있도록 지도한다.

단계마다 지식과 기술을 습득해야 한다. 우리가 이 몸짓을 우리에게 유리하도록 사용하기 위해, 우리는 운동들을 이해하고, 습득하고, 제어하도록 노력한다. 이러한 과정을 보장하는 가장 좋은 방법은 다른 사람들에게 이 과정을 설명하고 가르칠 수 있는 것이다. 우리는 이것을 의식적으로 행동해야 할 필요가 있는 개인적인 여정으로 간주할 수 있다. 우리가 각 운동을 느끼고 통제하기 위해 발휘하는 집중력과 제어를 하는 노력은 우리의 지각을 개발하고 조정한다. 점진적으로, 완전히 알아차리지 못하는 움직임이 의식에서 명료하게 나타난다. 따라서 이 움직임은 더는 우리가 느끼려고 노력하는 움직임이 아니라 자연스럽게 느끼는 움직임이다. 사람이 목말 밑 관절의 위치를 찾지 못하고 자신의 움직임들을 감지할 때, 목말 밑 관절 피복이 어느 순간부터 결함이 있는지 감지할 수 없다. 사람은 이러한 모든 미묘함을 고려하지 않고 ≪자기수용성≫이라는 작업을 수행할 위험이 있는 현상의 원인을 알지 못하고 이를 일반적인 균형의 부재로 간주할 것이다. 열심히 운동을 하면, 지각이 섬세해지고, 우리는 이 관절 유지가 느슨해진 순간을 인식한 다음, 이 관절을 유지하는데 문제가 발생하기 전에 움직일 수 있는 여지의 폭을 인지한다. 이러한 능력은 다른 관절들을 제어하는 데 유용하다. 이렇게 우리는 막연한 인지에서 몸과 더 나은 상호 작용을 촉진하는 보다 정확한 인지로 넘어간다. 우리는 이러한 능력들, 한계들을 더 잘 알고 있으며 그리고 이러한 능력들과 한계들을 더 잘 준수할 수 있다. 학습의 결과는 **정밀도, 반복과 실행하는 규칙성**에 따라 달라진다.

주요한 단계(그림 72)

1. **정적 검사와 자세-역학 검사**
2. **작동 방식을 알고, 이해하고 느낀다**
   검사들을 분석, 움직임의 근원, 자세 변동성, 시각과 감각 좌표계.
3. **교정 준비 작업**
   지면을 밟는데 분리 운동과 유연성 운동(지면을 밟을 때 뒤틀림/뒤틀림 풀기 운동들, 교차 걸음 운동, 목말 밑 작용으로 가쪽으로 지면을 밟는 운동과 목말 밑이 작용하지 않고 가쪽으로 지면을 밟는 운동…).
4. **기술 교정, 감각 지표들과 운동 지표들을 습득하고 강화**
   피드백과 관련된 *EAD* 연습을 통해 학습자는 자신의 몸짓을 교정할 수 있다. 처음에 지도자가 피드백을 주고 난 다음, 학습자는 자신이 보고 느끼는 것에 따라 자신의 피드백을 만들고, 이 피드백은 내부적, 즉 시각적(거울을 통해)이고 감각적으로 되는데, 그 후에는 이 피드백은 단지 감각적으로만 된다.
5. **제어**
   몇몇 검사들을 재현하고 변화를 기록하고 공유한다.
6. **이 새로운 자세를 새기고 이 새로운 자세를 중심으로 몸을 만든다**
   운동들을 재개, 일상운동과 자세 변화.

더 자세한 방법으로

1. 촬영된 자세-역학 검사들
2. 작동 원리 찾기
3. 움직임들의 근원, 제어 수단들과 영향
4. 자세 변동성, 가능성의 범위
5. 감각 좌표들을 습득, 지면을 밟는 부위에 대한 지각의 발견과 발달
6. 분리 연습들의 습득
7. 발의 생체역학이 자유롭도록, 특별한 운동들을 습득
8. 수직, 정면, 수평과 시상 제어들을 관리하기 위한 자세-역학 운동들을 습득
9. 제어
10. 일상생활으로 이동과 스포츠로 활동
    a. 전족부 보폭 개선
    b. 걷기, 계단, 앉기, 일어나기 등.
    c. 발의 고유한 유동성을 유지하기 위해, 유연하고 얇고 뒷굽이 없는 신발을 사용

그림. 72

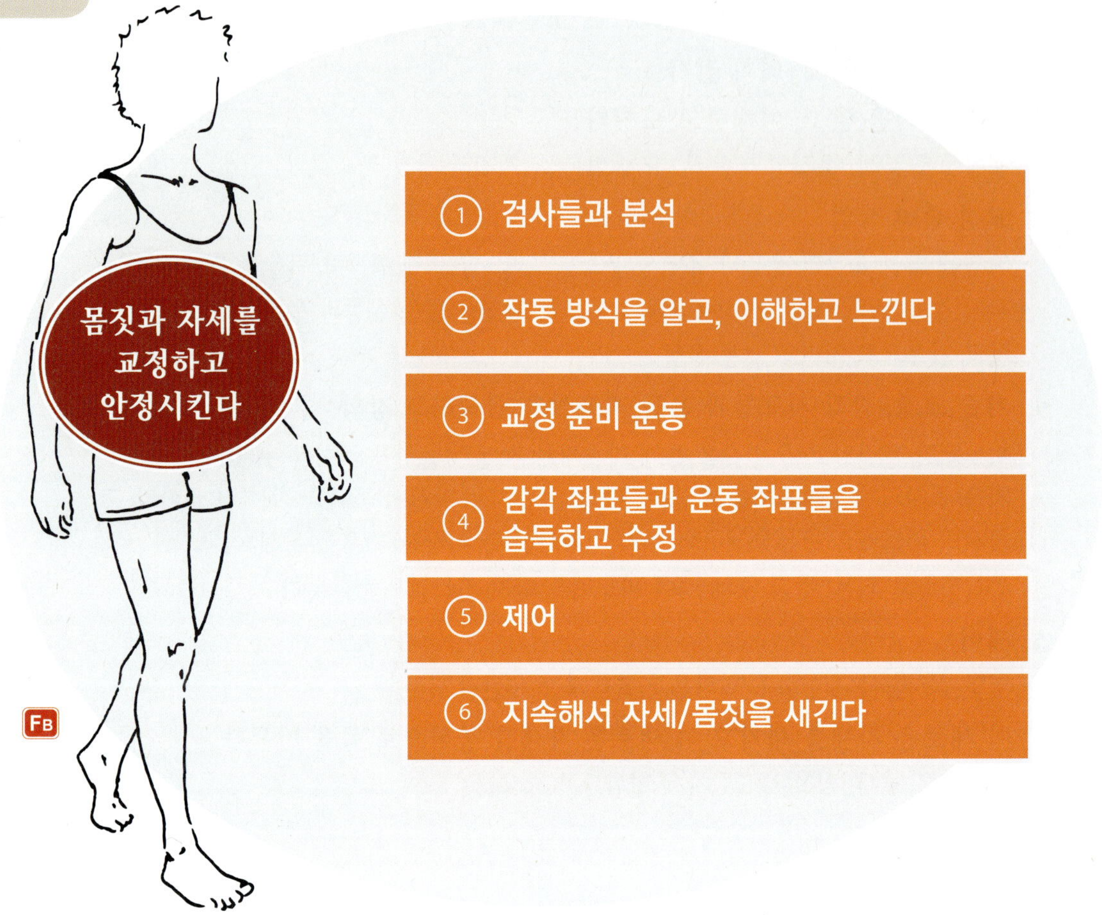

개인 능력, 이해 수준과 통합 수준에 따라, 첫 수업부터 이러한 모든 단계를 수행할 수 있다. 우리는 반드시 모든 운동을 검토하지 않고도 학습자에게 가장 적합한 운동을 선택할 것이다. 중요한 것은 시작 수준을 고려하고 어떻게 지도할 것인가를 아는 것이다. 6단계를 이해하고 습득한 후에는, 요구되는 신체적이고 기술적 역량을 개발하기 위해 운동들을 조정해야 하는 것이 남아있다.

아래는 무릎 염좌로 인해 다리를 유지하고 방향을 정하는데 결손이 있는 사람의 문제를 해결하는 사례이다. 수업들과 수업 횟수를 구성하는 것은 사람마다 다르다는 것을 강조하는 것은 무의미하다. 이 사례는 운동 경로를 보여 주지만 각 개인에 대해 같게 재현될 수는 없다. 여기에 묘사된 사람은 실제로 수천 킬로미터 떨어진 곳에 거주하며, 거리 문제로 인해, 대면 수업의 횟수는 제한된다. 그러므로 최대한으로 자기 관리를 쉽게 하려면 학습자에게 지식과 능력을 제공하는 것이 필요하다. 2개월 간격으로, 4번의 수업이 실행되었고, 첫 번째와 두 번째 수업은 24시간 간격으로, 세 번째는 한 달 후, 네 번째는 두 달 후 마지막으로 실행되었다.

첫 번째 수업 과정(약 45분)

목표: 자신의 몸을 이해하고, 준수하고 제어한다

0. 러닝머신에서 준비 운동, 걷기/달리기 - 10~15 분.

정적 검사들과 자세-역학 검사들

1. 촬영된 자세-역학 검사들. 다양한 검사들을 통해 3개의 공간면에서 목말 밑 피복 결손, 엉덩이 피복 결손과 무릎(돌림) 피복 결손 및 발 방향 결함(가쪽번짐)과 오른다리 방향 결함(정강뼈 가쪽돌림).

   a. EAD 굽힘/폄, 엉덩이와 목말 밑 유지 결손.
   b. 도약 2P/2P, 1m에서부터 자세 유지 결손.
   c. 도약 2P/1P, 50cm에서 자세 유지 결손.
   d. 삼각형 빠 샤세, 방향 결함과 엉덩이와 목말 밑 유지 결손.
   e. 도약 ¼회전, 방향 결함 및 엉덩이, 목말 밑과 무릎 유지 결손.
   f. 회전, 목말 밑 유지 결손과 무릎 유지 결손.

작동 방식을 알고, 이해하고 느낀다

2. 거울과 비디오를 사용하여 다른 검사들을 수행하고 학습자가 자신이 보고 있는 것, 잘못된 것으로 보이는 것과 어떤 몸짓이 최적의 몸짓이 되는지를 작성하도록 함으로써 작용 방식을 발견한다. 학습자가 사용하는 관찰 가능 항목들을 표시하고, 필요한 경우 관찰 가능 항목들을 수정한다. 이 단계에서 점진적으로 신체의 행동을 분석할 수 있다. 두 번째 단계는 이러한 움직임의 근원, 즉 움직임을 제어하는 요소를 발견한다.
3. 발에서 뒤틀림 움직임 폭의 중요성을 고려하기 위해, 이 폭이 관절들의 위치에 미치는 영향들을 고려하기 위해, 거울 앞에서 자세 변동성을 평가한다. 발뒤꿈치를 들고 연습하는 필요성을 느낀다.
4. 지면을 밟고 있는 발 앞활 부위(지지 영역)에서 압력 분포에 대한 인식의 발견과 개발한다. 다리를 구성하는 부분들의 방향과 유지에 따른 압력 분포의 변화를 인식한다.

교정 준비 운동

5. 지면에 앉아서, 의자에 앉아서, 서서 행하는 분리 운동들. 학습자가 자신의 몸을 통제하고 그리고 각 관절의 움직임들이 실행되는 부위를 찾는 능력들을 인식할 수 있도록 운동하기 때문에 또한 필수적인 단계이다.
6. 발이 생체 역학적으로 자유롭게 움직이기 위해 특별한 운동들을 습득한다. 발 유연성과 뒤틀림 복합체 유연성. 교차 걸음, 목말 밑 작용과 비작용, 삼바, 삼바와 발 이중 피복.

기술적인 교정, 감각 지표들과 운동 지표들을 강화하고 습득

7. 강화하는 운동들을 습득하고 위치를 찾는 운동들을 습득한다. 학습자는 10~15회 반복의 2~3 세트를 수행하여 이 운동들을 습득한다. 목표는 다양한 운동을 올바르게 수행하는 방법을 배우는 것이며, 몸짓 진행의 질만을 중요시 한다.

    a. 압정과 끈을 사용하여 제자리 걷기, 매번 지면을 밟을 때마다 목말 밑 작용을 유지하고 공중단계에서 다리를 구성하는 부분들의 방향을 유지, 발 이중 피복.
    b. 압정과 끈을 사용하여 제자리 달리기.
    c. 활보.
    d. 제자리에서 다시 도약 – 목말 밑 작용
    e. 도약하지 않고 EAD ***스텝 터치***.
    f. 50/50 빠 샤세.
    g. 유지된 50/50 빠 샤세.
    h. 삼각형 빠 샤세.
    I. 뒤로 45.

우리는 이전 운동으로 돌아가거나 휴식 시간을 갖기를 주저하지 않고 하나의 운동에서 다른 운동으로 진행한다. 우리는 학습자가 자신의 몸짓을 올바르게 수행할 수 있도록 몸짓을 충분히 제어를 할 수 있는 단계까지 도달하는 것을 추구한다. 몸짓 진행의 질만을 중요시 한다는 것을 강조한다.

제어

8. 학습자에게 삼각형 빠 샤세를 다시 한 번 더 수행할 것을 요구하면서 수업을 종료한다. 몸짓의 변화, 기술적인 부분에 주의를 기울여 몸 구조를 유지할 수 있는 능력을 인식하도록 검사를 다시 촬영한다.

이 새로운 자세를 새기고 이 새로운 자세를 중심으로 몸을 만든다

9. 다른 운동들을 수행하는 학습자를 촬영하고 다른 응용 프로그램을 통해 인터넷으로 즉시 전송한다.

24h 후 두 번째 수업

목표: 운동 습득을 강화하고 프로그램을 설정한다.

1. 러닝머신에서 준비 운동, 걷기/달리기 – 10~15분.
2. 이전 수업에서 학습한 운동들을 반복 – 운동 당 3 x 10회 반복(분리와 강화). 수행하기 어려운 운동들을 더 많이 연습할 것을 강조한다.
3. 새로운 운동들을 습득.
   a. 담배 운동.
   b. 안쪽과 가쪽 ¼ 중심축.
   c. 도약하여 안쪽과 가쪽 ¼회전.
4. 순서를 정하고 이 동작들을 실행하는 학습자를 촬영한다. 인터넷의 다양한 응용 프로그램을 통해 즉시 이 순서를 학습자에게 발송한다.

순서: 일주일에 4회 실행할 수업

1. 뒤틀림 복합체 유연성(교차 발들, 삼바…).
2. 분리 연습
   a. 지면에 앉아 – 3 x 10, IAT, 목말 밑, 정강뼈, 엉덩이.
   b. 의자에 앉아 – 3 x 10, 엉덩이, 정강뼈, 목말 밑.
3. (활보 x 10, 50/50 빠 샤세 x 10, 삼각형 빠 샤세 x 10, 끈+압정이 있는 MSP) 이 순서를 3회 반복한다.
4. 도약하지 않고 EAD ***스텝 터치*** – x 10.
5. 담배 운동 – 3 x 10.
6. 안쪽/가쪽 ¼ 중심축 – 3 x 10.
7. 도약하여 안쪽 ¼ 회전 – 3 x 10.
8. (발 이중 피복과 끈 하나로 MSP, 발 이중 피복과 끈 하나로 CSP) 이 순서를 3회 반복한다.

첫 만남 후 1개월 후 세 번째 수업

목표: 습득한 운동들을 강화하고 새로운 역량들을 개발한다.

1. 촬영한 자세–역학들을 검사.
2. 학습자에게 순서대로 동작을 실행할 것을 요청한다. 필요한 경우 요점들을 파악하고 수행하기 어려운 운동들을 더 많이 연습할 것을 강조한다.
3. 엉덩이 돌림이 약해서 새로운 운동들을 습득:
   a. EAD 장딴지와 무릎 ***터치***.
   b. EAD 도약 ***스텝 터치***.
4. 새로운 순서를 만들어서 이 순서를 실행하는 학습자를 촬영한 다음 다른 응용 프로그램을 통해 인터넷으로 즉시 이 순서를 발송한다.

일련의 수업: 일주일에 4회 실행할 수업

1. 뒤틀림 복합체 유연성.
2. 분리
   a. 지면에 앉아 – 3 x 10, IAT, 엉덩이, 정강뼈, 목말 밑.
   b. 의자에 앉아 – 3 x 10, 엉덩이, 정강뼈, 목말 밑.
3. (활보 x 10, 50/50 빠 샤세 x 10, 삼각형 빠 샤세 x 10, 끈과 발의 이중 피복으로 걷기 1’) 이 순서를 3번 반복한다.
4. 담배 운동 – 3 x 10.
5. 안쪽/가쪽 ¼ 중심축 – 3 x 10 .
6. 도약하여 안쪽 ¼ 회전 – 3 x 10 .
7. (도약 ***스텝 터치*** ¼ x 10, 장딴지 ***터치*** x 10) 이 순서를 3번 반복한다.
8. (발 이중 피복과 끈으로 제자리 걷기 1’ , 발 이중 피복과 끈으로 제자리 달리기 1’) 이 순서를 3번 반복한다.

이 순서의 정리는 학습자의 몸짓 변화와 어려움들에 의거한다.

첫 번째 만남 후 2개월 후 네 번째 수업

1. 촬영한 자세–역학 EAD들을 검사.
2. 학습자에게 순서대로 동작을 실행할 것을 요청한다. 필요한 경우 요점들을 파악하고 수행하기 어려운 운동들을 더 많이 연습할 것을 강조한다.
3. 이마면에서 발생하는 제약들에 대해 저항할 수 있는 역량들을 높이기 위해 새로운 운동들을 습득한다.
   – 유지된 삼각형 빠 샤세, 이동하면서 삼각형 빠 샤세.
4. 이 다른 운동들을 촬영하고 인터넷을 통해 즉시 학습자에게 발송한다.

일련의 수업:

일주일에 4회 실행할 수업.

1. 뒤틀림 복합체 유연성.
2. 의자에 앉아 분리 – 3 x 10, 엉덩이, 목말 밑.
3. (활보 x 10, 50 x 50 x 10, 삼각형 x 10, 끈과 발의 이중 피복으로 걷기 1')
   이 순서를 3회 반복한다.
4. 담배 운동 – 3 x 10.
5. 안쪽/가쪽 ¼ 중심축 – 3 x 10 .
6. 도약하여 안쪽 ¼ 회전 – 3 x 10.
7. (EAD ***스텝 터치*** 도약 x 10, EAD 장딴지 ***터치*** x 10)이 순서를 3번 반복한다.
8. 유지되고 이동하는 삼각형 빠 샤세 3 x 10.
9. (끈과 발 이중 피복으로 제자리 걷기 1’ , 끈과 발 이중 피복으로 제자리 달리기 1')
   이 순서를 3회 반복한다.

학습자가 원하는 역량 수준에 도달하자마자, 필요에 따라 이 운동은 서로 다른 신체적이고 기술적 역량을 유지하기 위해 매주 실행하는 운동이 된다. 동시에, 이 운동 외에도, 매일 맨발로 신발을 신으며(얇고, 유연하고, 뒷굽이 없는), 전족부로 지면을 밟는 달리기로 전환한다. 이러한 여러 가지 요인의 조합으로 인해 다른 신체 역학이 점차 발달할 수 있다.

자기 관리와 주간 운동

자세-역학을 목표로 하는 일상운동은 육체적이고 기술적 능력들을 유지, 개발 또는 수정하기 위해 정기적으로 수행하는 일련의 운동 모두를 포함한다. 이 능력들은 기술적 몸짓들을 반복적으로 실행하여 몸이 지속해서 적응하기 때문에 우리의 일상생활이나 스포츠 운동에서 소홀히 하거나 변질될 수 있는 능력들이다.

우리의 필요들에 따라 구성하는 일상운동이고 각 운동은 육체적이고 기술적 능력들을 평가하는 검사이다. 따라서 한 달에 한 번 또는 두 달에 한 번씩 각 운동을 검토하고, 자기 평가를 하고, 우리의 일상생활과 우리의 스포츠 활동들에 맞는 자세-역학 능력의 수준에 다시 도달하도록 운동들을 선택하여 결정할 수 있다.

우리는 각 운동을 하나로 묶는 밀접한 관계를 명심해야 한다; 예를 들어, ***활보와 EAD 터치는 50/50 빠 샤세***를 준비하고 그 후 ***삼각형 빠 샤세***를 준비하고 ***유지된 빠 샤세***… 이러한 상호작용에 대한 포괄적인 시각을 습득하고, 그리고 한 운동의 성공은 다른 3가지 운동의 결합에서 기인한다는 것을 자각해야 한다. 또한, 유동성 또는 움직임 폭의 손실은 방향 또는 유지 결손이 몸에 정착하기 시작한다는 것을 의미하기 때문에 제어 수준을 나타내는 분리 연습의 중요성을 잊지 말아야 한다.

그러므로 일상운동은 제약들에 직면하여 체계적인 구조를 유지하는데 필요한 능력들을 개발하는 운동들로 구성되어야 한다. 각 운동은 필요에 따라 다양한 강도와 난이도로 구성될 수 있다. 축구 선수가 받는 제약 수준은 등산객이나 댄서와 같지 않다. 따라서 일상운동은 스포츠 종목과 그 스포츠 종목의 강도에 달려있다. 또한, 일반인에게도 유용하다.

다른 한편으로, 다져진 평탄한 지형이 아니라 자연적이고 편평하지 않은 경사가 있고, 움푹 들어가고, 튀어나온 오솔길에서 ≪맨발≫ 이라고 불리는, 발의 생체역학을 변질시키지 않는, 유연하고, 얇고 뒷굽이 없는 신발을 신고, 전족부로 달리면 우리가 사용하는 몸짓에 대해 최소한의 인식과 제어를 유지하는 한 이러한 능력들을 유지한다.

Valérie Legembre의 증언, BE 스키: ≪맨발≫ 이라고 불리는 신발로 등산과 달리기

2014년 여름, 나는 Fred와 함께 매일 산에서 걸었다. 특히 좁은 계곡(Névache 동네와 접한 프랑코 계곡)과 Lautaret 고개 아래에 위치하고 Cerces 산맥에 위치한 Thabor 산을 통과하는 Alpe 다리 사이의 35km 이상의 산악 달리기를 기억한다. 그는 작은 맨발 신발을 신고 나는 ≪정상적인≫ 농구화를 신었다!

나는 그가 발을 다치지 않고 그러한 장거리와 고르지 않은 지형에서 이 신발을 신고 걷는 것을 보고 궁금했다. 집에 도착하여, Fred처럼 시도해 볼 비슷한 신발 한 켤레를 구매했다. 이 신발을 신었을 때, 나는 그가 어떻게 이런 신발로 걸을 수 있었는지, 즉 오솔길, 자갈길, 눈길과 같은 다양한 지형에서 완전히 유연하게 걸을 수 있었는지 자문하였다.

나는 처음으로 마을에서 이 신발을 신었다. 나는 맨발로 걷는 느낌이 들었고, 땅은 매우 딱딱해 보였다! 나의 이전 신발은 충격을 흡수하는 안창이 있었기 때문에 발은 이러한 유형의 신발에는 전혀 적합하지 않았다. 발이 아파서 오래 걷는 것은 불가능했다. 전족부로 달리기를 할 때, 겨우 10분이 지나 장딴지가 아파 더는 달릴 수가 없었다. 그 당시 나는 이런 종류의 신발을 신고 아주 먼 곳까지 산에서 걸었고 이 신발은 꽤 ≪엘리트주의적이다≫ 라고 생각하게 되었다... 그러나 나는 이러한 기회를 버리지 않았고 그로 인해 지면에 발을 놓고 걷는 방법을 생각하게 되었다. 조금씩 나는 이 신발 덕분에 발에서 감각을 찾았지만, 감각을 다시 발견한 것은 아니었다.

2015년 여름, 새로운 신발을 사용한 지 1년이 지난 후에, 나는 몸이 신발에 적응한 것을 실제로 인식했었다. 아무 문제 없이 단단한 땅에서 40분 동안 전족부로 달릴 수 있었다. 나는 전족부로 달리는 것이 더 재미 있고 덜 외상을 입기 때문에 달리는 즐거움을 발견했다.

이 봄 이후(2016), 스키 강사로서 겨울스포츠에 참여해야 했기 때문에, 2년 동안 느린 변화 후, 나는 이런 종류의 신발로 산속을 걸으며 온종일 마을을 걷는 것은 더는 문제가 되지 않았다.

첫 번째 긴 등산은 5월이었는데 2,200m의 고도인 모로코 아틀라스에서 36km로 돌이 많은 지형이었다. 나는 처음에 약간 긴장했지만, 이 등산은 정말로 즐거웠다! 나는 산 정상을 통과했고, 발은 생명을 되찾았다. ≪정상에서 발이 자유롭게 되었다≫. 즉 발의 유동성을 느꼈고 기분 좋은 감각을 느끼는 즐거움이었다. 처음에 나는 등산을 하는 동안 땅, 돌, 바위를 느끼는 즐거움을 찾을 수 있다는 것을 이해하지 못했다. 이러한 느낌 전에는, 땅, 돌, 바위들은 공격적이고 고통스러운 물체로 인식하였다. 이제 나는 더는 같은 방식으로 발을 땅에 놓지 않고, 예지력이 발달하고, 의식적인 방법과 무의식적인 방법으로, 항상 전체적으로 이동하는 방식에 더욱 주의를 기울인다. 발이 점차 강해졌고 나의 몸짓은 변하였다. 이는 두 가지 필수적이고 분리 불가능한 요소 덕분에 가능했다: 발을 자유롭게 하는 신발과, 동시에 전족부 달리기와 걷기와 특별한 맨발 운동들을 결합한 Fred의 조언과 후속 조치 덕분에 자세와 몸짓에 대한 전체적인 학습. 예상치 못한 결과 중 하나는 다시는 ≪정상적인≫ 신발들에 싸인 발의 느낌을 더는 좋아하지 않는다는 것이다! 또한, 안정성과 반응성이 향상되었다.

기본 일상운동 사례(기초 연습).

필요에 따라 조절되는 일상운동: 운동 유형들, 지속 시간, 강도 선택

몸짓을 제어하기 위해 초기에는 거울 앞에서 수행하는 것이 바람직하다. 빈도: 3 x /주.

1. 앞 자세.
2. 160~180 ppm의 속도로 팔을 흔들면서 2분 동안 제자리에서 걸은 후 제자리 달리기.
3. 발의 유연성, 발을 교차하면서 걷기.
4. 활보 x 20.
5. 50/50 빠 샤세 x 20.
6. 끈을 사용하여 제자리 걷기 그리고 발 이중 피복, 팔 흔들기, 160/180 ppm 1분.
7. 발 이중 피복과 끈을 사용하여 제자리 걷기, 두 팔 흔들기, 180 ppm 1분
8. EAD *스텝 터치* x 20.
9. 안쪽/가쪽 ¼ 중심축 x 20.
10. 유지된 삼각형 빠 샤세 x 20.
11. 도약하여 ¼ 회전 x 10.
12. 끈과 압정을 사용하여 제자리 걷기, 두 팔 흔들기, 180 ppm 1분.

걷는 역동성에 영향을 미친다

걷기는 우리가 매일 자동으로 행하는 활동이다. 우리는 걷는 것이 진정한 기술적인 몸짓임에도 불구하고 걸을 때 걸음걸이가 진행되는 것에 생각할 시간을 갖지 않는다. 우리가 스포츠를 할 때 효율성과 건강을 위해서 뿐만 아니라 즐거움을 추구하기 위해 스포츠를 하고 이와 관련된 특정 몸짓 배우는 것이 논리적이고, 게다가 필요하다고 생각한다. 다른 기술적인 몸짓과 마찬가지로 걷기는 규칙, 제약에 반응하고…… 이를 준수하지 않으면 몸짓의 효과를 잃거나 불균형을 초래하거나 심지어는 어느 정도 길거나 짧은 기간에 우리의 다리 구조가 변하게 된다. 걷기는 우리를 특징짓는 운동 형태인데, 이 운동 형태는 우리가 수많은 걸음을 밟을 수 있도록 하는 움직임 폭을 제공하고, 이 운동 형태를 통해 우리가 사용할 수 있는 모든 ***생체 역학적 자원***을 활용할 수 있다. 즉, 걷기는 우리가 추구하는 행동이나 현재 우리 몸에 너무 많은 영향을 주지 않으면서 기술적 결함을 보완할 수 있는 구조이다.

그러나 장기적인 비전을 갖는 것이 유용한데, 왜냐하면, 몸짓이 우리 몸에 미치는 영향을 현재 인식하지 못하기 때문에, 특히 세월이 흐름에 따라, 나이가 들어가면서 움직임 폭이 감소함에 따라, 안정성, 반응성 및 건강 측면에서 비용이 발생하는데, 각 보완비용이 다르다. 그래서 우리가 어린 나이에 보완할 수 있었던 것이 나이가 들면 불가능할 것이다. 그런 다음 연쇄적으로 ≪병리학≫으로 이어지는 비보완이 발생한다. 앞서 언급했듯이 우리가 걷는 방식은 특정한 방식으로 근육을 자극하여 몸을 형성하므로 신체 역학, 고정 관념을 결정한다. 이 모든 것은 우리가 지금까지 언급한 자세-역학 측면을 넘어 우리가 갖고 싶고 유지하고 싶은 신체적 역동성의 유형에 대해 질문하게 한다. 어떤 분야가 가능성이 있는가? 여유가 얼마나 있는가?
우리 아이들에게 어떤 신체적 역동성을 발전시키고 싶은가? 행동하거나 우연에 맡기겠는가?

우리는 걷는 동안 다양한 요점(리듬, 자세, 호흡, 팔 흔들기...)에 대해 영향을 미치고, 일련의 걷는 순서와 전족부로 달리기를 포함하는 일상운동인 걷기에 활력을 주고 균형을 잡는 간단한 주간 운동을 개발하도록 제안한다. 높은 능력을 유지하기 위해서는 일정 수준과 유형의 자극이 필요하다는 생각을 받아들이고, 웰빙과 즐거움을 위해 습득한 걷기는 인위적으로 생각하지 않아도 자연스럽게 개선될 수 있다.

걸을 때 요점들

의식적으로 몇 가지 기술적인 요점에 따라 행동함으로써, 우리 몸에 가해지는 제약들과 몸이 구성되는 방법을 변경하고 신체 역학을 개선할 수 있다. 이 요점들 중에서, 우리는 ***걷기 박자, 앞 자세, 두 팔 흔들기, 흉식호흡과 배가로근 작용, 관절 중첩***이 어느 정도인지를 발견한다.

박자 – 리듬, 반응성과 가벼움

걸을 때, 속도가 어떠하든 간에, 105~120/130 ppm, 최대 140 ppm 박자의 변화는 보폭을 줄이고 수직 진동(지면을 밀 때 발목 폄이 시작되는 것을 효과적으로 제어하기만 하면)은, 발뒤꿈치로 지면을 밟을 때 발생하는 충격 각도를 줄이고 결과적으로 걸음마다 지면과의 충격(지면 반작용력 관리)을 줄인다. 보다 역동적이고, 가볍고 반응이 빠른 걷기이다. 박자 증가는 이동 속도와 독립적으로 수행된다.

기계적으로, 부분들의 길이로 인해, 사람이 클수록 박자는 더 약하고, 수직으로 더 진동한다. 수직 진동은 에너지를 더 많이 소모하기 때문에 덜 효율적으로 걷는다. 이 현상에 대응하기 위해, 박자를 증가시킴으로써 보폭을 감소시키는 것으로 충분하다. 다음 실험을 수행한다: 박자(90 ppm~120 ppm)를 변경하여 러닝머신에서 일정한 속도로 걷는다. 그러나 무릎 굽힘/폄 움직임을 통해 이 진동을 제어하는 것이 가능하지만, 이는 더 많은 에너지를 소비하고 더 웅크린 자세를 채택하는 것을 포함한다.

앞 자세 – 이동이 쉽다.

수직 자세 혹은 뒤 자세와 반대로, 앞 자세는 발뒤꿈치로 지면을 밟을 때 발생하는 충격을 줄이고 앞으로 쉽게 이동한다. 매우 간단한 검사를 통해 한 자세 또는 다른 자세의 효과들을 느낄 수 있다. 맨발로 서서 거의 두 발을 모으고, 발뒤꿈치 위에 어깨가 위치하는 수직 자세를 취한다. 발뒤꿈치 아래에서 압력은 최대가 된다. 이 자세를 유지하면서 몇 걸음을 걷고 걸음마다 발생하는 충격에 집중한다. 그런 다음 멈출 때 앞 자세를 취한다. 이렇게 하려면, 어깨를 발 앞활(발가락들의 밑)에 수직으로 양쪽 어깨가 위치할 때까지 몸 전체를 약간 앞으로 기울이는 것으로 충분하다. 몸이 기울어지면서, 발뒤꿈치 아래의 압력은 줄어드는 반면에 이 압력은 전족부 아래에서 증가한다. 이러한 자세에서 몇 걸음 걸으면, 발뒤꿈치에서 발생하는 충격은 줄어든다. 마지막으로, 자세가 지면을 밟는데 미치는 영향과, 앞으로 나아가기 쉬운지 혹은 어려운지를 느끼기 위해 앞 자세에서 수직 자세로 바꾸면서 혹은 반대 자세로 바꾸면서 걷는다.

두 팔 흔들기와 호흡 – 고정과 안정

걷는 동안, 무엇보다도 수동적인, 두 팔 흔들기는 두 다리의 교대 움직임과 균형을 이루고 균형을 잡는데 기여한다. 두 팔 흔들기는, 배낭을 등에 메자마자, 종종 비대칭이 되고, 게다가 한쪽 어깨에서만 발생한다. ***두 다리의 움직임은 상체와 두 팔에 고정되면서 발생하고 결과적으로 상체와 두 팔의 움직임을 발생시킨다는 것***을 기억하자. 두 팔 움직임 그리고/혹은 상체 회전. 걸음들의 리듬에 따라 두 팔을 자연스럽게 흔들기 위해 몇 발자국만 걷는 것으로 충분하다. 그러나 이러한 수동적인 흔들림은 두 다리를 수동적이고 매우 반응성이 없도록 고정한다.

두 팔의 수동적인 흔들기에서 능동적인 흔들기로 전환하면서, 즉 의지적으로 흔들기, 우리는 걸음걸이와 몸에 활력을 불어넣는다. 능동적인 흔들기로 인해 발생하는 제약들은 몸 전체에서 지면을 밟고 있는 부위까지 퍼진다. 이는 더 이상 보완적인 ≪무질서한≫ 흔들림이 아니라, 몸은 이 흔들림으로 발생하는 제약들을 관리해야 하므로, 통제되고 방향이 정해진, 근육을 강화하는 흔들림이다. 능동적인 흔들기는 팔을 신체의 나머지 부분에 더 많이 연결하고, 골반을 고정하며, 그리고 몸 고정에 활력을 주면서 두 다리를 교대로 움직이는 것을 쉽게 한다. 최대 효율을 위해, 두 팔은 팔꿈치가 아닌 어깨(오목위팔관절[관절와상완관절 glenohumeral joint])에서 더 많이 흔들어야 하며, 두 팔을 몸의 축을 가로지르지 않고 대칭적으로 흔들어야 한다.

이 걷기 역학은 또한 상체와 골반을 결합하는 근육의 질과 사용하는 호흡 모델에 달려 있다. 배를 약간 안으로 들어가게 하자마자 발생하는 배가로근의 작용은 배 내압을 증가시키고, 허리뼈 유지에 작용하며, 그리고 척주사이원반에 가해지는 압력을 감소시킨다.[1] 따라서 팔/상체/골반/다리의 연결을 개선하면서 그리고 흉식호흡을 발달시키면서, 걷기가 향상된다. 가중 볼을 사용하거나 Newtball[2]를 연습함으로써 이 연결이 강화된다.

세 번째 이점은 EAD 연습은 간단한 원칙과 관찰 가능한 내용을 기반으로 한다. 그렇다고 수년 동안 형성된 걷거나, 서는 방식을 쉽게 바꿀 수 있다는 의미는 아니지만, EAD 교육 과정에서 얻은 기준들과 인식들은 자신과 주위 사람들에게 일상생활에서 사용하기에는 정확하고 충분하다.

AMM에 의해 EAD의 원리를 잘 통합하면 학습자들과 등산에서 소홀히 하는 영역을 개선할 수 있다: 단순하고, 조화롭고 유동적인 몸짓을 선호하는 걷기에 가장 좋은 방법이다.

이러한 유동성 개념은 EAD 연습을 할 때 산에서 긴 산책과 달리기를 하는 이유를 잘 요약한 것 같다.

1 I.A. Kapandji, *관절 생리학*, 3권, Maloine, 1986, p. 120 몸통은 팽창 가능한 구조로 간주한다.
2 Frédéric Brigaud, *일상생활에서 스포츠 활동까지, 자세 개선하기*, DésIris, 2016. 참조.

긴 산책, 등산 및 암벽등반의 책임자, 고산 가이드 및 동행자, UCPA의 산악 활동 담당자인 Pierre Jézéquel의 증언.

Frédéric Brigaud는 UCPA가 주최하는 중간 높이 산의 등산객들을 위해 개설되는 다양한 지속적인 교육 과정에 10년 이상 참여했다. 그는 동일한 AMM마케팅 인증을 위해 2010년에 시작한 ≪트레일 간부≫ 교육을 정착시키는데 참여했다.

이 참여들을 통해 내가 인식하는 첫 번째 이점은 AMM은 산악인들이 걸을 때 몸이 작동한다는 의식을 되찾게 하는 것이다. 실제로, 걷기 전문가는 자신이 고통을 느끼지 않는 한 ≪걷는≫ 몸을 잊어버리는 경향이 있다. 기술적인 몸짓도 없고, 사용하는 에너지도 거의 없고, 몸은 잊혀지고, 몸은 산의 즐거움들에 활짝 열려있는 모든 감각들을 위한 간단한 버팀대가 된다. ≪기계≫ 몸은 자동화되고, 몸을 조정하는 자신의 무관심에 적응하며 그리고 수시로 물을 마시고 정기적으로 몸을 회복하는 동안 몸을 잊는다.

EAD 개념들을 중심으로 Frédéric Brigaud와 함께한 운동은 AMM의 몸을 제자리에 다시 정착시키고, 통증이나 에너지론과는 다른 각도에서 작동하는 몸을 의식하고, 인식한다. 이 접근법은 AMM 러너들이 배우기가 쉽고, 이 러너들은 불균형 자세에서 매우 빨리 균형을 잡을 수 있지만, 반대로 몸짓들의 해석, 자세 적응은 AMM 보행자들이 더 쉽게 개선시킬 수 있다.

두 번째 이점은 예방적인 성찰을 유발하여 전문가는 학습자가 첫 번째 고통을 겪기 전에 자신이 걷는 방법에 의문을 갖도록 하는 것이다. 적절하게 통합된, EAD 원리는 MMA가 생체 역학적 관점에서 보다 정확한 자세와 몸짓을 찾을 수 있도록 하고 그리고 결과적으로 외상이 적은 자세와 몸짓을 발견하게 한다.

두 발을 벌리고 걷는가?
혹은 두 발을 서로 가깝게 하면서 걷는가?

첫 번째 단계에서, 정지 상태로 서서, 두 발을 어깨너비 이상으로 벌리고, 그 후 이 간격을 유지하면서 앞으로 이동한다. 각 걸음마다, 오른쪽에서 왼쪽으로 흔들리는 움직임이 발생하고, 그리고 그 반대도 마찬가지이다(**그림 73**).

두 번째 단계에서는, 두 발을 벌린 상태를 유지하면서, 이 거리를 서서히 두 발이 몸의 중간을 통과하는 선의 양쪽까지 가깝게 하면서 앞으로 움직인다. 두 발이 ***무게 중심(가쪽으로)***에 가까이 접근해 두 발이 안정될수록 측면 진동이 점차 감소한다.

그림. 73

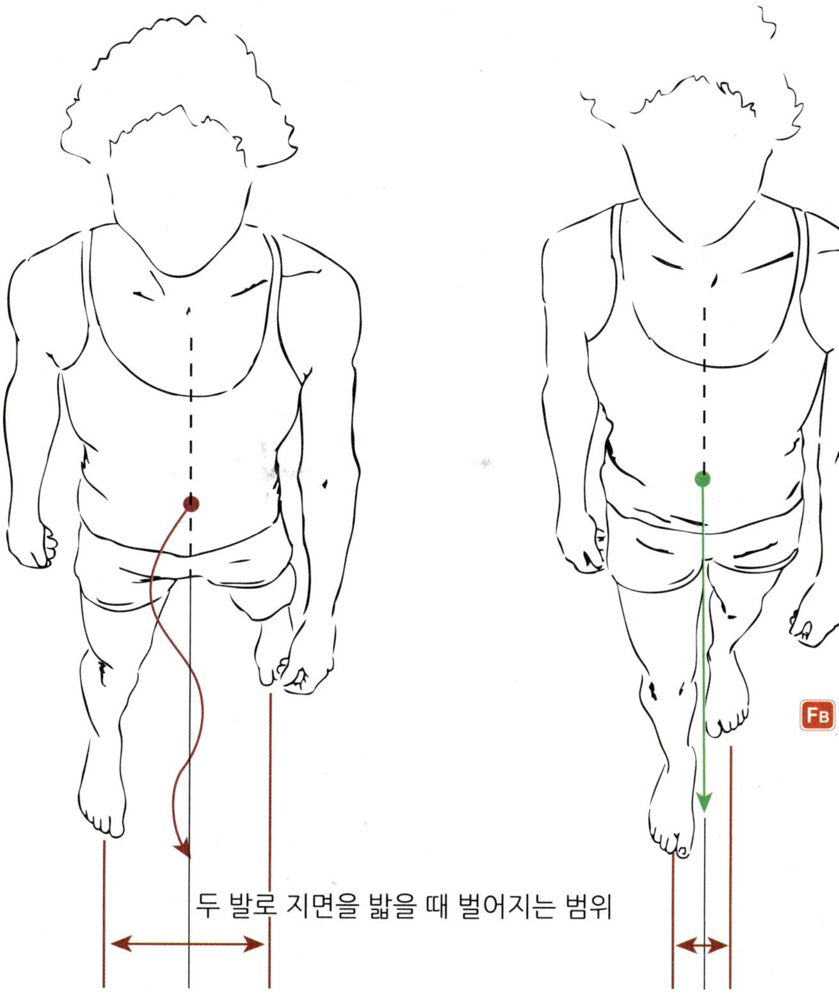

두 발을 두드러지게 넓게 벌리면, 우리가 앞으로 나아가려고 하는 동안, 몸 전체(무게 중심)는 오른쪽에서 왼쪽으로, 그리고 그 반대로 움직이게 된다. 무게 중심의 측면 이동은 전진하는데 유용하지 않는 에너지와 시간을 소비한다. 발이 몸의 중앙을 통과하는 시상선에 더 가까울수록, 무게 중심은 이동 축과 수직으로 될수록, 에너지 소비가 줄어든다.

효과적으로 걷기위해, 오른쪽에서 왼쪽으로 몸 진동을 제한하는, 이동 축에 해당하는 시상선의 양쪽에 두 발을 두어야 한다.

이동할 때 두 발의 방향

두 발을 선 양쪽에 놓고 오리 발로 10m 걷는데, 즉, 약 45° 엉덩이 가쪽돌림을 실행하면서 걷는다. 그런 다음 두 발이 서로 평행될 때까지 그리고 이동축에 두 발이 놓일 때까지 두 발을 서서히 다시 축에 따라 배치하면서 걷는다. 이동 방향과 두 발이 평행이 될수록, 미는 힘은 강해지고 이 힘은 이동 방향과 같은 방향으로 향한다. 반대로, 발의 벌어짐(오리 발)이 클수록, 몸짓의 효과가 감소하면서, 미는 힘은 측면에 더 많이 분산된다.

효과적인 걷기를 위해서는, 두 발(전족부)이 이동 방향과 최대한 평행이 되어야 한다. 발이 벌어지는 것은 엉덩이 가쪽돌림, 정강뼈 가쪽돌림, 발 가쪽번짐에서 기인하거나, 혹은 이 3가지 원인들 중에서 2개 혹은 3개의 원인이 결합하여 발생할 수 있음을 상기해야 한다. 따라서 골반에 비해서 발 방향을 교정하기 위해 이러한 원인에 대해 완벽히 알고 있어야 한다. 다른 한편으로, 거리를 걷는 사람들을 관찰하고 그리고 그들 중 많은 사람들이, 오른쪽과 왼쪽에서 발이 벌어지는 정도가 다르다는 것을 주목하는 것은 흥미로운 일인데, 이는 몸짓의 비대칭성과 보완 체계의 작용을 나타내고 있다.

걷기 위해, 달리는 법을 배운다

예상치 못한 움직임(불균형, 장애물, 부딪힘…)에 대응하기 위해 – 반응성과 정확성 – 충분한 움직임 폭을 유지하면서 걷기 위해서는 많은 요소가 필요하다는 것을 강조해야 한다: 두 다리 움직임에 동시에 발생하고 적응 가능하고 균형이 잡힌 두 팔 흔들림, 효율적이며 빠르고 적응 가능한 엉덩이 굽힘, 가쪽으로 지면을 밟을 수 있는 가능성과 보폭을 변화시킬 수 있는 가능성, 앞뒤, 가쪽과 수평 안정, 동질한 근육 수축 등등, 자연에서 제어된 전족부로 달리기가 가져주는 요소들(자세–역학 목적을 포함하여)이다.

따라서 걷기를 개선하고, 역동적으로 걷고 그리고 균형을 잡으면서 걷기 위해, 그리고 자유롭게 걷기 위해, 걷기와 전족부 달리기 순서를 교대로 번갈아 가면서 실행한다. 전족부 걷기에서 앞발은 140 ppm을 넘어 쉽게 180 ppm까지 속도를 증가시킬 수 있다. 따라서 엉덩이 굽힘/폄 움직임들이 ≪자유롭고≫ 그리고 결과적으로 지면을 밟는 반응성이 증가한다. 이렇게 보행자는 보다 빨리 지면을 밟는 위치를 다시 배치할 수 있는 능력을 지니면서 불균형을 잡을 수 있다.

지면을 밟는 이 기술은 목말 밑 관절의 고정근계(소위 ≪발목≫ 안정)을 강화한다. 지면을 밟는 것은 균형을 유지하기 위해 더 많은 제어와 강도를 요구하는 더 긴 레버 암 주위에 구축된다. 실제로, 앞활과 목말 밑 관절 사이의 수평 거리는 발뒤꿈치/목말 밑 거리보다 더 길다.

전족부 보폭을 개선시키면서 획득한 신체 능력들과 방법들은 자동적으로 걷기로 전이된다.

제어된 전족부 달리기는 걷기에 활력을 주는 도구가 되고 걸음걸이를 안정시킨다.

높은 속도와 관련된 전족부 달리기는 근육 긴장을 높이고 그리고 근육 수축을 동질화한다. 또한 도시에서 거의 사용되지 않는 근육들, 장딴지근육을 강화시키고, 이 장딴지근육은 앞뒤 균형을 잡는데 참여한다. 이러한 유형의 효과를 얻기 위해 빠른 속도로 달릴 필요는 없고, 느린 속도로 달리면 효과를 얻을 수 있다. 중요한 것은, 몸짓 빈도(속도, 분당 걸음 수)인데, 걸음걸이와 무관한 빈도이다. 따라서 이 유형의 순서는 단지 3 km/h만으로 수행할 수 있다. 우리가 앞에서 제자리 걷기와 제자리 달리기 운동들에서 묘사한 것처럼, 부분들의 방향, 두 팔 흔들기…에 집중할 수 있도록 거울 앞에서 제자리 걷기와 제자리 달리는 것부터 시작한다.

전족부 걷기와 전족부 보폭은 뒤틀림 구조에서 해방되고 자세 변동성을 제한하지 않고 전족부 주위로 몸 전체를 재조정할 수 있다. 지면을 밟고 있는 다리 모양(전족부와 후족부 사이의 뒤틀림 정도)은 우리가 채택한 자세의 결과일 뿐이다. 따라서 걷기를 향상 시키려면 다음과 같은 운동을 연달아 실행한다: MSP, 발 이중 피복, CSP, 전족부 걷기, 점진적으로 낮은 고난도 지형에서 점차 높은 고난도 지형에서 전족부 달리기.

지면에서 반작용력과 기술

몸짓의 기술적 부분에 작용함으로써, 우리는 지면에서 반작용력과 각 걸음마다 몸에 전해지는 제약들을 다르게 관리한다.

- ❖ 충격 흡수 신발들에 주의 할 것, 발뒤꿈치에서 우리들의 지각을 ≪잠들게 하는≫ 충격 흡수 또는 이러한 요소들이 많을수록, 충격 흡수 신발들로 인해 우리는 더 강하게 지면에 충격을 준다. 발바닥 표면에는 우리가 이동하고 있는 지면의 특성(강도, 온도, 습도, 응집성…)뿐만 아니라 또한 우리가 개선시키는 몸짓에 대해 알려주는 매우 많은 감각 감지기가 있다. 따라서 맨발로 또는 유연하고 얇은 신발을 사용하여 지면을 밟는 질을 더 잘 지각할 수 있다. 발뒤꿈치의 두드러진 충격은 우리의 몸짓을 바꾸도록 자극하는 공격으로 인식되지만 발이 충격 흡수 신발을 신는 경우는 해당되지 않는데 왜냐하면 충격 흡수 신발이 피드백을 변경하기 때문이다.

- ❖ 발뒤꿈치뼈 가시와 발뒤꿈치 공격. 고통스러운 발뒤꿈치뼈 가시가 있는 사람이 발걸음 속도를 높이면 이 증상들이 감소하는 것을 볼 수 있고 그리고 앞쪽 자세를 취함으로써 발뒤꿈치 부위에서 가해지는 제약들이 감소하는 것을 볼 수 있다. 반대로, 이 증세는 발걸음 속도가 느려지면 더 두드러지게 나타나고 발의 충격 각도가 클수록 이 증세는 더 두드러지게 나타날 것이다. 충격 흡수 안창을 추가해도, 제약들이 감소하지 않는다면, 지면을 밟는 방법을 결정하는 기술적 매개 변수는 개선되지 않는다는 사실을 기억하자.

❖ 허리뼈 부위와 충격 흡수 안창. 지면을 밟을 때 생성된 충격파는 허리뼈 부위를 통해 발에서 머리까지 몸 전체에 퍼진다. 충격 흡수 안창을 사용하는 것만으로는 충분하지 않으며, 지면의 반작용력을 더 잘 관리하는 방법을 배우고 허리뼈 부위에 적용되는 제약들을 줄이는 방법을 배우기 위해 기술적인 연습을 수행해야 한다. 이러한 맥락에서, ≪몸을 되찾고 트레일 달리기에서 몸을 보호한다≫라는 제목의 기사에서 Jean-Marie Gueye의 증언을 읽는 것이 제안한다. 디스크 탈출증 후 몸이 마비되었는데, 그는 척주사이원반들에 부과되는 제약들을 줄이기 위해 몸짓의 기술적 부분을 연습을 하였는데, 이때 그는 얇고 유연하며 뒷굽이 없는 신발을 선택하여 재활을 하였다.[3]

러닝머신에서 걷는 연습은 일정한 속도로 다양한 기술 매개변수들을 변화시킬 수 있으며 그리고 지면의 반작용력 관리에 대한 각 요소의 영향을 인식할 수 있고 걷기의 역동성에 대한 각 요소의 영향을 인식할 수 있다. 또한 사람이 사용하는 다른 신발들을 검토하고 그리고 맨발로 걷는 것과 이 신발들을 신고 걷는 것을 비교하면서 서로 다른 효과들을 느낄 수 있다(유연한 신발, 딱딱한 신발, 평편한 신발 혹은 뒷굽이 있는 신발, 충격 흡수 신발…).

전족부 걷기와 장딴지근 강화

러닝머신에서 저속으로 맨발로 걷거나 또는 야외에서 얇고 유연하고 뒷굽이 없는 신발을 신고, 전족부로 일련의 순서대로 걸으면, 장딴지근이 강화된다. 지면을 밟을 때 충격을 흡수하는 단계는 장딴지근에 의해 관리되는데, 즉, 장딴지근의 원심성 근육수축(근육 부착 부위들이 멀어진다)에 의해 관리된다. 전족부 걷기 순서들을 실행할 때, 발뒤꿈치가 지면에 스칠 때까지 내려간다. 이러한 유형의 작용은 또한 레버 암이 더 크고, 지면을 밟는 부위와 발목 사이의 거리가 더 커서 ≪발목≫ 고정근들을 강화시킨다.

피복을 강화시키기 위해 모래에서 걷는다

부드러운 모래에서 걷기는 고정근계 작용을 더 많이 요구한다. 발이 모래 속으로 빠지면, 모래는 밑으로 내려가면서, 안정적으로 모래를 밟기 위해 안쪽번짐 혹은 가쪽번짐 제약들을 관리하면서 무작위로 발밑의 압력 위치를 변한다. 모래에서 걷는 것 혹은 안으로 깊이 들어가는 부드러운 매트 위에서 걷는 것의 장점은, 재활 또는 강화의 관점에서, 발 안쪽번짐/가쪽번짐 움직임이 발생되도록 내버려두는 것이 아니라, 반대로 자세 유지를 특징으로 하는 고정근계의 등척성 수축이 발생되도록 하면서 매트나 모래로 인해 부과되는 제약들에 대해 맞서 싸우는 것이다. 우리는 전족부로 지면을 밟는 효율성을 극대화한다.

3 Frédéric Brigaud, ≪몸을 되찾고 트레일 달리기에서 몸을 보호한다≫, *Ultramag*, 2017년 5월.

러닝머신에서 걷기 분석 및 걷는 기술의 개선

다양한 걷기 매개 변수들을 분석하기 위해, 우리는 다음과 같이 단순하고 재현 가능한 프로토콜을 제안한다. 러닝머신에서 필요한 분석과 촬영하기 위한 스마트 폰 그리고 느린 동작을 볼 수 있는 응용 프로그램을 사용하여 몇몇 매개 변수들을 기록한다. 달리기를 분석하기 위해 전환할 수 프로토콜이다.

1. **신발을 신고** 러닝머신을 걷는다(중간 속도).
2. (자동화 기능이 최대한 발휘되도록) 15분을 걸은 후:
   - *bpm* ***카운터*** 또는 유사한 응용 프로그램을 사용하여 **속도**를 올린다.
   - 분석 지원과 임시 좌표로 사용할 **다른 비디오들을 만든다.**
     옆에서: 몸 전체를 촬영한 다음 발 부위를 구체적으로 촬영한다.
     정면에서: 머리, 상체와 팔 전체를 촬영하고, 그리고 다리를 별도로 촬영한다.
     뒤에서: 몸 전체를 촬영한 다음 발 부위를 구체적으로 촬영한다.
3. 속도를 높이고 그리고 변하는 매개 변수들을 기록한다.
4. 러닝머신을 멈추고 학습자에게 신발을 벗고 맨발로 러닝머신을 걷도록 요청한다.
5. **맨발로** 러닝머신을 걷는다.
6. 5분 후:
   - **속도**를 올린다(*bpm 카운터*);
   - **다시 다른 비디오들을 만든다.**
7. 속도를 높이고 변경 점들을 관찰한다.

다른 비디오들을 통해 다음과 같은 사실을 확인할 수 있다.

- 속도(분당 걸음걸이 수);
- 두 팔 흔들림(진폭, 방향, 위치, 대칭, 리듬, 두 다리의 움직임과의 동시화);
- 시상면에서 자세(앞 자세, 수직 자세 또는 뒤 자세, 상체 기울기, 바나나 등), 정면(어깨 수평, 골반 수평, 척추 수직), 수평(벨트 회전);
- 걸음걸이 폭(무게 중심으로부터 간격, 대칭);
- 충격 각도(지면을 밟을 때 발에 의해 형성된 각도);
- 수직 진동;
- 측면 진동, 다리를 저는지에 대한 존재 여부
- 튀어나온 형태와 높이(엉덩이에 비해 발목 궤도, 오른다리와 왼다리가 튀어나온 사이의 대칭, 엉덩이에 비해서 지면을 밟는 위치와 지면을 밟는 마지막 점의 위치);

- 걸음걸이 길이의 대칭, 오른다리 앞쪽과 왼다리 앞쪽의 대칭;
- 공중단계에서 다른 부분들의 방향(EAD 매개 변수);
- 지지단계에서 관절들의 안정과 유지(EAD 매개 변수);
- 맨발로 걷는 것과 신발을 신고 걷는 것의 차이들(신발의 영향, EAD 매개 변수);

❖ EAD 매개 변수들(앞에서 다리와 뒤에서 발을 촬영한 비디오)에 대한 비디오 분석의 일부로 완벽한 몸짓, 즉 방향과 유지에 결함들이 없는 몸짓을 참조한다(**그림 47**).

제어를 더 잘하기 위해서는, 원인(제어하는 요소들)과 안정, 반응성, 그 결과로 나타나는 움직임 폭에 대한 결과들을 느끼기 위해 각 매개 변수를 독립적으로 변화시키는 것이 유용하다.

보다 많은 용이성, 유동성, 안정과 반응성을 위해 각 요소를 개선할 수 있다. 비대칭성, 낮은 수치(리듬, 진동…)는 보완의 원천이 될 수 있으며 그리고 작용 범위를 줄일 수 있다. 우리는 몸짓을 중화, 즉 몸짓을 다시 균형점으로 가져와서 적응성과 작용 영역을 확장하려고 노력한다. 걷는 과정을 자연스럽게 향상시키는 것은 걷는 것이 아니라는 걷는 원칙에서 출발해야 한다. 우리는 분석한 다양한 점들을 개선할 수 있는 수단을 제공하는 운동들을 아래에서 제안한다. 각 요소는 행동하기 위해 인식되고 이해되어야 한다.

- **속도.** 속도를 개선하기 위해, 엉덩이 굽힘근들의 움직임 폭을 높이면서 이 굽힘근들이 ≪자유롭게≫움직여야 하고 그리고 180 ppm 이상, MSP에서 180 ppm 이상 그리고 CSP에서 180 ppm 이상인 제자리 도약 운동들을 실행해야 한다.
- **두 팔 흔들기.** 거울 앞에서 180 bpm 이상(제자리에서 두 팔 흔들기, MSP, CSP 및 러닝머신에서 두 팔 흔들기) 대칭적으로 두 팔 흔들기, 그리고 가중 볼 운동들은 팔 고정근들을 동질화하고 강화시키는데 팔 움직임 범위와 빈도수에 구속받지 않는다.
- **걸음 폭, 측면 진동 및 다리 절기.** 거울 앞에서, 빠 샤세, EAD **스텝 *터치*** 그리고 선의 양쪽에서 높은 속도 MSP 및 CSP 운동들은 발을 무게 중심 근처에 놓는 것을 ≪학습하면서≫ 고정근육계를 강화하고 동질화한다.
- **공격 각도.** 속도를 높이면서 그리고 수직 진동을 줄임으로써 충격 각도를 줄인다: MSP, CSP, 전족부로 러닝머신 위를 걷는다.
- **수직 진동.** 수직 진동을 줄이려면, 속도를 높이는 것 외에도, 지면을 밀 때 발목 폄을 지연시키는 법을 배워야 한다. 수직 진동 없이 러닝머신에서 전족부로 걸으면서, 저속으로 시작한 다음 점차적으로 속도를 증가시킴으로써, 습득되는 매개 변수이다.
- **걸음 길이(오른쪽/왼쪽).** 빠른 박자의 MSP 및 CSP는 대칭으로 걷는 것을 개선시킬 수 있다.
- **다른 부분들의 방향** 공중 단계 동안(끈을 사용하여 MSP와 CSP).
- **부분들의 위치를 유지** 지지 단계 동안(발 이중 피복을 사용하여 MSP와 CSP).

계단을 오르내리고 자세를 유지한다

계단을 오르내리는 것은 우리 일상생활의 일부가 되었고, 계단은 새로운 몸짓이 자동화되기 위해 쉽게 집중하여 연습할 수 있는 훈련 장소가 될 수 있다. 몸짓의 습득은 바람직하게는 맨발로 이루어지고 그 후 유연하고 얇은 신발을 신고 이루어진다. 계단을 대신하는 한 개의 발판을 활용하여 거울 앞에서 시작하는 연습이다(**그림 74**).

계단에서 발 위치

- 계단 앞, 중립 자세, 두 발을 거의 붙인다. 몸짓을 분석할 수 있도록 거울이 아래로 향하도록 계단 꼭대기에 놓는다.
- 매번 지면을 밟을 때 몸이 측면으로 기우는 것을 제한하기 위해 무게 중심의 위치가 움직이는 발들과 수직이 되도록 하면서, 무게 중심 가까이에서 지면을 밟는다.
- 무게 중심을 통과하고 계단의 꼭대기까지 계속되는 시상선을 지면에서 시각화한다. 이 선을 따라 두 발을 놓으려고 노력할 것이다.
- 압정과 끈을 사용하여 제자리 걷기 운동을 재현하는 것으로 시작하고, 그 후 다른 부분들의 방향을 측정하고 지면을 밟고 있는 다리 구조를 유지하는 것을 제어하기 위해, 이 운동에 발 이중 피복을 포함한다.

1단계. 발을 계단 위로 놓는다

- 발을 이동 경로와 평행하게 유지하고, 안쪽 또는 가쪽으로 향하지 않도록 한다.
- 각 관절 방향을 경로와 평행하게 유지한다(**그림 74**, **그림 75**).
- 다리를 구성하는 뼈들을 경로와 평행하게 유지하면서 다리를 굽히는 방법을 안다 (**그림 76**).

2단계. 지면 밟기

- 전족부로 계단을 밟는다. 발뒤꿈치가 계단에서 벗어나지 않고 균형을 잃는 것을 피하기 위해 발을 계단 중간 또는 안쪽에 놓는다(발을 계단의 가장자리에 놓으면 불안감 또는 불안정한 느낌이 발생할 수 있음).
  발뒤꿈치가 지면을 밟지 않고 발판에 스칠 때까지 발뒤꿈치를 내린다.
  엄지발가락은 무게 중심을 통과하는 시상선의 가장자리에 놓인다.
- 지면을 밟는 영역 제어, 발아래 압력 분포. 지면을 밟는 동안, 발 앞활이 가쪽에서 안쪽으로 향해 옆으로 펴진다는 것을 기억하자. 전족부는 후족부와 독립적으로 움직인다. 첫 번째 발허리뼈로 지면을 밟지 말고 다섯 번째 발허리뼈로 지면을 더 많이 밟도록 노력한다.

그림 74

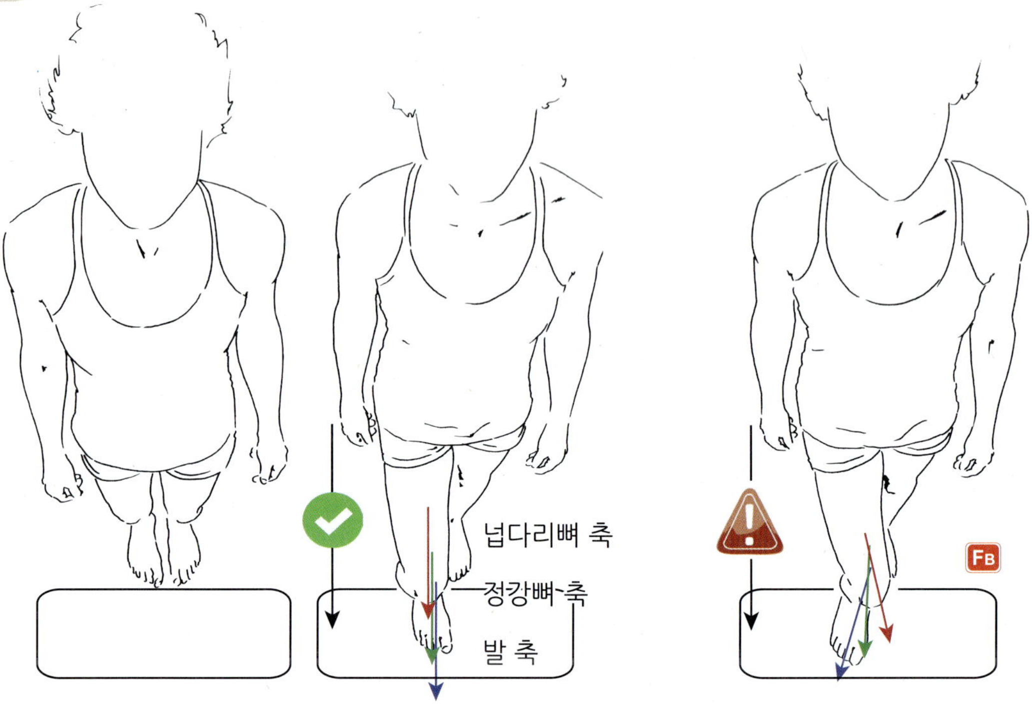

관절들의 중첩 유지　　　　방향 결함과 유지 결함

다른 한편으로 엄지발가락으로 지면을 더 강하게 밟으면 다리 전체가 무너지는 경향이 있다. 반대로, 엉덩이 관절과 목말 밑 관절에서 분리가 효과적이지 않을 때 새끼발가락 부위로 지면을 더 강하게 밟으면 다리가 아치형이 된다.

- 지면을 밟기 전에, 발가락들을 올리고 내린다. 발가락들 폄 상태를 유지하려고 하지 말고 또한 지면에 고정하려고 하지 말고, 발가락들을 지면에 놓는다. 발이 불안정한 경우(목말 밑), 안쪽번짐 근육들(앞뒤정강근)을 보완하는, 목말 밑 가쪽고정근처럼, 발 가쪽번짐에 대항하기 위해 엄지발가락 고유의 굽힘근을 자주 올바르지 않게 작용한다. 목말 밑 유지 결함 또는 자동화의 결함이 있을 때 나타내는 현상이다. 피복이 더 작용할수록, 발의 가쪽 안정을 유지하기 위해 굽힘근들이 작용해야 하는 필요성이 줄어든다.

3단계. 지면을 밟는 움직임을 조정

한발로 지면을 밟는 움직임으로 바꾸는 것은 이 단계에서 주요 제약 사항이다. 몸 전체 무게를 한쪽 다리로 받쳐야 하며, 따라서 고정근계는 강하게 작용한다. 매우 자주, 바로 이 순간 엉덩이 또는 목말 밑이 ≪**느슨해진다**≫.

그림 75

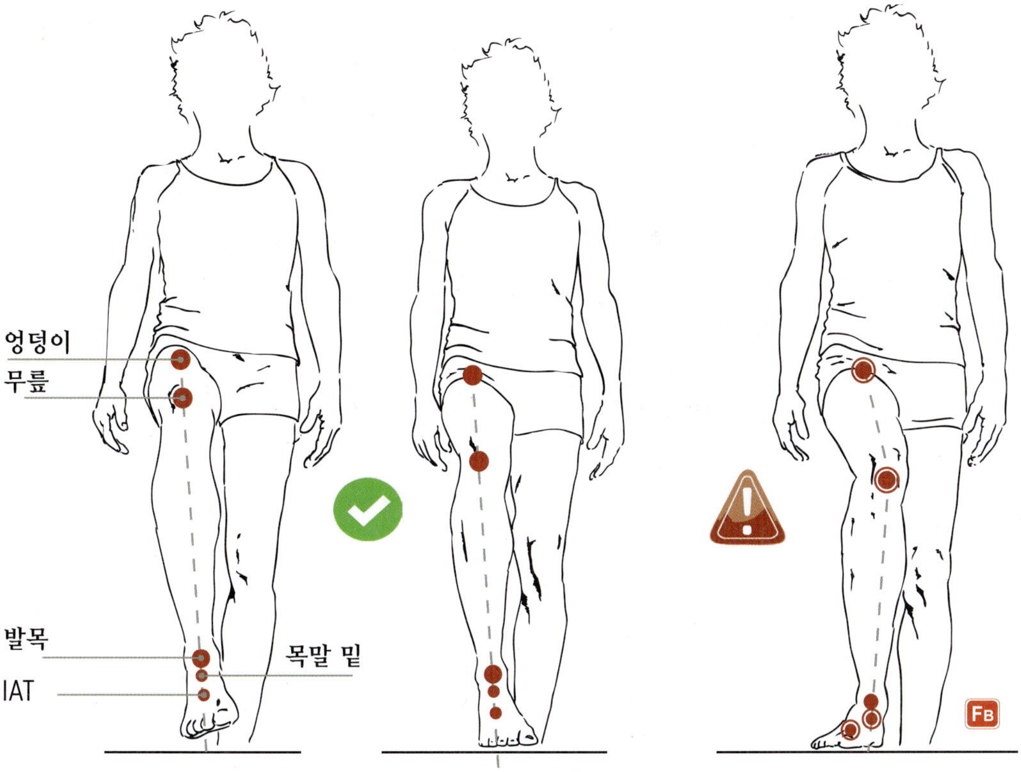

발이 지면을 밟기 전에
부분들의 올바른 방향과
걷기 시작하면 관절들의 중첩 유지

방향 결함과 유지 결함

이 단계 동안, 아래와 같은 자세를 유지하는 것이 중요하다:

- 엉덩이와 목말 밑 피복. 제자리에서 도약, 압정과 끈을 사용하여 제자리 걷기 그리고 제자리 달리기 운동은 피복을 제어할 수 있도록 한다;
- 관절들 위치. 발아래의 압력 분포는 엄지발가락 쪽으로 이동하고 엄지발가락 쪽으로 집중되는 압력은 다리 붕괴를 나타내기 때문에 유용한 좌표이다.
- 주의 사항
- 골반 균형, 골반 수평 균형과 골반 전경/후경의 정도를 제어한다.
- 배가로근 작용과 흉식호흡 작용.
- 두 팔 움직임.
- 아킬레스건 작용을 경감시키거나 혹은, 지면에서 발뒤꿈치를 약간 드는 것이 어려운 사람은, 전족부 부위에서 지면을 밟고 난 후 발뒤꿈치를 놓는다.

그림. 76

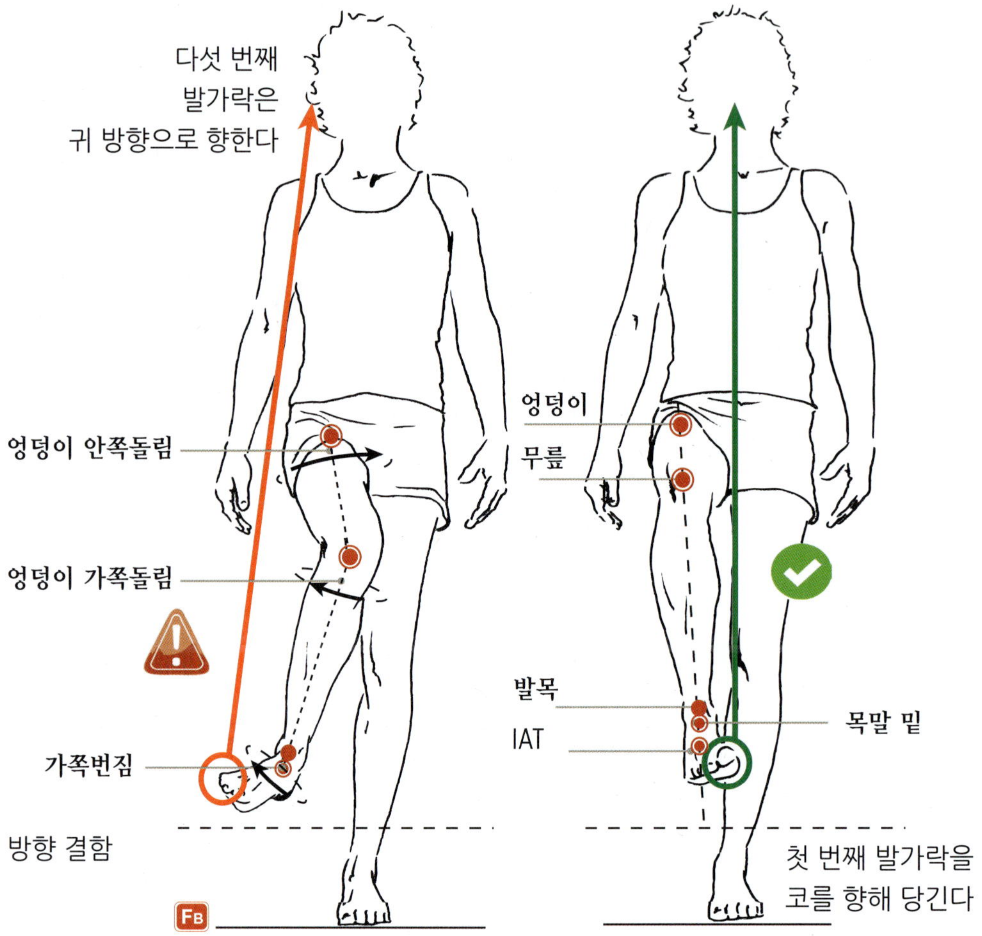

공중단계 동안 걸음을 걷는
다리의 **2** 구조

계단을 내려가다. 계단을 내려갈 때 제약들이 더 많이 발생하기 때문에 조금 더 어려운 연습이다. 전족부(발허리뼈 머리)로 계단 앞부위 근처를 밟고, 발뒤꿈치를 지면에 놓지 않고 계단을 가볍게 스칠 때까지 내려간다. 이 원칙들은 계단을 오르는 것과 같으며, 단지 아래 계단을 밟기 위해 발의 발바닥 굽힘이 더 많이 작용한다.

❖ EAD 매개 변수를 비디오를 통해 분석하는 맥락에서, 계단을 올라가는 모습을 촬영하려면 촬영하는 사람은 계단 꼭대기에 위치하거나, 계단을 내려가는 모습을 촬영하려면, 촬영하는 사람은 계단 아래에 위치한다. 분석 단계에서, 완벽한 몸짓을, 다시 말해 방향 결함과 유지에 결함들이 없는 몸짓, 참조한다(**그림 75, 76 참조**).

일어나고 앉는다

우리가 어떠한 주의를 기울이지 않고 실행하는 움직임이지만, 어떠한 방법으로 다리를 작용시키고 있는지 알려주는 움직임. 의자에서 일어날 때, 움직임이 시작되면 두 다리는 엉덩이, 발목과 무릎에서 90°에 가까운 각도로 구부러진다. 우리가 여러 번 언급했듯이, 폄계와 고정근계는 강하게 작용하는데, 고정근계는 축에서 두 다리 구조를 유지하기 위해 작용하고 폄계는 두 다리를 펴기 위해 함께 작용한다. 따라서 학습자의 개선되는 몸짓을 관찰하는 것은 흥미롭고, 지면을 밟는 점들의 부위와 서기 위해 이 부위들의 변화를 관찰하는 것은 흥미롭고, 또한 비대칭의 존재 여부를, 관찰하는 것도 흥미롭다.

학습자가 자신의 몸짓을 인식할 수 있도록 일어나서 앉는 과정을 촬영하는 것으로 시작한다. 그런 다음 그에게 다가와서 의자 가장자리에 앉도록, 두 발은 두 무릎과 수직이 될 수 있도록 요청하고, 발 안쪽 가장자리 부위에서 더 강하게 밟도록 요청하고, 그 후 일어나도록 요청한다. 학습자는 자신의 다리 전체가 안쪽으로 쓰러지는 것을 발견할 것이다. 그런 다음 학습자에게 두 발 바깥쪽에서 더 강하게 밟도록 요청하고 이 자세를 유지하면서 일어나도록 요청하는데, 따라서 두 다리는 아치 모양이 될 것이다. 마지막으로, 발아래의 압력 분포를 측정하고 엉덩이와 무릎의 위치를 측정하여 학습자가 두 다리 구조를 유지하면서 일어나고 앉을 수 있도록 한다(**그림 77**). 학습자의 지각들을 조정하기 위해 거울 앞에서 실행하는 것이 유용하다. 이 움직임에서, 발아래 압력 분포는 변하지 않아야 한다. 따라서, 우리가 행하고 있는 기술적 몸짓의 이미지를 따라, 자동화될 때까지 이 몸짓을 재현한다.

그림. 77

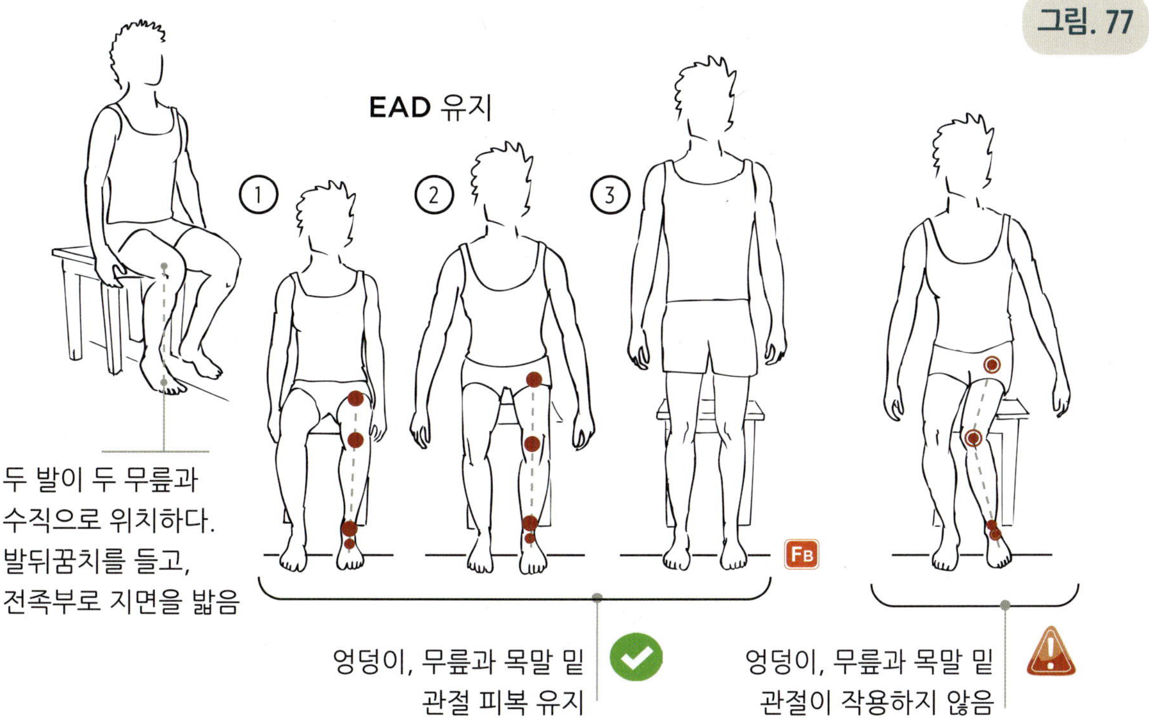

기립근계(erector system)를 자극하고 골반을 자유롭게 한다

다리와 골반 자세를 교정하고 안정화하는 것과 동시에, 우리는 골반(엉덩이근들, 골반-큰돌기근(pelvic-trochanteric))의 유연성을 개선하고, 일련의 운동들을 통해 골반 기립근계(erector muscle system of the pelvis)를 강화한다.

이 맥락에서, 아이가 걷고 똑바로 서기 전에, 다른 자세들과 운동 방식을 경험한다는 것을 알고 있는 것이 유익하다. 등을 지면에 대고 누워있는 자세에서, 배가 지면에 닿도록 돈다. 그런 다음 머리를 똑바로 세우려고 하고, 두 팔을 밀면서 두 팔과 두 다리가 지면에 닿고, 그 후 앉은 자세를 취하고 난 후, 일어나서 이 자세를 몇 초 동안 유지하고 혼자 걷는 것으로 마친다. 각 단계는 차례로 또는 병렬로 수행한다. 아이가 계속 반복하는 일련의 움직임과 자세 그리고 일련의 이 움직이는 자세는 근육계를 점차 강화한다. 지속적인 근력 운동의 수업 이미지처럼, 기립근계가 충분히 강하고 탄력이 있으면, 아이는 척추를 똑바로 세울 수 있다. 우리는 자세를 개선하고 근육계를 강화하기 위해 특정 매개 변수를 조정할 움직임들을 재현할 것이다.

동시에, 우리는 자세를 잡기 위해 팔을 밖으로 뻗을 필요 없이, 등을 똑바로 세우고 발뒤꿈치를 지면에 놓는, 쪼그리고 앉을 수 있는 능력 혹은 이 능력이 없이, 엉덩이의 유연성을 개선할 것이다. 골반 중립성과 자유도를 대표하는 자세이다. 엉덩이에서 움직임 폭을 제한(골반 자유도)하는 것은 다리와 몸통의 역학에 영향을 미친다는 것을 기억한다.

지면에서 하는 운동

20분 동안 전반적으로 역동적인 준비 운동을 한 후에 이 운동 전체를 수행한다; 엉덩이 ≪준비 운동을 하기 위해≫ 제자리 걷기와 제자리 달리기, 도약 운동들, EAD 스텝 터치.
우리는 가슴우리를 유연하게 하는 일련의 운동들을 시작할 것이다.

두 팔과 두 다리로 가슴우리 유연성

목표

- 가슴우리를 유연하게 한다.
- 골반 전경/후경 움직임들과 가슴우리 굽힘/폄 움직임을 분리한다.

배치 지침

- 두 팔과 두 다리를 지면에 놓는다, 양쪽 엉덩이는 두 무릎과 수직이 되고 양쪽 어깨는 양손과 수직이 된다.
- 골반은 약간 후경이 된 상태를 유지한다.

실행 지침

- 골반을 움직이지 않고 가슴우리 굽힘/폄 움직임을 약 10회 수행한다.
가슴우리는 굽힘 움직임에서 둥글어지고 폄 움직임에서 편평해진다.
굽힘 움직임에서 머리가 안으로 들어가고 폄 움직임에서 그 반대가 된다.

주의 사항

- 골반 후경을 유지한다.

앉아있는 개구리

목표

- 등 자세를 개선한다.
- 기립근들을 강화한다.
- 모음근들을 유연하게 한다.
- 엉덩이근육들을 유연하게 한다.

배치 지침

- 두 발을 골반 넓이 이상으로 벌리고, 다리는 45°가 되도록 벌린다.
- 앞 자세, 발뒤꿈치는 움직임이 자유롭고 지면에 스칠 정도로 놓는다.
- 쪼그리고 앉는 자세로, 발뒤꿈치를 지면에 놓는다.
- 두 팔은 굽히고 아래팔은 수평이 되는데 허벅지 안쪽에 닿지 않는다(**그림 78**).
- 등 아래가 안으로 들어가지 않도록 하면서, 가슴을 세워 등을 편다.
- 시선은 수평보다 위쪽으로 향한다.

실행 지침

- 자세를 유지한다.

요점

- 자세를 유지하기 어려운 경우, 발뒤꿈치를 든 상태를 유지한다.
  점진적으로, 며칠 또는 몇 주 동안 연습을 하면, 유연성이 개선되어
  이 자세를 유지할 수 있다.
- 두 팔이 허벅지 안쪽에 닿지 않도록 하는데, 이는 두 팔이 지지대 역할을 하여
  기립근들의 작용을 줄일 수 있기 때문이다.
- 무리하게 하지 않는다.
- 배가로근 작용을 유지한다.

QR-code n°34

그림. 78

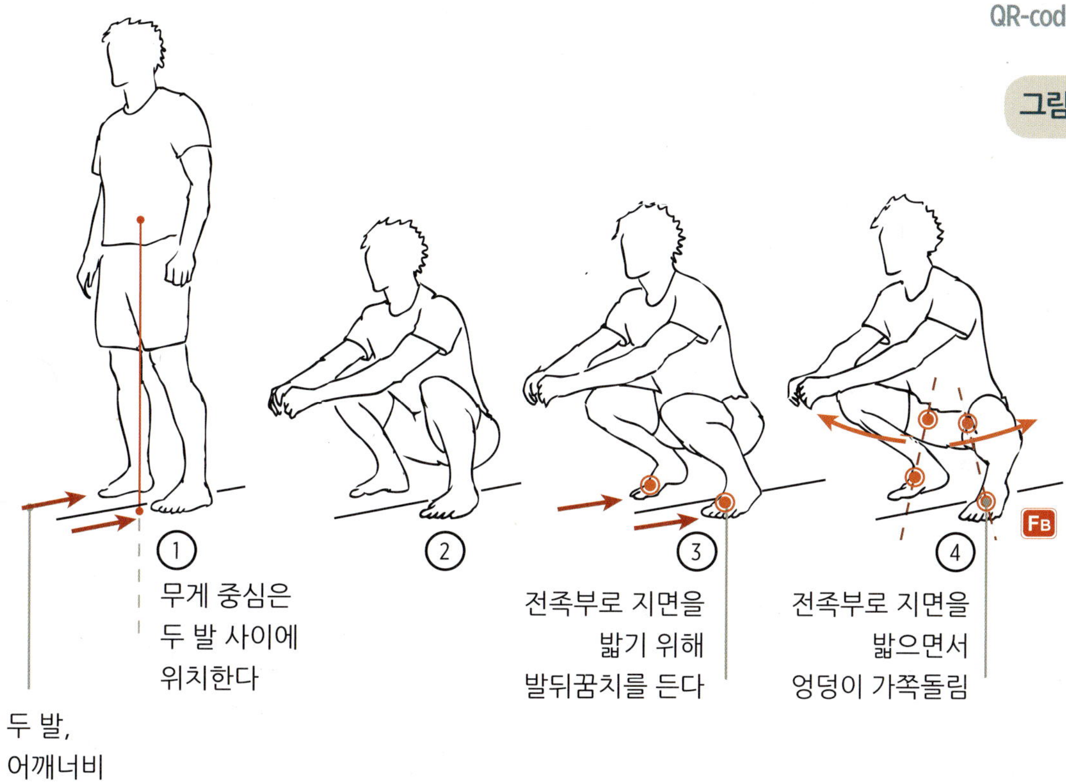

선택

- 모음근들을 더 많이 늘이기 위해 발뒤꿈치를 든 상태에서 엉덩이를 벌린다 (**그림 78**, ③과 ④).
- 두 팔을 앞으로 45° 편다.
- 두 팔을 뻗은 상태에서 가위 움직임을 수행한다.
- 양쪽 아래팔을 서로 붙이고 수직으로 올린다.
- 두 팔을 수평으로 접고 양쪽 팔꿈치를 양쪽 어깨 뒤로 움직인다.

뛰어오르는 개구리

목표

- 기립근들을 강화한다.
- 모음근들을 유연하게 한다.
- 엉덩이근육들을 유연하게 한다.
- 등 자세를 개선한다.
- 양쪽 어깨를 강화한다.

배치 지침

- 이전 위치에서.
- 두 손을 펴서 자신의 앞에 있는 지면을 누르거나 혹은 손가락들로 지면을 누른다. 두 팔을 거의 뻗는다.
- 등을 약 45° 기울인다.

실행 지침

- 체중을 두 팔에 옮긴다.
- 두 발을 동시에 들어 두 손 부위로 이동한다.
- 체중을 두 다리에 옮긴다.
- 두 손을 들고 약간 앞으로 편다.
- 체중을 두 팔에 옮기고… 이렇게 연결하여 반복한다.

선택

- 기립근계를 좀 더 많이 작용시키기 위해 매번 지면을 밟고 난 후 상체를 바로 세우고 두 팔을 앞으로 45° 편다. 서서 계속할 수 있는 일련의 동작(**그림 79**).

QR-code n°35

그림. 79

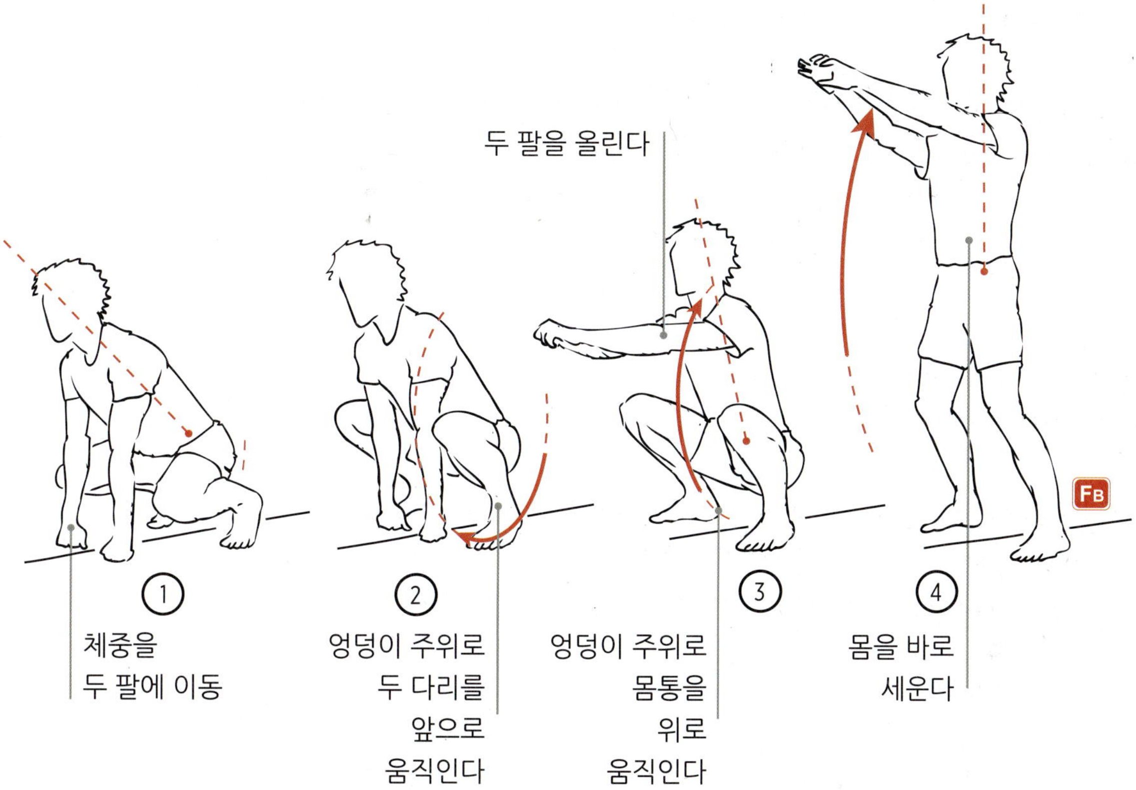

바로 세움

목표

- 기립근들을 강화한다.
- 등 자세를 개선한다.
- 양쪽 어깨를 강화한다.

배치 지침

- 골반 넓이보다 더 넓게 두 발을 벌림.
- 앞 자세, 발뒤꿈치의 움직임은 자유롭고 지면에 가볍게 스친다(**그림 80**).
- 가중 볼을 두 손에 들고 두 팔을 머리 위보다 높게 앞으로 편다.

실행 지침

- 두 팔을 뻗어, 몸통, 무릎 그리고 엉덩이를 구부리면서 가중 볼을 두 다리 사이로 떨어뜨린다. 공의 무게로 인해, 공이 다른 방향으로 되돌아갈 때, 몸을 똑바로 세우면서 두 팔을 앞으로 던진다. 가중 볼에 의해 몸이 똑바로 선다는 것을 기억하자.

QR-code n°36

그림. 80

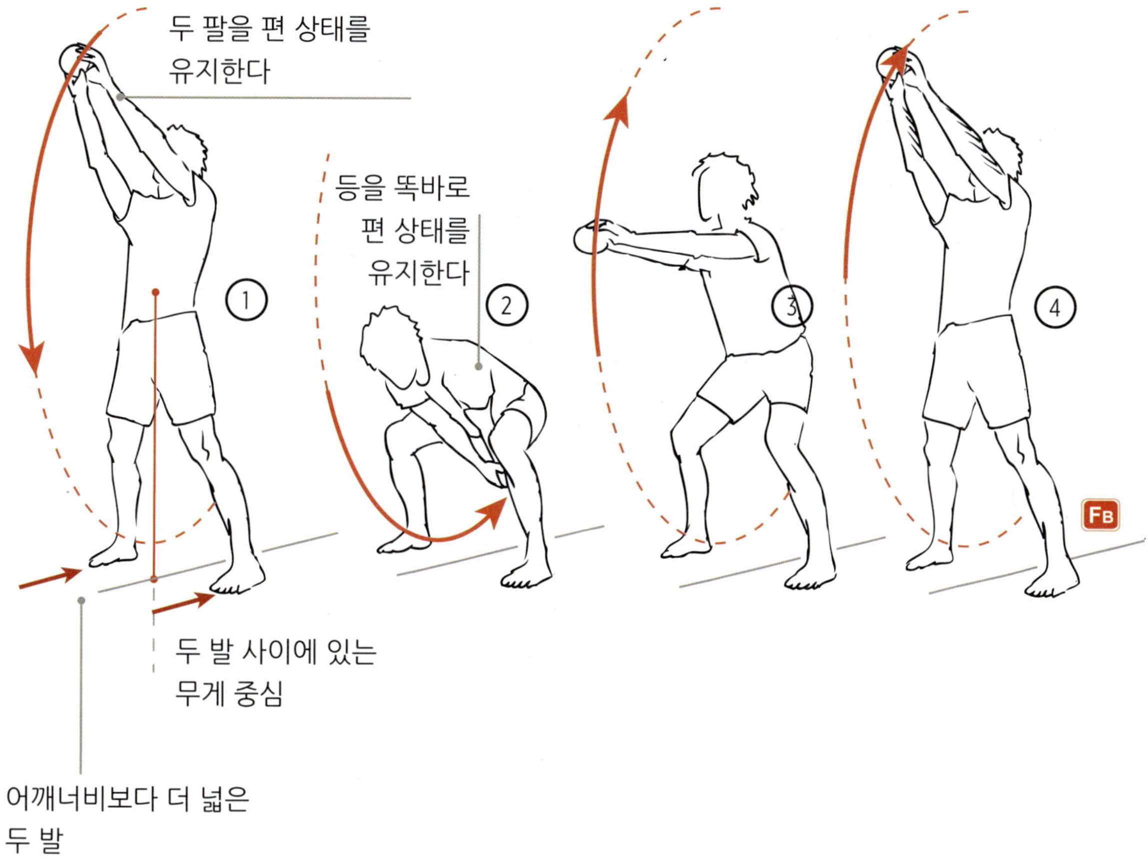

땅에 무릎을 꿇고 있는 도마뱀

목표

- 기립근들을 강화한다.
- 등과 가슴우리를 유연하게 한다.
- 골반 움직임과 가슴우리 움직임을 분리한다.
- 양쪽 어깨를 강화한다.

배치 지침

- 두 팔과 두 다리를 지면에 놓는데, 무릎은 꿇어 지면에 닿고, 두 손을 양쪽 어깨너비로 벌리고 두 무릎은 양쪽 엉덩이 넓이로 벌린다.
- 네 개의 지지대 사이에 체중을 분배한다.
- 허리뼈 만곡을 없애기 위해 약간 골반 후경을 만들면서 골반 위치가 중립이 되도록 한다.
- 등 전체가 편평하도록 가슴 만곡이 중립이 되도록 한다.
- 머리를 들어 수평 위쪽을 바라본다.

실행 지침

- 폐꼭대기(apex of lung)가 가장 높게 올라가도록 하면서 그리고 머리가 안으로 들어가게 하면서 가슴우리를 둥글게 한다.
- 10초 동안 이 자세를 유지한 다음 시작 위치로 돌아간다.

선택

- 시작 자세에서 취한 등 자세를 유지하면서 두 팔과 두 다리로 앞으로 이동한다.

도마뱀

목표

- 기립근들을 강화한다.
- 등과 가슴우리를 유연하게 한다.
- 양쪽 어깨를 강화한다.

배치 지침

- 두 팔과 두 다리를 지면에 놓는데, 무릎을 꿇어 지면에 놓고, 두 팔을 약간 굽힌다.
- 네 개의 지지대 사이에 체중을 분배한다.
- 허리뼈 만곡을 없애기 위해 약간 골반 후경을 만들면서 골반 위치가 중립이 되도록 한다.
- 등 전체가 편평하도록 가슴 만곡이 중립이 되도록 한다.
- 머리를 들어 수평 위쪽을 바라본다.

실행 지침

첫 번째 단계, 자세를 유지하다.

- 발목을 구부리고, 발 앞활로 지면을 밟고 두 무릎을 지면에서 약간 든다.
- 이 자세를 10초 동안 유지하고 두 무릎을 지면에 다시 놓는다.

두 번째 단계, 이동하다.

- 오른손, 왼발, 왼손, 오른발을 연속적으로 이동하면서 시작한다. 그런 다음 움직임을 제어할 수 있게 되면, 동시에 반대되는 손과 발을 움직여서 이동한다.
- 두 발을 더 벌리고 네발로 앞으로 이동하는데, 시작 위치에서 취한 등 자세를 유지하면서 두 무릎을 약간 든다. 골반은 양쪽 어깨 높이로 유지한다.
- 두 발을 더 벌리고, 엉덩이를 벌리고(두 무릎은 두 발보다 더 벌린다) 네 발로 앞으로 이동한다. 골반이 양쪽 어깨 높이보다 낮다.
- 두 팔은 어느 정도 구부린다.
- 걸음걸이마다 골반이 흔들리는 움직임들을 제한한다.
- 등을 편평하게 유지하기 위해 두 발을 두 손에 너무 가까이 대지 않는다. 목표는 척주기립근들을 강화하는 데 있다는 것을 기억한다. 만약 충분하게 엉덩이가 유연하면, 두 발을 두 손에 더 가까이 가져올 수 있다.

주의 사항

- 등을 둥글게 하지 않는다.

서서 하는 운동

서서 가슴우리 유연성

목표

- 가슴우리를 유연하게 한다.
- 골반 전경/후경 움직임들과 가슴우리 굽힘/폄 움직임들을 분리한다.

배치 지침

- 두 발을 골반 넓이로 벌리고, 중립 자세로 선다.
- 몸통을 따라 두 팔을 내리고, 두 손을 벌려 엉덩이에 댄다(큰돌기).
- 골반은 약간 후경 자세가 되고 이 자세를 유지한다.

실행 지침

- 어깨를 움직이지 않고 가슴우리 굽힘/폄 움직임을 10회 정도 수행한다.
  어깨는 엉덩이와 수직을 유지한다.

선택

- 골반과 가슴우리의 굽힘/폄 움직임들의 분리를 쉽게 하려면,
  양쪽 어깨 높이 정도로 손을 벽에 편평하게 놓고, 몸은 약간 앞으로 기울인다.
  4개의 지지대, 두 손과 두 발은, 가슴우리의 움직임을 더 잘 이해하게 한다.

가슴우리/골반 분리

목표

- 척주를 골반에서 분리한다.
- 기립근들을 강화한다.

배치 지침

- 두 발을 약간 벌리고, 중립 자세로 선다.

실행 지침

- 골반후경이 된다.
- 어깨가 엉덩이와 수직이 되도록 유지하면서 등뼈가 뒤로 이동하면서 척주를 구부린다.
  머리를 움직이지 말고, 시선을 수평으로 유지한다.
  호기와 결합한다.
- 머리를 움직이지 않고 엉덩이와 어깨는 수직이 되고,
  골반 후경을 유지하면서 척주를 편다.
- 교대로 움직임을 수행한다.

주의 사항

- 움직임은 가슴우리 부위에 국한된다.
- 양쪽 어깨를 움직이지 않는다.

선택

- 두 팔을 펴서 수평으로 흔든다.
- 제자리 걷기와 제자리 달리기.
- 가중 볼로 연습한다.
- 빗자루 손잡이를 사용하여 지면을 누르고,
  양쪽 어깨 작용을 결합하고 이 작용을 발달시킨다(어깨를 낮게 유지),
  마치 빗자루를 땅에 박는 것처럼 빗자루 손잡이에 두 손을 겹쳐서 잡는다.

일상운동, 순서

이 운동들의 연습은 우리가 움직이기 위한 것이 아니라, 골반, 척주 및 가슴우리에서 일정 수준의 유동성을 개선하고 유지하기 위한 것이다. 이 운동들의 진행성을 지각해야 하는데, 먼저 자세 진행성을 지각하고 그 후 이동 진행성을 지각해야 한다.

- 전체적이고 역동적인 준비 운동, 15분(MSP, CSP, 제자리 뛰기, EAD **스텝 터치**).
- 서서 가슴우리 유연성, x 20.
- 가슴우리/골반 분리, x 10.
- 네 발로 가슴우리 유연성, x 10.
- 앉아있는 개구리, 3 x 15″.
- 뛰어오르는 개구리, 어느 쪽을 향하여 3 x 10.
- 바로 세움, 3 x 10.
- 땅에 무릎을 꿇고 있는 도마뱀, 첫 단계 3 x 10″.
- 도마뱀, 어느 쪽을 향하여 3 x 10″.

Chapter 6

일상생활에서 스포츠 활동으로 이동

≪… 뭔가 복잡하다고 말할 때, 그것은 바로 우리가 사용할 수 있는 지식의 방법들로는 상황의 복잡성을 이해할 수 없다는 것인데, 그러므로 우리는 혼란에 빠질 수밖에 없다…≫

Edgar Morin

≪… 학문에 의해 형성된 정신은 지식을 연결하고, 이 지식은 자연스러운 전체로써 통합시킬 수 있는 자연스러운 능력을 잃어버리게 한다. 전체에 대한 지각의 약화는 책임의 약화(각자는 자신의 특화된 임무에 대해서만책임이 있음)와 연대감의 약화(각각 더는 동료 시민과의 관계를 느끼지 못함)로 이어진다.≫

Edgar Morin, 미래 교육에 필요한 7가지 지식, ≪수필≫, Seuil, 2000, p. 46

달리기에서 EAD 원칙들의 이점

이 달리기에서, 우리는 땅에 많은 의미를 부여하는 경향이 있다. 우리는 마라톤 선수들의 일반적인 신체 준비 운동을 조사할 때, 무엇보다도 선수들은 주로 거리, 시간, 노력의 강도, 심박수, 힘, 근력에 관심을 가진다는 것을 알게 된다… 하지만 몸짓 진행, 지면을 밟는 부분의 위치, 다리 조합, 허리, 몸통 그리고 두 팔에 대해서는 거의 관심을 가지지 않는다. 그들은 이 마라톤 훈련에서 항상 최적의 몸 구조를 강화하고, 자연적으로 조정하고 유지하기 위해서는 학습이 필요하지 않다고 믿는다. 그런데도 심장은 필수 요소일지라도, 스포츠-건강, 효율성, 용이성과 즐거움을 위한 관심에서 몸을 구성하고 균형을 유지하는 것이 유용하다.

주어진 시간에 A점에서 B점으로 이동할 수 있다는 것이 효율성을 보장한다고 믿는 것은 환상이다. 우리는 다른 사람들보다 뛰어나지만, 자신의 잠재력보다 훨씬 낮은 능력을 발휘할 수 있다. 우리는 목표와 결과를 혼동해서는 안 되며, B점에 도달하는 것은 결과이고 목표가 되어서는 안 된다.

몸은, 몸의 반사작용 없이, 받는 자극에 따라 작용한다.
그러므로, 우리가 시간 대부분을 무질서하게 몸을 움직인다면,
우리는 여전히 무질서하게 남아있을 것이다.

몸 감각의 발달과 자세-역학 지표들의 습득은 마라톤 선수가 자신의 몸짓과 자세가 피로에 미치는 영향을 지각하고 몸의 효율성과 보존을 위한 노력을 조절할 수 있다. 비록 러너가 주로 앞으로 이동하더라도(시상면), 지면을 밟는 안정은 다른 두 면(수평과 이마)을 제어하는 근육계에 달려 있음을 잊지 않아야 한다. 러너는 ≪몸≫을 강화하고 균형을 유지하기 위해 일상운동과 결합한 자세-역학을 목표로 하는 달리기 연습을 수행해야 하고, 이 운동은 조깅에서 마라톤에 이르기까지 지면을 밟는 것을 활성화하고 안정화하는 효과가 있다.

증언: Amandine Lacroix 박사, 스포츠 의사

Center Medikinos & CAP2 (달리기 기록과 분석 센터)

아비뇽

스포츠 의사로서, 나는 이 생체-역학 및 자세-역학 비전을 내 환자들을 치료하는 데 활용하였다. 따라서, 환자들을 매일 치료를 하는데, 각 병의 증상에 대해, 특히 하체의 병 증상에 대해, 나는 이제 이 병에 대한 더 포괄적인 비전을 지니고 있으며 그리고 환자들 대부분은 이 병에 민감하므로 그들에게 필요한 운동을 하도록 동기를 부여하고 있다. 다른 한편으로, 단기 및 장기적으로 환자들 관리에 운동이 필수적으로 보이기 때문에 환자들에게 항상 시간을 내어 운동의 필요성에 대해 설명하였고, EAD를 사용하면 훨씬 더 명확하고 쉽게 설명할 수 있었다. 이를 통해 특정 EAD 분석 및 업무 상담을 설정할 수 있었으며, 그리고 동시에 전족부 보폭으로의 전환은, 향상된 결과와 그리고 특히 증세가 악화되지 않는 것을 보고 기뻐하는 환자들을 통해 특정 EAD 분석 및 업무 상담을 설정할 수 있었다…. 우선 환자들은, 달리기 수업을 통해 훨씬 더 잘 회복되면서, 그들은 더는 만성 통증이 없었고 안정적이고 효과적이라고 느꼈다.

나는 이 몇 줄을 쓰는 기간 동안, 나는 프랑스 크로스컨트리 스키 중거리 팀과 함께 세미나에서 돌아왔으며 선수들과 코치들과 함께 이 접근법을 공유할 수 있었다. 많은 사람이 이 접근법에 민감한 반응을 보였고 이 접근법을 분석하고 그들이 연습할 수 있도록 해달라고 부탁했다. 특히 우리 중에 최고의 프랑스 크로스컨트리 스키어가 있었기 때문에, 내가 그녀에게 제안한 EAD 운동 덕분에 그리고 2017년 8월부터 시행한 EAD 운동 덕분에 그녀는 2년 동안 비참함(부상들)에서 벗어났다. 자세를 개선하고 부상 예방을 위한 이 접근법의 효과를 본 구체적인 사례이다. 어떤 운동선수는 우리의 센터(Medikinos)에서 하는 일에 매우 기뻐했으며 그리고 무엇보다도 매우 인내심과 동기를 지닌, 이 선수는 아직도 나에게 이 접근법이 얼마나 도움이 되었다고 말하고 있다.

나는 여러 가지 문제(요통, 근막, 중간볼기근 등등) 때문에 16살부터 자세 교정 안창을 신고 있었는데, 개인적으로 나는 9개월 동안 치료되지 않은 족저근막에서 벗어나면서 2015년에 EAD에 관심을 두기 시작했다. 나는 치료를 하지 않거나 부상을 예방하지 않고 보완하는 것에 더 이상 만족할 수 없었다. 그래서 보폭 지침에서 제안한 프로그램을 인내심과 정확성을 가지고 발뒤꿈치로 걷지 않고 전족부로 걸으면서, 보폭을 변경하는 것으로 시작했다. 얼마 지나지 않아, Fred와 함께 한 훈련을 통해 나를 좀 더 잘 분석하고 이 변화를 따라갈 수 있었다. 나는 이미 훨씬 가벼워지고 자유로워졌다는 것을 느낄 수 있었으며, 그리고 Fred는 나에게 그것을 확인시켜 주었다. 9개월 만에, 전환이 이루어졌고 어떠한 고통 없이, 나 자신이 다치지 않고 정상적인 달리기 훈련을 재개했다… 또한 회복에 많은 도움이 되었으며, 다시는 과거와 같은 부상이 없을 것이다. 일상적인 내 자세도, 균형과 함께 많이 향상되었다. 작년에 임신 마지막 달까지 한 발로 운동을 할 수 있었다!

따라서 나는 개인적이면서 전문적인 관점에서 이 접근 방식에 매우 열정적이며 이 접근 방식에 대해 매우 확신한다고 말할 수 있다. 이러한 이유로 인해 우리 센터에서 우리는 이러한 분석들과 그리고 역동적인 관절 중첩과 전족부 보폭으로 전환에 관한 자세 운동을 위한 공간을 만들 것이다.

트레일 러닝에서 EAD 원칙들에 대한 이점들

산악 달리기는 움푹 들어간 곳, 위로 튀어나온 곳, 경사면들이 있는 변화하는 다양한 형태의 지면에서 달리는데… 그리고 보폭 길이, 두 발 간격을 변경하거나 혹은 장애물을 뛰어넘기 위해 도약해야 하는 특수성을 지니고 있다.[1] 이것은 도로에서 달리는 것보다 고정근계의 더 많은 작용을 요구하고 고정근계는 지면을 밟을 때의 반응성, 용이성 및 염좌 예방을 담당한다.

우리가 여러 차례 언급한 바와 같이, 방향 결함들은 몸의 안정과 균형에 직접 영향을 미치고, 움직임 폭을 줄이고, 그리고 몸 구조 내에서 제약들의 분포를 결정한다. 따라서 부분들의 방향에 결함이 있는 경우, 러너가 두 발을 시상축에 평행하게 향하도록 놓는 것에 따라 지면을 밟을 때 균형 및 안정이 감소한다(참조. ≪지면을 밟을 때 방향 결함이 균형에 미치는 영향≫). 따라서 이 러너에는 지면을 밟을 때 결함이 있는 부위로 인해 균형 상실의 위험이 증가한다.

다른 한편으로 경사가 높은 지면에서 이 충격을 흡수하기 위해 지면을 밟을 때(전족부로 밟음) 발이 가쪽번짐이 되는 것과 경사가 없는 지면에서 발이 가쪽번짐이 되거나 혹은 유지 결손으로 가쪽번짐이 되는 것을 구별해야 한다는 것을 기억하자. 첫 번째 경우, 가쪽번짐은, 경사가 무릎에 충격을 주지 않고 균형과 안정을 유지하면서, 지면의 경사를 흡수한다.[2] 두 번째 경우, 가쪽번짐이 발생해야 하는 이유가 없고 가쪽번짐은, 균형을 변질시키면서, 다리의 나머지 부분에 충격을 준다. 우리가 조금 전에 언급하였듯이, 두 번째 경우에서 만약 러너가 발을 이동 축과 수평으로 향하게 해야 하는 상황이면 가쪽번짐이 다리에 더 큰 충격을 준다.

이 책에서 제안한 모든 연습 중, 거울 앞에서 ≪걷기≫와 ≪제자리 달리기≫는 공중 단계 동안 부분들의 방향을 연습하고 지지 단계 동안 발 방향 유지를 지속할 수 있도록 연습하는 것은 필수적이다. 이 연습들은 쉽고 효과적으로 몸짓에 집중하고 몸의 느낌을 발달시킬 수 있다. 우리는 러닝머신 앞에 거울을 놓고 달리기에서 점진적으로 이 역학을 기록할 것이다. 먼저 전족부로 걸으면서 교정을 하고, 그 후 전족부로 달리면서 교정을 한다.

이를 위해, 우리는 각 개인의 요구들과 능력들에 따라 조정되고 몸짓 진행의 질만을 중요시하는 프로토콜을 제안한다. 여기서는 우리는 부분들의 방향과 관련된 매개 변수 (≪제자리 걷기와 제자리 달리기 운동≫ 참조)는 언급하지 않지만, 프로토콜의 진행 상황에 관해서만 설명할 것이다.

1 *전족부 보폭 지침*, nouvelle édition, 2016. ≪자연에서 달리기.≫

2 이 러너는 공중 단계 동안 각 보폭 사이에서 특히 걷기와 달리기 운동을 통해 수행되는 측면인, 중립 위치로 돌아갈 수 있다.

1. 러닝머신을 정지시키고, 서서히 속도를 160/170 ppm으로 올리면서 제자리에서 걷는다. 전족부로 자연스럽게 지면을 밟고 발뒤꿈치는 지면에 가볍게 스칠 때까지 내린다.

2. 속도를 2.5km/h로 설정하여 러닝머신을 작동시키고, 심박수를 160/170 ppm으로 유지하고, 전족부로 지면을 밟는다. 점진적으로 속도를 4/5km/h까지 올린다.

3. 러닝머신이 정지할 때까지 속도를 늦추고, 심박수는 160/170 ppm으로 유지한다.

4. 제자리에서 심박수 180 ppm으로 달린다. 발뒤꿈치는 지면에 스칠 때까지 내리도록 주의한다.

5. 속도를 2.5km/h로 설정하여 러닝머신을 작동시키고, 심박수를 180 ppm으로 유지하고, 전족부로 지면을 밟는다. 부분들의 방향을 유지하는 사람의 능력에 따라 속도를 5km/h까지 점진적으로 올린다. 목표는 점진적으로 몸짓을 자동화하는 것이다. 여기서 우리는 움직임에서 자세를 바꾸고 결과적으로 몸의 역동성을 향상하는 순수한 기술적인 연습을 이해해야 한다.

주의 사항

- 한 단계에서 다른 단계로 이동하려면, 공중 단계에서 부분들의 방향과 지지 단계에서 방향 유지를 제어할 수 있어야 한다.
- 부분들의 방향을 제어하려면 어느 정도 집중력이 필요하다. 0~10의 척도로 평가되는 집중력 수준: 10은 최대 집중력을 나타내고 0은 집중력 부재를 나타낸다.
  몸짓의 자동화와 통합은 집중력의 단계가 점차 감소하면서 자연스럽게 움직일 수 있다. 따라서 각 단계에서, 집중력 단계의 감소는 몸짓이 개선되고 있다는 표시이기 때문에 집중력 단계를 인식하는 것이 유용하다.
- 도시에서, 우리 앞에 있는 창문이나 혹은 상점 입구 창문에서 보이는 모습은 우리의 몸짓을 평가하는 수단을 제공한다.
- 또한, 위치가 허락할 때, 실외에서 거울을 놓고 몸짓을 연습하기 위해 높은 심박수로 천천히 거울 쪽으로 향해 달릴 수 있다.

거울 앞에서 이 연습과 함께, 트레일 러너는 지면을 밟는 반응성, 정확성과 지면을 밟는 것을 유지하고 개선하기 위해 매주 규칙적인 운동을 설정해야 할 필요가 있다. 전족부로 지면을 밟기, 심박수, 다리 작용의 개선을 결합한 운동[3]과 몸의 상체를 포함한 자세-역학 운동을 잊지 않고 실행하는 특별한 운동들이다(일상운동 참조).[4]

3 전족부 보폭 지침 부록 참조, nouvelle édition.

4 Frédéric Brigaud, 일상생활에서 스포츠 활동까지, 자세 개선하기, 참조. DésIris, 2016. www.newtball.com 또는 어떻게 재미있게 자세와 피복을 향상하는가, 참조.

EAD 연습의 중요성을 더 잘 알기 위해서는, 오리 발(발 가쪽번짐)로 계단을 오르고 무릎이 안쪽으로 향하면서 계단을 오르고, 그 후 두 발과 두 무릎이 축으로 향하면서 계단을 오르는 것을 제안한다(포인트 4, ≪제자리 걷기와 제자리 달리기≫ 참조). 간단한 검사를 통해 긴장들이 발생하여, 특히 무릎 부위에서 긴장이 발생, 몸짓의 효율성과 관절 생리에서 정렬 상실의 영향들을 느낄 수 있다.[5]

일상운동 사례

몸짓을 제어하기 위해 가능하면 거울 앞에서 실행하기.

빈도: 3x/주

- 발 유연성.
- 앞 자세.
- 두 팔을 흔들면서 제자리 걷기, 심박수 160 ~ 180 ppm – 1분.
- 두 팔을 흔들면서 제자리 달리기, 심박수 180 ppm – 2분
- 활보 – x 20.
- 제자리 뛰기 – x 10.
- 50/50 빠 샤세 – x 20.
- 끈과 압정을 사용하여 제자리 달리기 그 후 발 이중 피복(이번에 효과적임) 그리고 두 팔 흔들기, 180 ppm – 2분.
- EAD ***스텝 터치*** 뛰기 – x 20.
- 유지된 50/50 빠 샤세 – x 20.
- 정사각형 빠 샤세 – x 20.
- 담배 운동 – x 10.
- 안쪽/가쪽 ¼ 중심축 – x 20.
- 도약하여 안쪽 ¼회전 – x 10.
- 끈과 압정을 사용하여 제자리 달리기 그 후 발 이중 피복(이번 마지막으로 효과적임) 그리고 두 팔 흔들기, 180 ppm – 1분.
- 삼각형 빠 샤세 – x 20.
- 앞뒤로 이동하면서 EAD ***스텝 터치*** 뛰기 – x 20.
- 끈과 압정을 사용하여 제자리 달리기 그 후 발의 이중 피복(이번에 효과적임) 그리고 두 팔을 흔들기, 160 ppm – 1분.

사람의 능력과 필요에 따라 조정할 것. 몸짓의 양이 아닌 질이 우선이다.

5 *≪우리는 마이너스 스플릿으로 달리기를 하는 것을 노력해야 한다≫*, 논문, 참조. Frédéric Brigaud, Ultramag, 2016년 2월

증언: Dawa Sherpa, 트레일 러너

지면을 밟는 질과 다리 구조 질을 아는 것은 매우 중요한데 왜냐하면 이러한 질을 이해하지 못하면 우리가 좋은 감각을 가질 수 없고 적절한 보폭을 발달시킬 수 없기 때문이다. 나는 달리기에서 혹은 훈련에서나 그리고 기간이 얼마나 걸리던 간에 지면을 밟는 질에 따라서 끊임없이 달리기를 조정하는데, 왜냐하면 이러한 감각들을 잃고 싶지 않기 때문이다: 이러한 감각들은 부상 예방과 건강의 열쇠이다. 만약 내가 이러한 감각들을 잊어버린 경우, 나는 아무렇게나 달리고 싶지 않기 때문에 내가 이 감각들을 다시 찾을 때까지 달리기 속도를 줄인다. 나는 무술(6살에 시작하여 17년 수련)수련을 했기 때문에 이 감각들을 부분적으로 획득했었다. 따라서 지면을 밟는 질을 높이고, 두 발의 가측 간격을 조절하고, 탄력을 키우고 전족부로 지면을 밟는 법을 배웠다.

스포츠 종목이나 혹은 어떻게 움직이든 간에, 발로 지면을 밟는 방법과 두 다리를 구성하는 방법을 아는 것이 필수적이다. 이것은 스포츠 활동에서 결정적이다. 이 메시지는 중요한데, 이 메시지는 몸 구조를 이해하는데 도움이 되는데 왜냐하면 건강은 소중한 것이기 때문이다.

최적의 생체 역학 – 지면을 밟을 때 다리 중첩 정도에 따라 다리 길이가 변한다는 것을 기억해야 한다. 방향 결함이 많을수록, 다리 길이는 더 ≪짧다≫. 비대칭의 경우, 러너는 짧은(짧아진) 다리를 가지며, 이는 자신을 더 옆으로 흔들면서 몸의 움직임에 직접 영향을 준다. 또한, 가쪽번짐이 된 (벌어진) 두 발은 러너가 무게 중심에 두 발을 가까이 놓으려 하자마자 러너는 각 보폭에서 무게 중심 주위로 돌아가면서, 지면을 밟는 부위가 무게 중심에서 멀어진다. 뒤에서 볼 수 있는 상당히 특징적인 몸짓이다. 반면에, 두 다리 길이의 차이는 골반 균형에 직접적인 영향을 미치며, 골반 균형은 ≪짧은≫ 다리 쪽으로 기울어진다. 골반 균형이 수평으로 유지되도록 ≪짧은≫ 다리 쪽으로 이동하여 보완될 수 있는 현상이다. 그러나 이 자세에서, 사람은 ≪짧은≫ 다리에 더 많은 체중을 싣고 움직인다. 우리가 여러 번 언급했듯이, 이러한 가능성은 다양한데 그리고 이것들을 모두 참조하는 것은 불가능하다. 그러므로, 중립(≪완벽한≫) 자세를 참조하여, 여러 부분들의 배치를 결정할 수 있고 어떻게 이 배치를 변화시키는지 결정할 수 있다.

축구와 럭비 연습에서 EAD 원리들에 대한 이점

풋볼과 럭비 모두에서, 데드 볼[6]에서, 선수는 공을 차기 위해 도움닫기 마지막에서, 자신의 샷을 만들어내는 지면 주위를 강하게 밟는다. 지면을 밟은 다리는 고정근계의 힘과 다리 구성에 따라 그 효과가 달라지는 버팀목 역할을 한다. 지면을 밟을 때 방향 결함과 유지 결함이 있으면 몸 전체에 즉각적인 영향을 미치며 타격의 정확성과 공을 차는 힘에 나쁜 영향을 미친다.

지면을 밟기 전에, 발이 여전히 공중에 있는 동안, 앞에서 보면 다리는 기울어지고 신발 밑창은 지면과 평행하게 보이지 않는다. 이러한 평행성의 결여는, 지면을 밟자마자, 발을 기울여 밑창을 편평하게 하는 경향이 있다(발 가쪽번짐 움직임). 효율성을 위해, 선수는, 지면이 충분히 무른 경우 지면을 변형시킬 때까지 목말 밑 관절 작용을 유지하면서, 이러한 기울기에 대항한다. 발이 편평해지는 것이 아니라, 발의 기울어진 자국을 만드는 것은 바로 눌리고 변형된 지면이다. 건조하고, 딱딱한 땅에서는, 발의 가쪽 가장자리가 더 지면을 밟는 자국이 남아있다. 반대로, 이 관절 피복이 부족하면 발이 흔들리고 다리의 안쪽돌림이 나타나고, 지면을 밟는 것이 불안정하고 반응이 없는 데드 타임이 발생한다.

목말 밑 작용은 무릎 위치와 골반 균형을 동시에 제어하기 위해 엉덩이 작용과 결합한다는 것을 기억하자. 공을 차는 질은 지면을 밟고 있는 다리뿐만 아니라 상체와 두 팔 작용과 이 상체와 두 팔의 상호 연결에 달려 있다는 것을 잊어서는 안 된다[7](**그림 81**).

비디오 분석

선수의 몸짓을 분석하기 위해, 선수의 궤도 축으로 향하도록 카메라를 놓고 느린 동작(120 fps)으로 다양한 유형의 샷을 촬영한다. 공을 페널티 지점에 놓거나 또는 프리킥의 경우, 공을 어느 정도 먼 거리와 큰 각도를 고려하여 놓는다. 완벽한 분석을 위해, 선수는 순간적인 난이도, 유지 결손 또는 자동화된 방향 결함을 구분하기 위해 각 상황에서 연속적으로 공을 여러 번 찬다. 우리는 또한 패스뿐만 아니라 공을 차는 움직임들을 평가할 것이다…….

관찰 가능 항목들은 다양한 EAD 검사 중에 제시된 것과 유사하다: 양쪽 어깨선과 골반선, 관절들의 위치, 몸짓의 유동성……. 우리는 발 유지와 발이 지면과 이루는 각도에 특히 주의를 기울이는데, 즉 선수가 목말 밑 관절 작용을 유지하는 능력에 특히 주의를 기울인다.

6 ≪프리킥을 잘하는 비결!≫, Frédéric Brigaud, *축구의 본능*, 2015년 12월. ≪득점 선수의 정확성의 비밀!≫, Frédéric Brigaud, *Oval magazine*, 2015년 9월.

7 Frédéric Brigaud, *일상생활에서 스포츠 활동까지, 자세 개선하기*, DésIris, 2016.

그림. 81

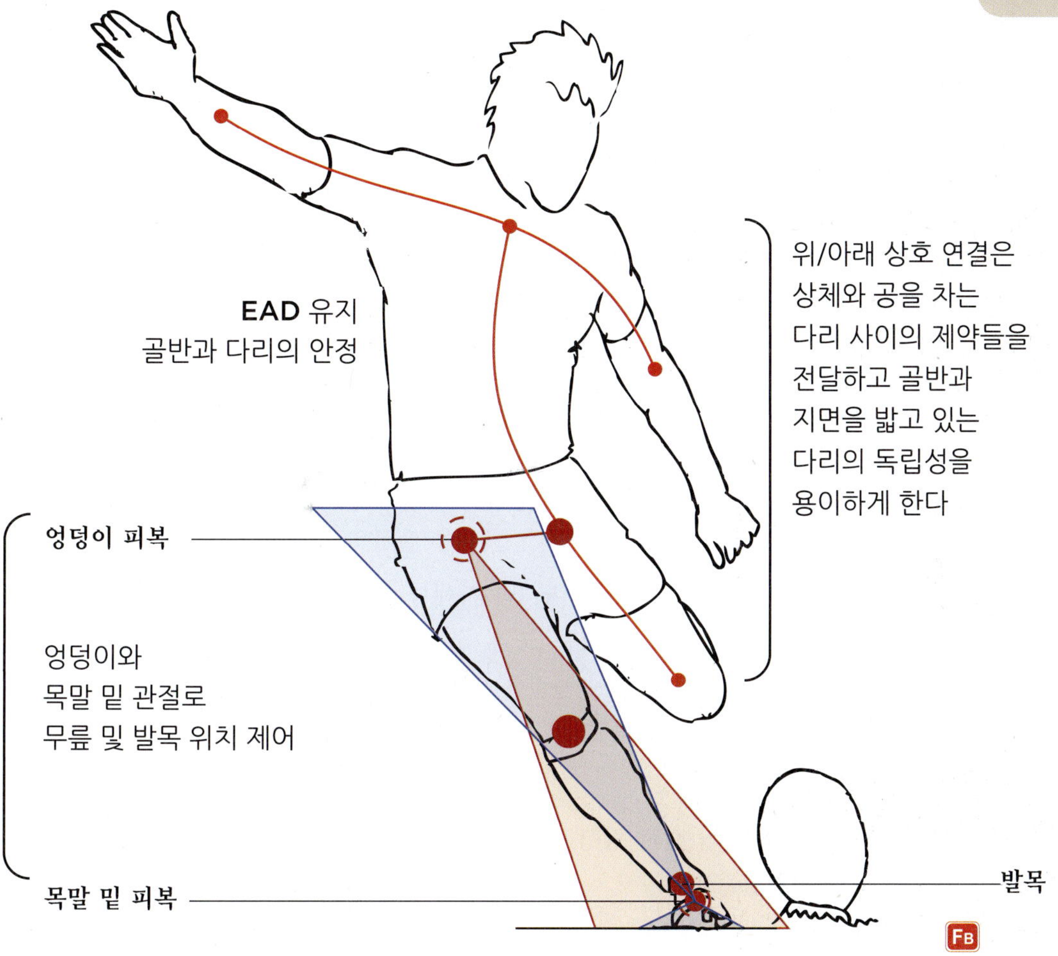

완벽한 몸짓을 향하여

정확한 기술을 학습하는 것과 결합된 이러한 구조들에 대한 지식은 선수에게는 효과적으로 지면을 밟는 것을 보장할 수 있다. 이것은 구조들에 대한 자각과 그 후 자세-역학을 목표로 하는 운동의 구현으로 시작된다. 제자리에서, 유지된, 그 후 앞으로 나아가는 삼각형 빠 샤세들은, 이 학습의 핵심들 중 하나이다. 몸짓이 진행되는 동안 기술적인 연습을 수행하여 선수가 지면을 밟기 전에 발이 가쪽번짐이 되지 않고 혹은 정강뼈가 가쪽돌림이 되지 않고, 공을 차는 다리가 엉덩이부터 벌어지도록 하는 방법을 가르친다. 효율성을 위해, 오른다리와 왼다리 모두 연습을 할 것이다. 공중 단계에서 부분들의 방향을 제어하면 지면을 밟고 있는 부분들의 방향을 결정할 수 있다는 것을 기억한다.

3단계 학습 프로토콜: 지면을 밟고 있는 다리를 45° 벌리는 연습을 하고, 실내에서 그리고 신발을 신고 연습장에서 지면을 밟고 있는 다리의 고정근계를 강화한다.

지면을 밟고 있는 다리를 45° 벌리는 연습을 하다

배치 지침

- 움직이는 몸짓의 질을 판단하기 위해 타격선 앞에 거울을 놓는다(**그림 22**의 45° 선). 중앙선(A)은 도움닫기 궤도를 표시하고, 두 번째 선은 차는 축과 지면을 밟는 축, 교차점, 데드 볼을 지면에 놓는 위치를 나타낸다.
- 맨발, 중립 자세, 중앙선(A)의 양쪽에서 두 발이 거의 붙는다.

실행 지침

- 단거리 도움닫기 후, 교차점에서 지면을 밟는다; 다리는 도움닫기 축에 비해 45° 벌어진다(**그림 82**). 공중단계 동안 다리가 벌어지는 것이 발 가쪽번짐이 발생하지 않거나 혹은 넙다리뼈 아래 정강뼈 가쪽돌림이 발생하지 않고 엉덩이에서부터 다리가 벌어지는지 검사한다.
- 선 중앙에 왼발로 가상의 공을 찬다. 마지막 자세를 유지한다.
- 이 운동을 여러 번 천천히 반복한 다음 그 후 점진적으로 운동 속도를 높인다.
- 다른 선을 사용하여 다른 다리로 이 몸짓을 반복한다.

주의 사항

- 발 축과 무릎 축이 지면의 선과 평행.
- 부분들의 방향과 관절들 피복.
- 움직임 유동성.
- 골반 균형.
- 상체 움직임.

선택

- 발뒤꿈치와 전족부로 번갈아 가면서 지면을 밟고 지면을 밟는 과정과 위치에 중점을 둔다.
- 고정근계를 어느 정도 강하게 작용시키기 위해 도움닫기 각도를 변화시키고 이 도움닫기 각도를 선수가 습관적으로 사용하는 각도에 가깝게 접근시킨다.

그림. 82

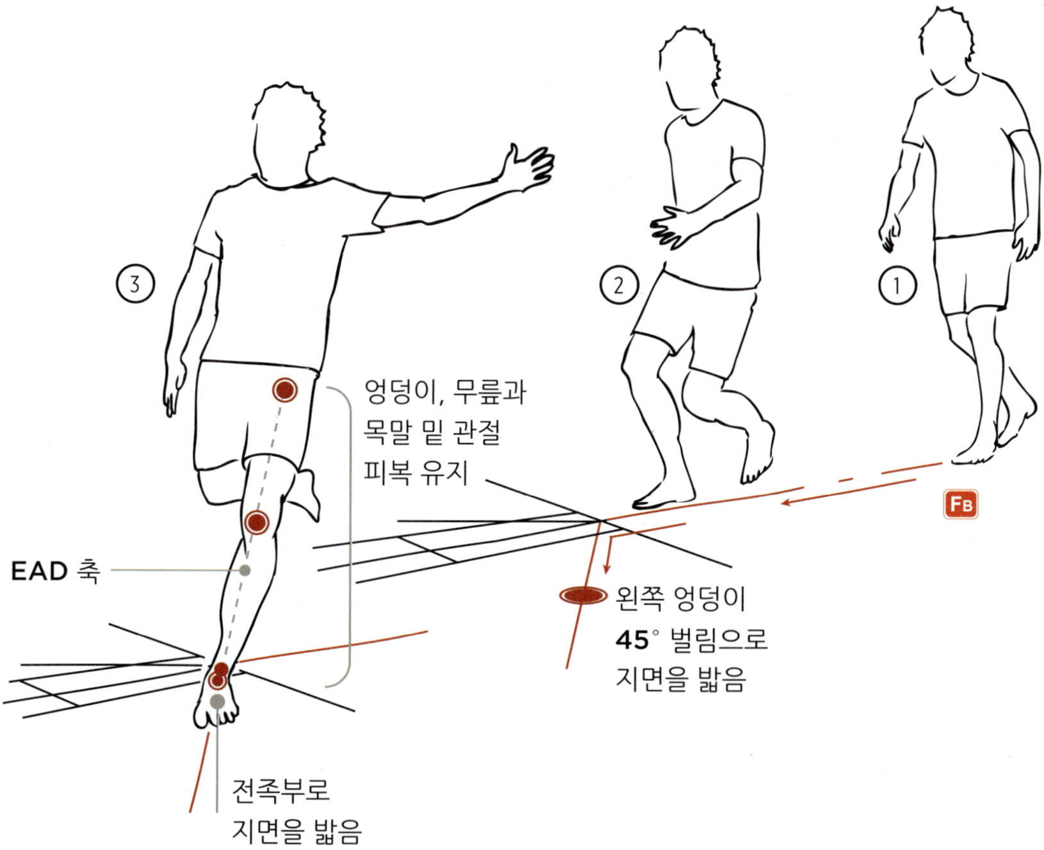

실내에서 지면을 밟고 있는 다리의 고정근계 강화

목표

- 몸짓 진행을 연습한다.
- 고정근계를 강화하고 교정한다.
- 몸 감각을 개발한다.

배치 지침

- 중립 위치, 두 발 모음.
- 맨발.

일련의 동작

1. 제자리 걷기, 제자리 달리기.
2. 목말 밑이 작용하기 위해 압정과 끈을 사용하여 제자리 달리기
3. 발뒤꿈치는 지면에 스칠 때까지 내려간다.
4. 교차하는 걸음으로 선 위에서 걷는다.
5. 오른쪽 활보, 왼쪽 활보.
6. 50/50 빠 샤세, 그 후 유지된 빠 샤세.
7. 삼각형 빠 샤세, 그 후 유지된 빠 샤세, 그 후 제약들을 높이고 앞으로 나아가기 위해 가쪽으로 이동한다. 선수는 여전히 최소 30%의 움직임 폭을 가지고 있다고 느껴야 한다.
8. 도움닫기로 45° 데드 볼(**그림 22**의 45° 선들을 사용).

신발을 신고 운동장에서 일련의 동작

1. 제자리 걷기, 제자리 달리기.
2. 목말 밑이 작용하기 위해 압정과 끈을 사용하여 제자리 달리기.
   발뒤꿈치는 지면에 스칠 때까지 내려간다.
3. 50/50 빠 샤세, 그 후 유지된 빠 샤세. 목표는 몸짓과 감각들을 측정하는데 있다.
4. 삼각형 빠 샤세, 그 후 유지된 빠 샤세,
   그 후 데드 볼을 찰 때 습관적으로 받고 있는 제약들에 접근할 때까지 가쪽으로 이동한다.
   선수는 여전히 최소 30%의 움직임 폭을 가지고 있다고 느껴야 한다.
5. 짧은 도움닫기 후 엉덩이 벌림을 연습한다.
6. 45° 데드 볼. 몸짓의 질을 유지하면서 공을 차는 힘을 점진적으로 증가시킨다.

몸짓 진행의 질만을 중요시 한다. 이 학습을 통해, 선수는 자신의 몸짓과 몸 구조를 유지하는 것을 개선하기 위해 부분들과 단계들을 인식할 수 있도록 몸의 감각을 발달시켜야 한다.

가능한 모든 사항을 스캔하기 위해 도움닫기, 차는 거리, 차는 각도를 점진적으로 증가시키는 것이 남아있다.

안전성, 힘과 지면을 밟고 차는 정밀도는 상체에서 두 다리 움직임의 질과 고정에 달려있고 또한 팔/상체/다리 연결과 움직임들의 조정에 달려있다(***일상생활에서 스포츠 활동까지, 자세 개선하기,*** 참조. 같은 저자). 따라서 몸짓은 지면과 상체의 이중 고정으로부터 구성된다.

결과, 영향 및 목표

≪결과≫라는 개념에 대해, ≪결과≫와 ≪목표≫를 구별하는데 시간을 할애하는 것이 중요하다. 어떠한 순간에서도, 예를 들어 표적 사격을 행하는 것처럼, 결과는 몸짓이 전개되는 질보다 더 우선해서는 안 된다. 만약 결과가 우선인 경우에는, 선수는 잠깐 빛을 발하고 그리고 반복적으로 부상을 입을 위험을 안고, 매우 불규칙한 성적을 낼 것이다. ***몸짓이 가능하고 이 몸짓이 효과적인 것처럼 보여도 이 몸짓이 반드시 최적이며 그리고 관절 생리학을 가장 존중한다는 것을 의미하지는 않는다.*** 결과는 목표가 되어서는 안되며 구현된 몸짓의 결과로 남아 있어야 한다. 공을 차는 정확성과 규칙성은, 같은 악보를 지칠 줄 모르게 반복 연습하는 거장처럼, 규칙적인 기술을 연습하는데 기인한다. 처음에는 천천히, 그 후 점점 더 빨리, 표본은, 선수가 이 몸짓을 행하는 동안 다른 매개 변수에 집중할 수 있는 가능성을 남기면서, 몸짓이 몸에 습득되어 자동화가 될 때까지 연습한다.

만약 지면을 밟은 발이 편평하고 그리고 무릎이 안으로 들어가면,
이 선수는 잠재력이 있지만 완전히 자신의 능력을
발휘할 수 없다고 추론할 수 있다.

❖ 목말 밑을 유지하는데 결함을 지닌 축구선수들이 무릎을 일직선으로 유지하기 위해 가쪽돌림근들과 엉덩벌림근들에 의해 이 결함을 보완하면, 양쪽 복사뼈의 특성적인 변형이 발생하고 그리고 다리가 아치형 모양으로 나타날 수 있다. 그들은 발의 질을 잃고, 발은 매번 지면을 밟을 때 마다 탄성적인 데드 타임을 가지며, 그리고 효과적인 피복이 없기 때문에 기계적으로 발목과 무릎 불안정에 더 취약하다. 그렇기 때문에 스포츠-건강과 효율성을 위해, 젊은 축구 선수들의 방향 결함과 유지 결함(EAD)들을 발견하고 자세-역학의 교정을 정기적으로 시행해야 할 것이다.

➢ 러닝머신에서 걷기 및 달리기 검사들, 자세-역동 EAD 검사들, 계단 오르기 및 내려가기 검사들, 종목과 관련된 특정 검사들(데드 볼, 패스, 드리블 등등).

➢ 교정; 발 중립화(뒤틀림 정도), 목말 밑 피복 개선과 이중 피복 개선…

반대 발을 관리하다

반대 발에서, 오른쪽 무릎 위치(안쪽으로 이동)를 유지하는 것은 엉덩이 모음근들과 벌림근들의 공동 작용에 달려 있는데, 만약 이 구조가 효과적이지 않은 경우 무릎이 안쪽으로 들어가고 그리고 목말 밑 관절이 작용하지 않을 수 있는 위험이 있다. 이 경우, 벌림근들은 모음근들의 원위 부착을 고정 점으로 작용하도록 하며, 원위 부착점으로부터 모음근들은 가쪽 이동을 막는다(**그림 83**). 반응성은 무릎과 발목 위치를 유지하는 능력에 달려 있는데, 즉 엉덩이(가쪽돌림근들과 벌림근들), 무릎(넙다리뼈 아래 정강뼈 안쪽돌림근들)과 목말 밑 관절(뒤정강근, 긴종아리근) 작용에 달려있다. 이렇게, 이러한 유형의 이동에서, 다리안쪽 반응성은 모음근들의 힘에만 달려있지 않다.

몸짓 전개의 기술적인 측면을 연습하려면, 좌우 교대로 지면을 향해 공을 던지면 선수는 손으로 공을 잡고 다시 던질 것이다. 손으로 공을 멈추는 행위는 두 다리를 더 많이 구부리게 한다. 이 운동 중에는, 우리는 특히 무릎과 발목 위치, 지면을 밟는 기술(발뒤꿈치로 지면을 밟는 위험)과 발 방향(나머지 부분들과 독립적으로 발을 벌림)에 주의를 기울일 것이다. 맨 처음에는 실내에서 맨발로 운동을 한 다음, 운동장에서 신발을 신고 운동을 한다.

신체적 단일성의 원리. 힘은 빠져나가지 않으며, 힘은 균형을 잡을 때까지 몸으로 퍼지거나 혹은 이 힘은 하나 혹은 여러 개 부분들을 움직일 수 있다. 이 힘은 수축된 근육을 통해 부착점으로 이동한 다음, 뼈를 통해 퍼져 다음 근육 부착점에 도달한다. 만약, 주어진 순간에, 이 사슬을 구성하는 하나의 근육군에 결손이 있으면, 이 구조에 영향을 미치고 몸짓의 효과가 줄어든다.

그림. 83

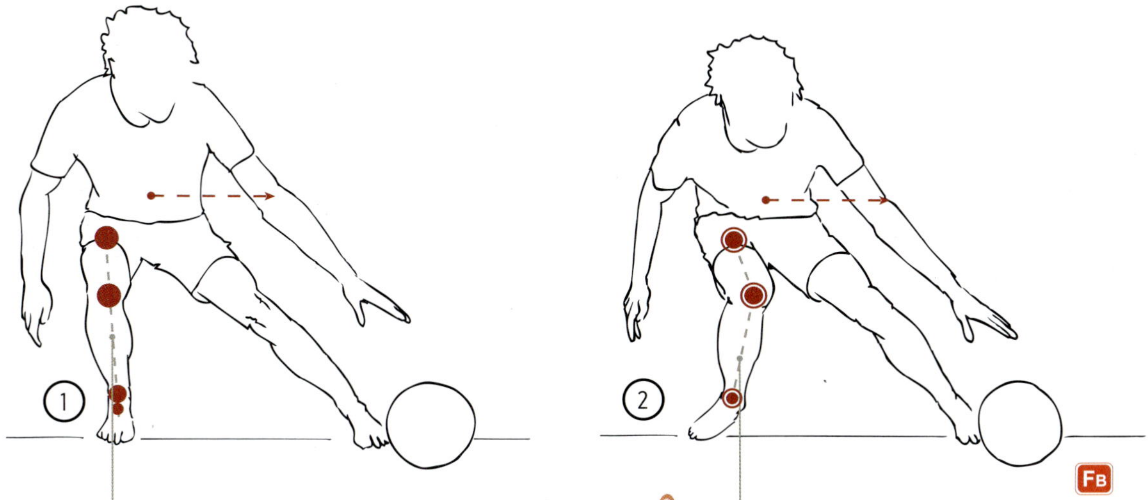

엉덩이, 무릎과
목말 밑 관절
피복 유지

엉덩이, 무릎과
목말 밑 관절이
작용하지 않음

골프에서 EAD 원칙들의 이점

고정과 반응성을 강화시킨다

다리를 효율적으로 고정하지 않으면 효과적인 몸짓을 만들 수 없다. 이러한 고정이 없이, 강력하고, 신속하면서 정확한 몸짓을 만들 수 없다.

우리는 골프에서 비효율적으로 두 다리를 고정하면 지면을 밟을 때 미끄러진다고 믿는 경향이 있다. 선수가 서 있는 신발 징도 아니고 지면도 아니고, 이러한 요소들만으로 이러한 현상이 발생하지 않는다. 몸통 뒤틀림 움직임으로 발생하는 강한 제약들을 두 다리가 지탱하여야 하는데, 이때 두 다리는 무너지지 않거나 두 다리 구조가 변형되지 않아야 한다. 두 다리는 지면에 박는 말뚝과 유사하지 않지만 제약들이 변할 때 다리 구조를 유지하기 위해 근육계에 전달해야 하는 일련의 상호 연결된 뼈 전체를 나타낸다.

우리는 종종 선수들이 무릎과 발목을 안쪽으로 가져와서 ≪능란하게≫ 관절들이 이동하는 것을 막는 것을 본다. 따라서 선수들은 인대계의, 특히 무릎 부위, 긴장으로 인해, 관절들의 이동을 막는 느낌을 지니고, 그리고 효과적으로 고정할 수 있다고 생각한다. 실제로, 그들은 움직임 폭 뿐만 아니라, 또한 때리는 힘과 정확성이 줄어든다.

관절 고정을 느끼기 위해 수행하는 검사

두 발을 골반 넓이로 평행 되게 벌리고, 무릎에 힘을 주지 않고, 왼쪽 무릎을 안쪽으로 가져오는데, 인대계 긴장과 뼈들이 부딪쳐서 이 움직임 자체가 멈춘다고 느낄 때까지 왼쪽 무릎을 안쪽으로 가져온다. 관절이 막히게 된다. 처음에는, 골반을 시작 위치에 수직으로 놓기 위해 골반을 왼쪽 엉덩이 중심으로 왼쪽으로 회전시키도록 노력한다. 그런 다음, 두 번째 단계에서, 두 발 축에 무릎을 유지하고 골반을 돌린다. 이번에는 이 움직임은 가능하며 제약들이 없다. 관절로 인해 움직임이 차단된 경우, 앞다리 주위로 골반 회전은 이 다리의 안쪽돌림 정도에 의해 제한된다. 만약 학습자가 이 움직임이 끝날 때 상체를 궤적에 수직으로 놓으려고 하면, 골반은 올바르게 돌아가지 않으면서, 다음과 같은 일이 발생한다:

- 허리뼈에 영향을 줄 수 있는 결손을 보완하기 위해 상체의 과도한 뒤틀림;
- 과도한 무릎 뒤틀림과 이 뒤틀림으로 인해 무릎관절의 외상성 충격.

근육 고정을 느끼기 위한 검사

- 맨발로, 발뒤꿈치는 지면에 놓고, 무릎에 힘을 주지 않고,
  두 발은 평행하게 엉덩이 넓이로 벌린다.
- 두 발은 움직이지 않고 무게 중심을 두 발 사이에 유지하면서 골반을 천천히 오른쪽 그 후 왼쪽으로 돌린다. 두 발아래에서 압력 위치에 집중한다. 골반이 오른쪽으로 돌아가면,

지면을 밟는 것은 왼발에서는 안쪽으로 이동하고 오른발에서는 바깥쪽으로 이동하고, 그리고 골반이 왼쪽으로 돌아가면 반대 방향으로 움직인다. 발아래의 압력 위치는 골반이 돌아감에 따라 변한다. 근육 고정은 약하고 반응성이 거의 없으며 피복은 없다.

- 이번에는 발아래에서 균일하고 대칭적인 압력을 유지하기 위해 이 운동을 반복한다. 골반이 회전하는 동안 발을 수평으로 유지하면 부분들의 방향을 바꾸지 않고 고정근계를 긴장시킬 수 있다. 나중에 이 긴장을 재현할 수 있고 또한 이 긴장은 ***백스윙*** 때 효과적이고 반응성 있는 근육 고정으로 발달시킬 수 있다.

운동 검사

능란하게, 전족부로 지면을 밟기 위해 오른다리의 발뒤꿈치를 약간 든다. 발의 균형을 유지하면서 골반을 오른쪽으로 돌린다. 긴장은 특히 오른쪽 엉덩이 가쪽돌림근들을 통해, 발에서부터 골반까지 퍼진다. 근육 고정은 효과적인데 왜냐하면 이 고정은 모든 뼈들을 포함하기 때문이다. 이 긴장은 우리가 당기는 활시위를 생각하게 한다. 반대로, 만약 오른 발로 지면을 밟을 때 가쪽활(extern arc)로 향해 벗어나면, 가쪽번짐근육들(짧고 긴종아리근)로 인하여 목말 밑을 제어할 수 없기 때문에, 오른발의 수동적인 안쪽번짐 움직임은 근육을 고정하는 힘을 약하게 만든다.

다양한 조정 운동들과 결합한, 고정근 사슬을 강화하고 연결하는 연습은, 오르고 내려가는 제어계의 결합에 의존하는, ***효율적으로 고정을 발달시키는 방법들을 제공한다***(**그림 84**).

그림. 84

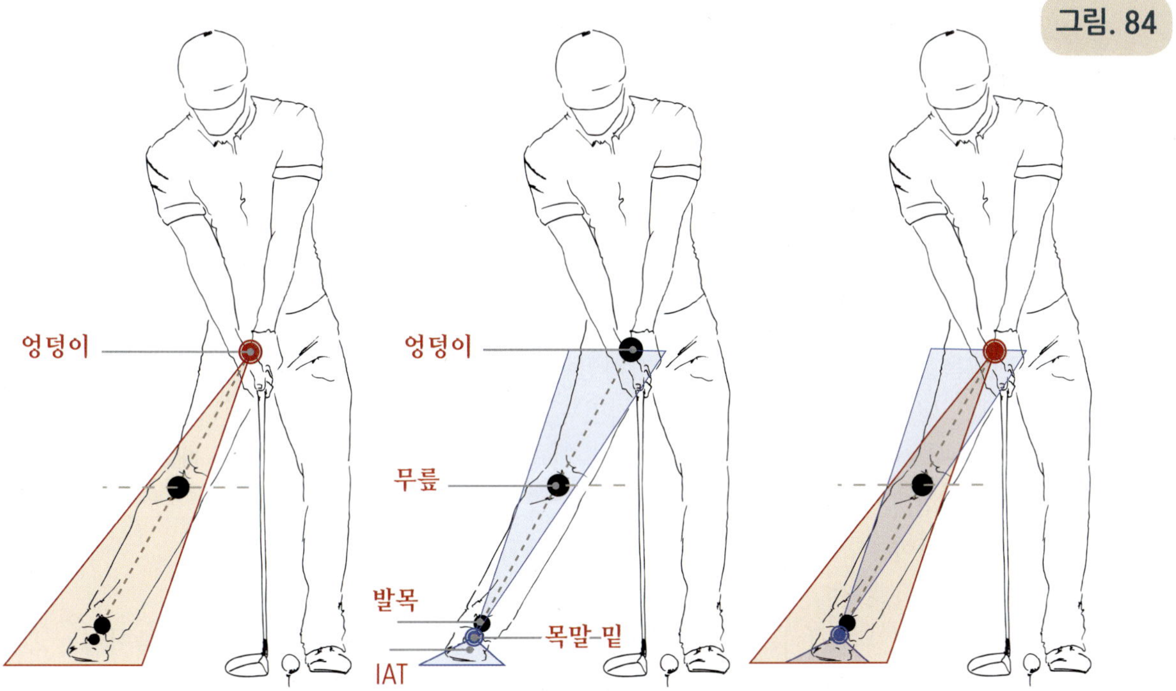

엉덩이에서부터 고정　　　　목말 밑에서부터 고정

알파인 스키 연습에서 EAD 원칙에 대한 이점

정밀성, 힘과 속도를 동시에 작동해야 하는 경우, 특히 효율적인 커브 주행을 발달시키려는 경우, 관절들의 위치를 제어하고, 방향을 정하고 그리고 유지하는 것이 필수 요소가 된다.

스키어는 매우 강력한 폄계(extension system)를 가지고 있으며, 수직 제약들이 매우 크다. 모든 어려움은 자신의 구조를 유지하고, 그 부분들의 방향을 유지할 수 있기 위해서는 폄계와 일치하는 고정근계를 개발하는 것에 있다.

지면 밟기와 관리

우리가 앞에서 언급한 부분들의 방향 결합을 넘어서(≪알파인 스키에서 발 방향 결합의 영향≫ 참조.), 스키 평행을 관리하고, 유지하고, 그리고 조절하는 능력은 수평면과 이마면에서 엉덩이 움직임에 달려있을 뿐만 아니라 무릎 돌림의 제어(넙다리뼈 아래 정강뼈 돌림)에도 달려 있다.

무릎 위치 제어

스키어가 지면을 밟을 때 ≪무릎이 안으로 들어감≫이라고 부르는 것은 넙다리뼈 아래 정강뼈 가쪽돌림 움직임과 결합된 엉덩이 안쪽돌림/모음 움직임에서 기인한다. 이는 무릎 피복 손실 혹은 무릎 풀림과 비교할 수 있다. 압력으로 인해 강력한 제한들이 발생되는 것과 결합한, 이 자세는, 이 압력이 특히 외부 구획을 더 압축하기 때문에, 무릎 관절에 더 큰 영향을 미친다. 이 자세는 이 관절의 뒤틀림을 유발하면서 안쪽 면을 유지하는 요소들을 긴장시킨다(정강뼈 가쪽돌림, 넙다리뼈 안쪽돌림). 이 무릎이 안으로 들어가는 움직임은 다리가 붕괴되는 것과 일치하며, 무릎은 EAD축 안쪽에 위치한다.

이것은 다음과 같은 이유에서 올 수 있다.

- 비슷한 목표를 위해 어느 정도 생리학적인 다른 생체 역학 전략들을 개발할 수 있기 때문에, 기술적 결합, 관절들의 위치 결정 원리에 대한 지식 부족으로 인해;
- 다리를 구성하는 다양한 관절들 내에서 몸짓과 움직임에 대한 인식이 없기 때문에;
- 관절들을 희생시키면서 안정의 환상을 주는 관절 고정을 찾는 것으로 인해;
- 압축 제약들이 어느 수준을 넘어서는 순간부터 구조를 유지할 수 없는, 고정근계가 약해서;
- 넙다리뼈와 정강뼈 사이의 응집력을 유지하여 스키를 변형시키고 곡률 반경을 줄이기 위해 엉덩이 돌림을 스키까지 효과적으로 전달하는 정강뼈의 안쪽돌림근들이 약한 이유 때문에(**그림 85**).

그림. 85

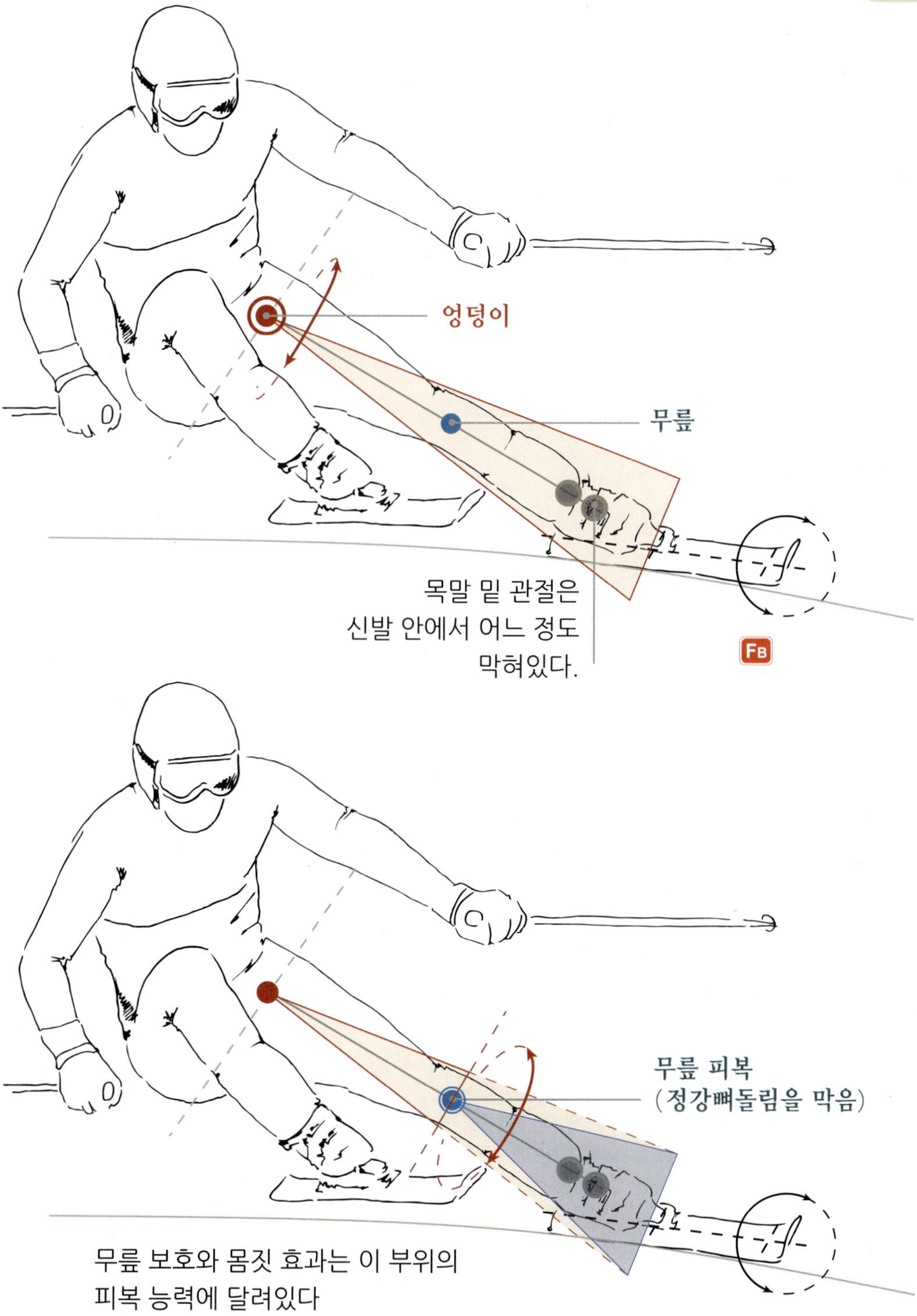
엉덩이
무릎
목말 밑 관절은
신발 안에서 어느 정도
막혀있다.
FB
무릎 피복
(정강뼈돌림을 막음)
무릎 보호와 몸짓 효과는 이 부위의
피복 능력에 달려있다

완전하지 않은 이러한 다양한 경우에, 스키어는, 다음과 같은 그리고/또는 에너지와 정밀도를 잃으면서, 반응성이 감소하면서, 그리고 구조를 변질시키면서, 보완계를 설정한다. 우리 몸을 구성하는 다수의 관절들은 먼 거리에서 이러한 자세 결함을 보완하는데, 예를 들어 오른팔을 들거나 혹은 각 커브에서 오른팔을 어깨 축 뒤로 가져가거나…. 필요 없는 움직임을 하는 것은 나타나지 않는 결손을 나타내기 때문에 이 움직임은 이러한 결손을 직접 교정하는데 아무 소용이 없다. 몸은 각 부분이 균형과 운동에 참여하는 불가분의 전체임을 지적할 가치가 있다. 우리 몸짓들의 효과와 정확성은 이러한 밀접하고 세세한 상호 작용에 달려 있다. 일관성 있는 움직임 폭을 허용하는 연결은, 이러한 의미에서 불균형을 보완하고 우리가 수행하고 있는 행동을 계속할 수 있도록 하는데, 하지만 이것은 우리가 이 장이 시작될 때 언급했듯이 대가를 치러야 하고 그리고 종종 우리를 작용하는 방식의 한계에 이르게 한다.

이를 해결하기 위해, 스키어가 다음을 요건들을 갖추어야 한다:

- 개선해야 할 몸짓에 대한 이해;
- 느낌과 충분히 몸을 통제;
- 방향 결함 없음;
- 폄근계와 일치하는 고정근계;
- 근육 고정;
- 엉덩이의 효과적인 제어, 즉 엉덩이 유동성이 발생하는 3개 면을 분리하는 능력, 독립적으로 굽힘/폄, 벌림/모음, 안쪽돌림/가쪽돌림;
- 무릎이 다른 관절들에 비해 올바르게 위치할 수 있도록 측정된 고정근계.
- 무릎의 효과적인 제어(넙다리뼈 아래 정강뼈 움직임). 지면을 밟을 때 넙다리뼈 아래 정강뼈 돌림근들은 부분들의 방향과 스키를 변형시키는 능력을 관리하는데 엉덩이 돌림근들과 협력하여 작용한다는 것을 상기한다. 돌림 운동들(담배 운동, ¼회전, 중심축)은 근육들을 강화시킬 수 있고 이 근육들은 다양한 정도의 다리 굽힘을 수행할 수 있다. 또한 분리 운동들을 통해서도 정강뼈 돌림을 인식해야 한다.

수평면과 이마면에서 엉덩이 움직임들과 무릎 움직임들의 제어는(**그림 85**) 지면을 밟는 질, 스키를 변형시키고 곡률 반경을 변경하는 능력을 결정하지만 또한 무릎 관절을 보호하는 질을 결정한다. 만약 스키어가 효율적으로 움직이고 그리고 관절들을 보호하기를 원한다면, 스키어는 효율적인 고정근계를 지녀야 한다.

무릎 전방 십자 인대 파열은 불행히도 이 종목에서 흔하며, 염좌는 말할 것도 없이, 관절들의 정렬 상실(EAD 부재)로 인해 인대 파열이 자주 발생한다. 무릎 위치와 피복 제어에서 엉덩이 및 무릎 안쪽돌림근들의 중요성에 대한 인식은 부상의 위험을 줄이고 그리고 스키어가 자신의 능력을 더 잘 측정할 수 있는 수단을 제공한다. 방향과 안정성을 위한 이 자세-역학 운동은 실내에서, 맨발 또는 얇고 유연한 신발로 미리 수행한 다음, 그 후 스키를 신고 수행하는데, 이 요소들을 작용시켜 스키어에게 움직임이 가장 효율적으로 전달(transfer)될 수 있도록 하고 또한 작용하고 있는 몸 구조를 이해할 수 있도록 한다.

몸 작용의 개념화를 이해하면 몸짓의 효율성을 높이고 부상을 예방하기 위해 기술적인 스포츠 몸짓을 쉽게 제어하고 쉽게 배울 수 있다.

최적의 생체 역학: 뼈들의 방향 – 알파인 스키는 원하는 궤적을 얻기 위해 골반에 비해서 발 방향을 지속적으로 조정할 필요가 있다. 엉덩이, 넓다리뼈 아래 정강뼈(안쪽/가쪽돌림) 및 목말 밑(발 안쪽번짐/가쪽번짐 움직임) 수평면에서 측정을 하지 않고는 이 조정을 실행할 수 없다. 발 방향이 나쁜 스키어의 원인은 이러한 문제를 유발하는 관절 하나 혹은 이상의 관절들에서 기인할 수 있는데, 그렇다고 해서 이러한 결함의 원인이 되는 관절 하나 혹은 그 이상의 관절들을 교정하지 않은 상태에서, 스키를 반드시 이 궤적 축에 다시 놓을 것이다. 다시 말해, 스키 방향을 교정해도 위에 있는 관절들이 올바르게 교정되었다는 것을 의미하지 않으므로, 미리 이러한 관절들의 방향과 위치를 교정하는 것이 중요하다(≪알파인 스키에서 발 방향 결함의 영향≫ 참조.).

부상과 낙상 방지, 재활 운동의 정립과 이점

노인을 위한 일상 운동 개발

일생 동안, 적절한 신체 역학을 유지하는 일상운동을 개발하고 특히 노인들에게 올바르지 않는 일상적인 반복 몸짓들로 인해 초래되는 결함과 약점을 극복하는 일상운동을 개발한다.

우리는 일상적인 몸짓들과 신체 활동들이, 직업적이든 아니든 간에, 우리 몸을 형성하면, 이 행위들은 점차 고정된 몸의 움직임을 만든다는 것을 강조한다. 우리의 반복적인 몸짓들은 어떠한 움직임들과 이동 축들로 제한되어, 다른 움직임들과 다른 이동 축들을 무시하거나 거의 사용하지 않는다. 노인들에게는 다른 움직임들과 다른 이동 축들을 실행하는 것이 더 어려워지고, 그리고 때로는 이러한 행위를 하는 것이 ≪위험≫할 수 있다. 그렇기 때문에 노인들이 실행할 수 있는 가능한 영역에서, 그들의 신체적 역동성들을 유지하고 개발할 수 있는 수단을 제공하는 것이 중요하고, 그리고 그들이 약간 혹은 거의 제어할 수 없는 움직임들로 인해 불균형들과 낙상들의 상황이 발생했을 때 사고가 나는 것을 줄이는 것이 중요하다.

또한 우리는 우리가 편안하지 않는 (안정적이고 균형 잡힌) 분야들을 자연스럽게 무시하는 경향이 있어, 결과적으로 이러한 현상을 두드러진다는 사실을 의식해야만 한다. 이렇게 노인들이 가쪽 혹은 뒤로 이동 또는 회전 등등을 실행하기가 더 어려워진다. 다른 한편으로, 또한, 걷기는 다져진 평탄한 지형에서 매우 효과적으로 보이며 그리고 더 고난도적인 지형에서는 빠르게 불안정하고 불확실해진다. 사람이 기술적인 어려움들에 직면할 때까지 이러한 현상을 완전히 모르고 지나간다. 이 현상은 조용하게 변하는 악의적인 구조이지만, 평가의 대상이 되어야 한다. 걷기 안정(앞으로 이동)과 자세 유지는 고정근계의 안정화에 달려 있다.

지면이 더 많이 다져지고 평탄할수록, 고정근계가 더 약해지므로 이 고정근계를 유지할 필요가 있다. 일주일에 여러 번 일상운동을 수행하여 유지할 수 있는 전체적인 일련의 기술적이고 신체적인 능력을 유지해야 한다. 언젠가는 우리도 노인이 된다는 것을 잊어서는 안 된다.

일상운동

우리는 제자리 걷기와 50/50 측면 걷기 운동들을 실행할 것이고 사람의 능력들에 따라 점차 운동들을 복잡하게 할 것이다. 맨발로 또는 가능하다면 얇고 유연한 신발을 신고 운동을 하는 것이 바람직하다.

1. 두 팔을 흔들면서 제자리에서 걷는다.
   이 운동에서 자연스럽게 전족부로 걷는 것은 장딴지 근육을 자극하고 그리고
   발목이 작용한다. 종종 노인들은 장딴지근육이 약하다는 것을 기억하자.
2. 50/50 유형의 측면 이동들, 블록(block) 양쪽에서 오른쪽과 왼쪽으로 교대로 수행하는 이동이다. 50/50 빠 샤세 몸짓을 재현하는 운동이지만 도약하지 않고 수행하는 운동이다. 지속적으로 지면을 밟으면서 측면으로 이동하는 범위에 속한다. 우리가 앞에서 설명한 것처럼, 오른쪽과 왼쪽으로 이동 속도를 올리거나 늦추면서 교대로 이동하면 다리와 골반 고정근계를 자극한다(F = ma, 힘 = 가속에 의한 질량, 뉴턴의 제 2 법칙). 이 운동을 행할 때, 우리는 학습자가 똑바로 서는지, 배가로근이 작용하는지, 흉식호흡이 발달하는지 주의를 기울인다. 이 운동은 고정근계를 강화하여 걸을 때 균형을 유지하게 한다.
3. 속도를 점진적으로 올리면서 두 팔을 흔들면서 제자리에서 걷는다. 두 팔을 흔드는 것은 팔, 상체, 골반, 다리를 조정하고 이 부분들의 상호 연결을 유지시킨다는 것을 상기한다. 걸음 속도를 높이기 위해 노력한다. 진행 상황을 기록하기 위해 자연적으로 발생할 수 있는 최대 및 평균 속도를 찾아낸다. 속도는 지면을 밟는 반응성의 근원이다.
4. 블록(block) 또는 지면의 선을 다시 밟기 전에 매번 움직임의 끝에서 지면에 발의 중앙을 가볍게 대거나 혹은 약간 드는 50/50 측면 이동들을 실행한다.

5. 발뒤꿈치를 완전히 지면에 닿지 않고 지면에 스치듯이 닿게 하면서, 발뒤꿈치가 닿는 것을 제한하면서 두 팔을 흔들면서 제자리에서 걷는다.
6. 50/50 측면 이동들. 매번 움직임의 끝에서, 중앙 발로 한발 앞으로 이동한다. 중앙 발을 항상 같은 장소에 놓기 위해 지면의 선을 지표로 사용한다.
7. 두 팔을 흔들면서 제자리에서 걷는다.
8. 뒤로 물러가면서 50/50 측면으로 이동한다.
9. 두 팔을 흔들면서 제자리에서 걷는다.
10. 발뒤꿈치를 지면에 놓지 않도록 주의를 기울이면서 종종 걸음으로 뒤로 물러가면서 제자리에서 걷는다. 발뒤꿈치가 지면에 스치듯이 닿도록 한다.
11. 제자리 걷기에서 천천히 오른쪽으로 1/4 회전하고, 그 후 천천히 왼쪽으로 1/4 회전한다.
12. 오른다리, 왼다리를 번갈아 가면서 한쪽 다리([8] 뒤)로 중심축을 잡는다.

목표는 고정근계를 강화하는 것뿐만 아니라 일반적으로 위험한 움직임들과 이동들을 제거하는 것이다.

주의 사항

- 학습자의 나이와 능력에 따라, 그들이 수행하는 움직임들에서 항상 움직임 폭의 여지를 남겨 두어 어려움에 빠지지 않도록 주의한다. 우리는 학습자가 자신의 능력의 한계까지 운동하면서 이 능력을 발달시키려고 하지 않고, 그 반대로 할 것이다.
  발달은 연습의 정확성, 반복 및 규칙성에 있다.
- 처음에는 움직임들은 느리고 항상 안전하게 실행한다. 간단한 움직임들은 진행 상황에 따라 점차 복잡해질 것이다. 우리의 몸은 우리가 할 수 있는 것만을 구현할 수 있다는 것을 기억한다.
- 또한 반응성은 필수 요소인데, 신속하게 지면을 밟는 능력이다.
  이 반응성을 유지시키지 않으면 나이가 들면서 사라지는 능력이지만,
  지면을 밟는 것을 변화시키는데 필수적인 능력이다. 사실, 우리가 균형을 잃을 때,
  균형을 잡는 능력은 지면을 밟는 것을 빠르게 전환할 수 있는 능력에 달려 있다.
  개인의 능력에 적합하고 일정한 속도를 유지하면서 제자리 걷기는
  이 매개 변수를 개발할 수 있는 방법들을 제공한다.
- 가중 볼을 사용하여 일상운동[8]을 보완한다.

8 동일한 저자의 *자세 개선*을 참조할 것.

재활과 불안정한 면

불안정한 면들(프리맨 판[Plateau de Freeman], 거북이…) 위에서 실행하는 재활 기술은 처음에는 검사를 하는 관점에서 실행을 해야 하지만, 재활운동의 질을 위해서 실행하는 것을 권유하지 않는데 왜냐하면 ***반드시 몸 구조를 바르게 하지 않고도 균형(넘어지지 않고, 움직이지 않는 자세를 유지한다)을 잡는 방법을 습득할 수 있기 때문이다.*** 반드시 생리학을 준수하기 때문에 하나의 움직임이나 혹은 하나의 자세가 가능한 것은 아니다 라는 것을 기억하자.

우리는 ***깊은 근육계 강화***에 대해 말한다.[9] 그러나 우리는 불균형(지면을 밟는 불안정)을 유발하면서 이 근육계를 작용시킨다는 사실과 자세와 구조를 개선하기 위해 이 근육계를 작용하는 사실과 혼동해서는 안 된다; 왜냐하면 불안정한 상태에서 연습을 하면 자세와 몸의 구조는, 우연히 개선될 수 있지만. 일반적으로 개선되지 않는다. 다르게 말해, 자신의 자세에 주의를 기울이지 않으면서 깊은 근육계를 자극하는 것은 자신이 스스로 적응할 수 없으며 그리고 이 자극은 자신의 신체 역학을 올바르지 않는 자세로 정착시키면서 얼마가지 않아 몸에 해를 가할 수 있고 움직임에서 부적절한 균형 전략을 채택할 수 있다. 만약 이 유형의 도구를 반드시 사용하려면, 불안정 수준이 이 구조를 유지하는 사람의 능력에 비례해야 한다.[10] 이것은, 우리가 언급했듯이, 움직임들의 시작, 관절들과 근육 면들의 분리, 조정… 그리고 점진적으로 몸 구조를 제어하기 위해 부분들의 방향 연습으로 시작한다는 것을 의미한다. 운동들은, 발바닥 기울기가 변함에 따라 뒤틀림 정도가 즉시 변할 수 있도록, 발에서 뒤틀림 구조가 자유롭고,[11] 바람직하게는 두 발로 지면을 밟고, 두 발의 발뒤꿈치는 약간 들고 실행해야 한다.

자세를 구성하고 조정하는 것은 불안정한 면이 아니라 맨발로 안정된 지면에서,
정확한 자세-역학 연습을 통해 자세를 구성하고 조정한다.

그러나 재활 운동 또는 준비 운동에 불안정한 면을 사용하면 고정근계를 어느 정도 자극할 수 있다는 것을 명확하게 말할 필요는 있다. 결과적으로, 불안정한 면의 연습을 통해 몸은 균형을 잡는 방법을 습득하는데, 이러한 사실은 부인할 수 없다. 그러나 구조의 정확성을 보장하지 않고 사전에 목표로 설정한 근육계를 강화한다고 해서 몸짓의 효율성이 향상되지 않고 운동선수를 강화할 수도 없다. 다른 한편으로, 불안정한 상태에서 연습할 때 관절들내에서 압력 분포의 제어가 없으면 장기적으로 관절들이 악화된다.

만약 불안정한 면이 어떠한 한계들을 뛰어넘을 수 있도록 한다면,
이 면은, 생리학을 준수하는 것과는 상관없이, 자세와 자동화들을 더 고정시킨다.

9 깊은 근육계의 용어는 두 다리에 관해서는 사실과 일치하지 않는다(≪고정근계≫ 참조).

10 ≪구조: 전체를 구성하는 요소 사이에 존재하는 관계.≫ Laborit, *생물학 및 구조*, Gallimard, 1985, p.9.

11 관절 뒤틀림 선 주위의 전족부와 후족부 사이의 뒤틀림 운동. 동일한 저자의 *신발 안창 없이 발 교정하기*, 참조.

재활 및 염좌

≪발목≫ 염좌를 치료할 때는, 부분들에서 엉덩이까지 모든 요소들의 방향을, 심지어는 이 모든 요소들을 넘어서, 고려해야 한다. 우리가 설명했듯이, 다리를 구성하는 다른 뼈들 사이에서 다리는 기계적으로 연결이 되어있다. 엉덩이 근육들을 강화하고 교정하는 것만으로는 충분하지 않고, 재활치료자는 환자가 이동, 걷기, 몸짓을 제어하도록 새로운 몸짓의 자동화들을 만들어야 한다. 또한 이러한 고찰은 무릎을 재활할 때에도 적용된다.

따라서 모든 재활은 다른 관절들 간의 분리 연습, 부분들의 구조 관리 연습, 걷기와 달리기에서 걷기 전개까지 지면을 밟는 연습을 포함해야 한다. 환자에게 책임을 부여하고 환자 스스로 교정할 수 있는 학습이다.

몸짓의 기술적 부분,
완전한 치료 축

기술 부분에서, 몸짓 진행을 제어하는 것은 재활의 맥락에서 필수적이다. 10월에 스키 연습에서 떨어졌을 때 가쪽 연골 통증과 관련된, 파열의 징후 없이 오른쪽 무릎의 LLI(내측 인대)의 염좌로 인해서 조언을 구하기 위해 방문 한 스키어의 경우를 생각해보자.[12] 스키의 기술적인 훈련들은, 스키어들에게 빠르게 다가오는 첫 경기들에 대비하여, 신체 움직임을 개선할 수 있는 중요한 시기이다. 이 염좌로 인해, 스키어는 건강하고, 유동성 있고, 그리고 통증이 없는 관절을 되찾고 가능한 빨리 훈련을 재개하기 위해 물리 치료에서 고전적인 재활 프로토콜을 따른다. 그러나 그는 막다른 길에서 자신을 발견하고, 더 이상 훈련을 할 수 없으며 물리치료와 집 사이에서 시간을 허비하며 보낸다.

걷기를 분석할 때, 계단을 올라가고 내려갈 때, 잦은걸음으로 빨리 걷고 그리고 달리는 것이 불가능하고, 오른발로 지면을 밟고 유지하는 것이 불가능하여, 한쪽으로 절뚝거리는 것이 두드러지게 나타나는지 밝힐 것이다.

우리가 구성한 수업의 목표는 스키어가 부분들의 방향을 준수하면서 대칭적인 몸짓을 개선하고 그리고 완벽하게 지면을 밟고, 물론 오른다리로 확실하게 다시 지면을 밟을 수 있도록 하는 것이다. 그의 몸짓을 다시 프로그래밍 해야 한다.

수업은 1시간 30분 지속되며, 수업의 첫 번째 부분(1시간)은 스키어에게 일상생활의 몸짓에서 다리를 구성하는 다양한 관절들을 올바르게 배치하도록 가르치는 것으로 구성된다. 이 단계

12 *몸짓, 완전한 치료 축*, Frédéric Brigaud, 2009, www.eadconcept.com

는 결정적인데 왜냐하면 몸짓 전개를 의식적으로 제어해야 하기 때문이다. 우리는 몸의 느낌과 몸 구조 발달을 촉진하기 위해, 스키어는 간단한 움직임을 반복하고, 그 후 점점 더 복잡한 움직임을 반복할 것이다.

- 분리 연습.
- 발밑에서 압력 분포를 느끼고 제어한다.
- 관절 중첩의 원리들을 준수하면서 정적 및 동적으로 무릎과 발목의 상대적 위치를 조정한다. 이를 위해, 거울 앞에서 ***제자리 걷기*** 운동을 한 다음, 그 후 ***발 이중*** 피복과 관련된 전족부로 지면을 밟는 것을 개선시키면서, 천천히 앞으로 이동한다. 일단 이 능력을 획득하면, ***제자리 달리기*** 운동으로 넘어간다.
- 목말 밑 관절 피복을 유지하면서 걸음걸이를 진행.

이 모든 것이 숙달되면, 우리는 지면을 밟는 부위를 제어하면서 그리고 부분들의 구조를 유지하면서 계단을 올라가고 내려가는 연습을 위해 걷기 단계로 넘어간다. 그런 다음 몸짓에 대한 인식 수준을 개선하기 위해 우리는 몇 개 층의 계단을 올라가고 내려가는 연습을 한다. 계단을 올라가고 내려가는 것은 전족부로 지면을 밟고 그리고 ***발 이중 피복***으로 수행한다(≪계단 오르기와 내려가기 프로토콜≫ 참조).

한 시간 후, 위에서 언급한 다른 움직임으로 스키어가 두 다리의 구조를 제어할 수 있게 되면, 야외에서 평탄한 땅에서 잦은걸음으로 뛸 수 있는 방법을 가르친다. 거울 앞에서 제자리 달리기 후 레이스를 따라가는 운동. 이 수업의 두 번째 부분은 다른 목표를 제시한다.

- 지면을 밟는 것에 대한 자신감을 회복시킨다,
- 지면을 밟는 제약들을 증가시킨다,
- 고정근계의 재프로그래밍을 강화한다,
- 훈련 형태를 다시 찾는다.

우리는 수업의 두 번째 부분을 같은 토대, 즉 몸의 느낌, 몸짓의 연결과 제어로 구성할 것이다. 스키어는 능력이 있었지만 몸짓 전개와 몸 조정을 제어하지 못했기에 문제가 발생하였는데, 스키어 몸짓에 대한 1시간 30분 운동 후에, 스키어는 다시 절뚝거리지 않고 계단을 걷거나 올라가고 내려갈 수 있을 뿐만 아니라, 또한 전족부로 잦은걸음을 뛸 수 있다.

이 수업 동안, 우리는 LLI의 상태를 변화시키지 않았다. 우리는 이 운동선수에게 움직임에서 자신의 몸 구조를 관리하는 것을 가르쳤고 따라서 결과적으로 자신의 몸을 더 적절하게 사용할 수 있도록 가르쳤다. 이러한 유형의 수업 덕분에, 우리는 부상에 따라 나타날 수 있는 장기적인 결과로 인해 종종 심각하고 다양한 보완 현상들이 발생하는 것을 제한할 수 있다. 우리는 이 운동

선수가 자기 관리를 용이하게 하고 그리고 현저한 방법으로 불안감을 크게 줄이면서 지면을 밟는 것에 대한 자신감을 쉽게 회복할 수 있도록 한다. 우리는 그가 행동의 주역이 되도록 도와준다. 스키어는 자신의 능력들을 배양하고 그리고 일상생활에서 스포츠까지 새로운 좌표들을 사용할 수 있다.

≪교정≫이라 말하는 안창과 신발

여기서 우리는 발의 생체 역학, 이 주제를 다루었던 다른 책에 대해 간략히 논의할 것이다.[13] 발은 인대, 힘줄 등등에 의해 직간접적으로 서로 서로 연결되고 밀접하게 중첩된 뼈들로 구성된다. 이 전체는, 다른 지점들에서 구조를 움직이면서, 많은 근육 부착점들을 포함한다(앞정강근, 뒤정강근, 짧고 긴종아리근, 아킬레스건, 발가락굽힘근들…). 이 전체의 배열은 무엇보다도 발 안쪽활, 가쪽활과 앞활(이 활만 명칭이 있는데, 발허리뼈들 머리 전체가 지면과 접촉한다)로 구성되어 ***발 전체 모양***을 결정한다.

발은 단단한 블록이 아니며, 그 모양은 지면을 밟는 다리의 방향과 기울기에 기인하는 뒤틀림 정도에 따라 순간적으로 변하고 그리고 상당한 비율로 변하지만 또한 지면의 경사의 유무에 따라 변한다. 다시 말해, 발 모양은 전족부와 후족부[14] 사이에서 뒤틀림 정도를 표현하고 그리고 앞활 모양은 형성되는 지면 모양(움푹 들어가고, 튀어나오고 등등)을 표현한 것이다.

발 기능과 생체 역학을 변화시키는 모든 기형들, 외상성 또는 선천성 변형들, 신경학적 손상들, 근육 손상들 또는 질병들, 감염과 상해… 및 병적인 요인을 제외하고 우리는 ***신발 안창이나 특별한 신발이 필요하지 않고*** 발이 다시 기능적인 발이 되는 방법을 배우는 것이 필요하다. 우리는 발을 구성하는 부분들의 방향을 단순히 변경하여 편평한 엎침 발 혹은 파인 뒤침 발을 어느 정도 교정할 수 있다.

≪엎침≫ 또는 ≪뒤침≫이라 말하는 신발 안창이나 이러한 유형의 신발을 판매할 때, 주된 기준은 지면에 비해서 발뒤꿈치 수직축의 방향이다. 일부 신발 가게는 독자의 발뒤꿈치가 어디로 향하는지 보여주기 위해 러닝머신에서 독자가 일상적으로 신는 신발을 신고 걷거나 또는 달리는 모습을 등 뒤에서 촬영한다. 발뒤꿈치는 수직이거나 또는 안쪽 또는 바깥쪽으로 기울어 질 수 있다. 만약 발뒤꿈치가 기울어지면, 지면에 발뒤꿈치가 수직이 되는 수직축으로 놓일 될 때까지 – ***놓인다***는 용어는 정확하다는 단어이다 – 다양한 ***엎침*** 신발 또는 ***뒤침*** 신발을 신어 보라고 할 것이다.

13 *신발 안창 없이 발 교정하기*, Frédéric Brigaud, DésIris.
14 전족부와 후족부 사이의 뒤틀림 복합체는 움직임 폭으로 인해 발목, 팔꿈치, 무릎과 같은 관절로 간주되어야 한다.

따라서 발뒤꿈치의 위치를 정하는 것은 바로 신발 또는 신발 안창의 주형(molding)이다. 이 외부 제약은 후족부를 유지하는데 관여하는 근육들을 강화시키지 않고, 반대로 약화시킨다. 고정근들은 점점 더 약화되는데 왜냐하면 외부 요소(신발/신발 안창)가 고정근들 대신 발(목말밑 관절)을 유지하기 때문이다. 이러한 점은 독자를 점차적으로 이러한 유형의 보조기에 의존하게 만들고 그리고 유지근육계를 교활하게 위축시킨다. 몸짓을 평가하지 않고 신발 안에 신발 안창을 대는 것은 거의 쓸모가 없으며 그리고 일시적으로 완화한다고 생각하는 결손을 악화시킬 수 있다. 다른 한편으로, 이 결손은 내려가는 걸음걸이에서 발생할 수 있는데 신발안창은 올라가는 걸음걸이에 영향을 미친다.

또한 우리는 발목과 지면을 밟고 있는 위에 있는 관절들의 위치와 안정은 긴종아리근과 뒤정강근(발 이중 피복)의 동시 작용과 공동 작용에 의존하고 있고 또 이 근육들의 중요한 역할에 대해 살펴보았다. 뒤틀림 구조가 자유롭기 위해 발뒤꿈치를 지면에 놓지 않고, 발뒤꿈치를 들고 전족부로 지면을 밟는 것을 생각해야 한다는 것을 기억하자.

Chapter 7

열림

≪우리는 이처럼 우리 자신 스스로의 감각의 우주에 갇혀 있어서,
우리 시각과는 다른 세상의 시각을 고찰하는 데 큰 어려움을 겪고 있다. ≫

Timothy Goldsmith, ≪새들이 보는 것≫, *Pour la science*, 2007년 4월,
p. 59–73

≪한 가지를 명심하자, 뇌는 최고의 경험들이 결합되는 것을 보존하지 않는다.
뇌는 가장 자주한 경험들이 결합되는 것을 보존한다.
그러므로 우리의 책임은 매우 중요한데 왜냐하면 우리의 선택과 습관이
특정 결합들을 강화하고 그리고 다른 결합들을 제거하기 때문이다.≫

Céline Alvarez, 전달하다, L'iconoclaste, 2017, p. 66

운동 기능, 근육 강도, 협응력 및 대칭을 개선하기 위해 제자리 걷기 및 제자리 달리기를 한다

이 접근법을 설명하기 위해, 왼팔을 흔드는데 운동 기능의 결손이 있고 고난도 지형에서 움직이고 그리고 계단을 내려가는데 왼다리를 제어하는데 어려움이 있는, 신경 퇴행성 증상이 있는 사람의 사례를 함께 살펴보자. 병리학에 중점을 두는 대신, 우리는 순수하게 기능적인 관점에서 이 문제에 접근하기 위해 병리학적인 접근을 의도적으로 잊는다. 이를 위해, 우리는 이러한 행동들을 쉽게 수행하는데 어려움을 겪는 것은 신체 훈련(힘, 강도, 폭, 지구력…), 운동 및 기술(몸짓 진행, 민첩성, 협응력, 정밀성…)이 부족하기 때문이다.

이 사례에서 실행한 수단들을 통해 건강한 사람이 자신의 걸음걸이를 활성화하고 편안함을 얻을 수 있는 가능성을 살펴볼 필요가 있다.

동적 검사

우리는 먼저 결손들을 분명하게 드러나도록 노력한다. 이를 위해, 우리는 ***러닝머신, 발판과 EAD 검사***를 한다. 각 검사는 이점이 있는데 왜냐하면 걷기와 균형에 필요한 하나 이상의 신체적, 기술적 그리고 운동 구성 요소를 나타내기 때문이다. 더 많은 신체적, 기술적 그리고 운동 자원들을 사용하는 이러한 검사들은, 이 순간 이 검사들의 한계들을 보여준다. 최소한의 훈련으로 극복할 수 있는 한계들이다.

러닝머신에서 걸음걸이 분석

보도 위를 걸을 때, 우리는 걸음 길이, 두 발 간격과 넓이, 지나가는 사람들과 발생할 수 있는 다양한 장애물에 따라 우리의 이동 속도를 조절한다. 이러한 유형의 지형을 걷는데는 기술이 필요하지 않기 때문에 우리가 앞에서 여러 번 설명한 것처럼, 우리는 전혀 알아채지 못할 많은 결함이 있는 몸짓들을 자동화할 수 있다. 반대로, 우리가 러닝머신을 걸을 때, 벨트가 좁아 우리는 궤적을 더 많이 제어하여야 하는데, 이러한 상황은 우리의 한계와 적응 능력을 나타낸다.

우리는 학습자가 선을 유지할 수 있는지(직선으로 걷기), 속도를 조절하고, 수직 및 측면 흔들림을 제어하고, 보폭 길이를 제어하고 그리고 균형 잡힌 대칭적인 몸짓을 발달시킬 수 있는지 관찰한다. 그런 다음 완벽한 몸짓과 학습자가 수행하는 몸짓의 차이를 평가한다.

- 선을 유지(가쪽 이동 없음).
- 러닝머신에서 자세 유지(앞뒤로 움직이지 않음).
- 수직 흔들림, 측면 흔들림, 수평 흔들림(수치가 낮아야 함).
- 보폭 길이(대칭)와 무게 중심에 비해 두 발의 벌림.
- 몸 기울기.
- 오른다리와 왼다리가 앞으로 튀어나온 모양. 이 튀어나온 모양이 속도에 적합한지 아닌지. 이 모양은 엉덩이에 비해서 발목의 궤적과 일치한다. 엉덩이 굽힘근들의 제어력이 상실되는 경우, 엉덩이에 비해서 발목 궤적이 변경된다.
- 속도, 분당 걸음 수.
- 두 팔 흔들기.
- 대칭적인 몸짓.

보다 자세한 분석을 위해 우리는 비디오(앞, 옆, 뒤)를 찍고 임시 좌표를 만든다.

발판의 이점

이 발판들은 계단에서 걷는 것을 재현하고 그리고 계단 높이, 길이 및 넓이를 변경할 수 있다. 또한 학습자가 지면 위의 좁은 밴드(걸음 폭)를 걷게 하는 방법이기도하다. 이 발판들을 벽 근처나 방 중앙에 놓아서 사람이 설 수 있거나 또는 설 수 없는 가능성을 제공한다.

지면을 밟는 정밀도를 제어하기 위해, 발판과 지면에 직접 그린 선을 사용하여 걸음걸이의 길이를 정한다. 따라서 우리는 그에게 20cm 간격으로 떨어진 두 줄 위를 걷은 다음, 중앙선의 양쪽에서 걷고, 그 후 걸음걸이의 길이와 폭을 변경하기 위해 약 20cm의 사각형을 연속으로 그려 놓고 두 발을 놓는다(**그림 86**). 우리는 점차 기술 수준을 높이고 그리고 사람이 다른 속도로 발판들을 건너거나 발판들 위에서 이동할 수 있는 능력을 관찰한다.

그림. 86

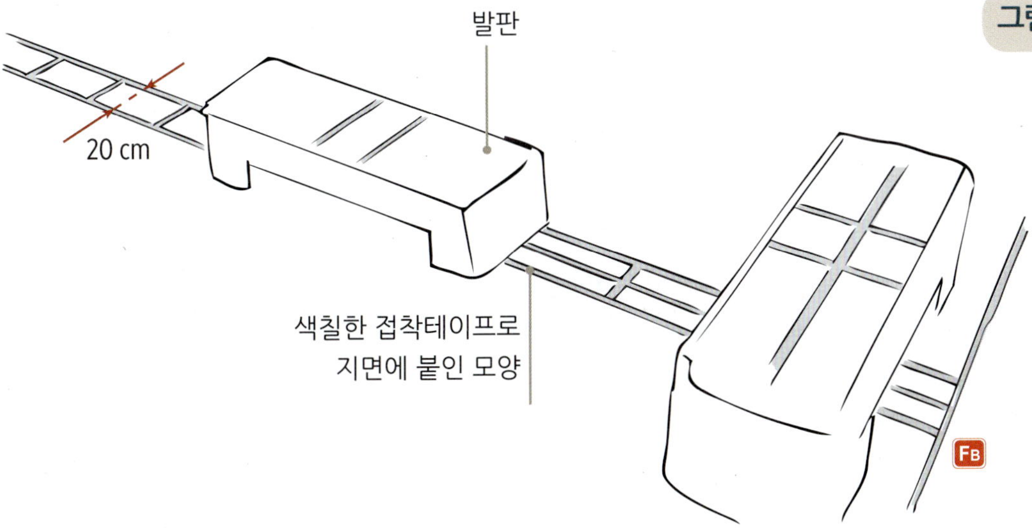

하체 EAD 검사의 이점과 가중 볼

다른 EAD 검사들은 학습자가 모든 이동의 기초가 되는 운동 능력과 신체적이고 기술적인 능력을 지니고 있는지 확인할 수 있다. 따라서 앞발을 높이 올려 달리기, 제자리 걷기와 달리기(이동하지 않고 최대 속도와 협응력), 빠 샤세, 도약 및 분리 움직임을 수행하는 능력을 탐구한다. 우리는 다음과 같은 질문을 염두에 두고, 공간의 다른 면에서 제약들에 직면하여 자세를 유지할 수 있는 능력을 검사한다: ≪무엇이 효과적인 운동성(안정성, 용이성과 유동성)을 지니지 못하게 하나?≫

결과

우리는 러닝머신에서 서지 못하고 걷지 못하는 이유는 러닝머신에서 왼다리의 통제력이 상실했기 때문이라는 것을 확인하고 1km/h에서부터는:

- 지나치게 두드러지도록 무릎 폄과 관련된, 공중 단계에서 왼쪽 엉덩이를 너무 많이 굽힘;
- 왼다리로 지면을 밟는 것의 불안정, 학습자는 왼쪽 엉덩이 벌림근들과 모음근들의 약화로 인해 왼발로 지면을 밟을 때마다 오른쪽으로 이탈한다.

다른 검사들은 아래와 같은 사실을 분명히 나타낸다.

- 앞으로 도약 불가능;
- 한쪽 발로 균형을 잡는 것이 불가능;
- 최대 속도가 낮음(왼다리에 비해 오른다리에서 최대 속도가 더 낮음);
- 지면을 밟는 정확도가 낮음: 선, 칸의 이쪽저쪽으로 걷는다…
- 다양한 관절들 부위에서 움직임을 분리하는 데 어려움이 있다.
  엉덩이 돌림과 정강뼈 돌림 제어 부재. 목말 밑 관절을 통해 발을 움직이는데 어려움;
- 큰엉덩근, 넙다리곧은근과 장딴지근 결손, 왼쪽에서 더 두드러지게 나타남;
- 경사로에서 난간을 잡지 않고 계단을 내려가기를 거부;
- 동적인 뒤 자세 (작용 부재, 방어적인 자세);
- 상체/골반과 팔/상체(Newtball, MSP 및 CSP 두 팔 흔들기)의 약한 협응력.

생체 역학적 자원이 거의 필요하지 않은 일반적인 상황에서는 눈에 띄지 않게 모르고 지나치는 현상들이지만, 이 현상들은 어려움들에 직면했을 때 빠르게 문제가 된다. 행동 범위가 제한되어, 넘어질 위험이 증가하거나, 위험을 피할 수 있는 능력을 향상시키기 위해 어느 정도 움직임 폭을 유지하고, 편안함을 찾을 필요가 있다.

능숙해지도록 훈련한다

운동 기능을 개선하고 완전한 기능을 목표로, 근육 긴장과 신경 모집을 늘리고, 근육 수축을 균일화하고 부분들을 조정하고 반복적이고, 격렬하고 높은 속도로 움직이는 운동들을 수행한다. 운동들의 효과들은 운동 도식, 몸짓과 자세에 오랫동안 기억될 것이다(**그림 87**).

그림. 87

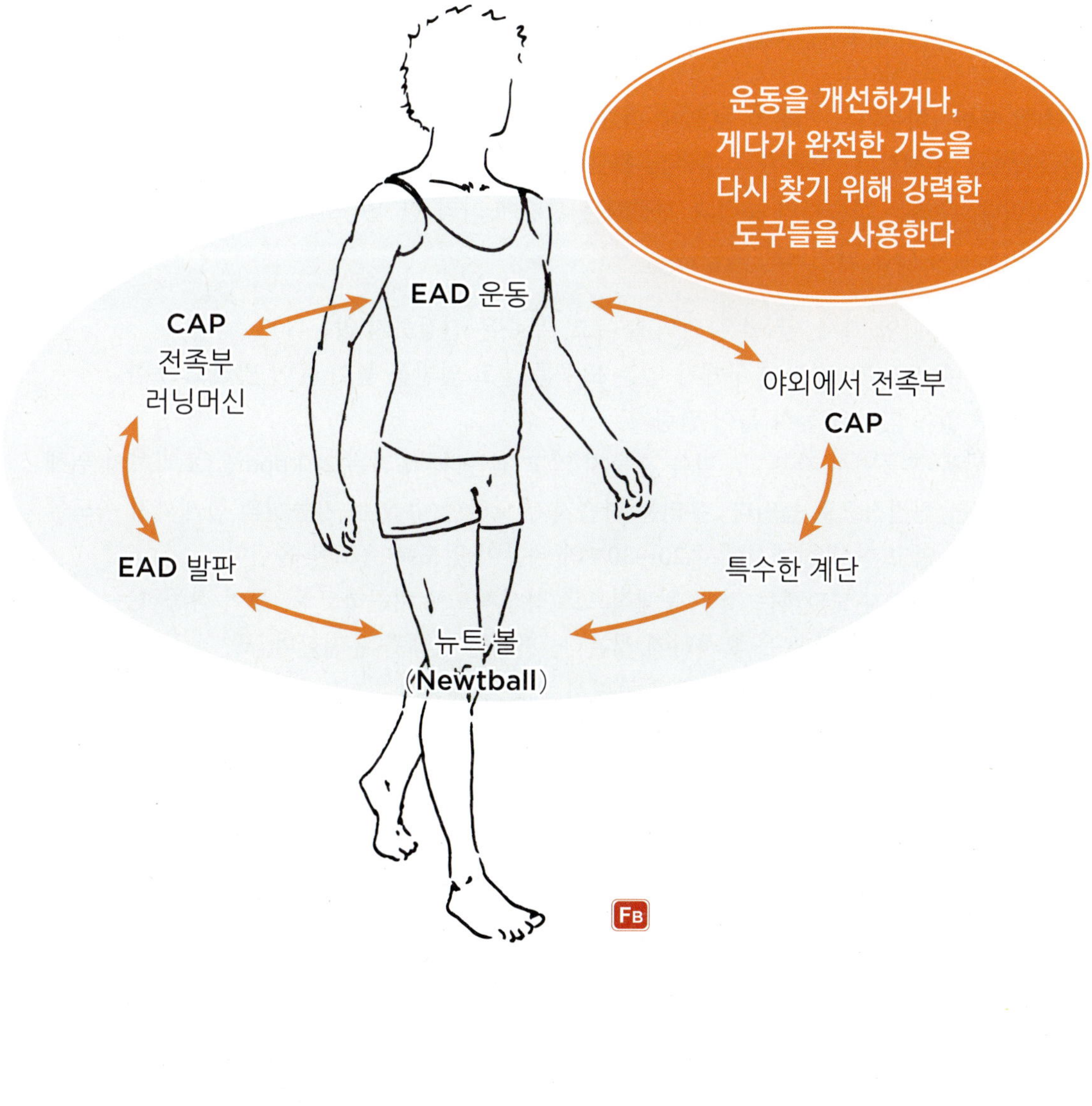

치료 걷기

걷기에서 이동을 개선하기 위해, 학습자는 전족부로 달릴 것이다. 언뜻 보기에, 이 접근법은 학습자가 가지고 있는 결손을 고려할 때 부적절한 것으로 보일 수 있고, 게다가 불가능한 것으로 보일 수 있다. 하지만, 달리기 속도, 엉덩이 굽힘근들의 작용, 다리 폄근들의 자극과 그 후 발생하는 근육 긴장으로 인해, 전족부 달리기는 탁월하게 반복되는 몸짓이고, 만약 이 달리기가 최소한의 인식, 정확성과 규칙성으로 수행되는 경우, 결손을 채워서 이동을 개선하고 균형을 유지한다.

따라서 달리기는 운동 기능을 구축하거나 재구성하는 수단이 된다. 우리는 학습자의 걷기를 개선하기 위해 학습자가 억지로 걷도록 하지 않고, 전족부로 달리게 하여 학습자의 걷기를 개선시킨다. 따라서 시간이 지남에 따라, 각 수업이 시작될 때 러닝머신에서 걷는 것은 이전 수업들의 침투와 효과들을 볼 수 있는 검사가 된다.

수업 동안, 학습자는 전족부 보폭에 필요한 다른 기술들을 습득할 수 있도록 다음 운동들을 연속적으로 수행한다. 우리가 추구하는 목표는 야외 고난도 지형에서 저속으로 전족부로 달리는 것이다. 우리는 학습자의 능력과 개선되는 상황에 따라 한 운동에서 다른 운동으로, 한 수준의 난이도에서 다른 난이도로 이동한다.

- 중립 자세(앞 자세, 두 발은 거의 붙이고, 무릎은 긴장하지 않는다).
- 두 손에 450g과 900g의 무게가 있는 도구를 들고 앞발을 높이 들어 달리고 또한 도구 없이 앞발을 높이 들어 달린다.
- 두 팔을 흔들면서 걷고, 두 팔을 흔들지 않고 걷는다. 우리는 210 ppm을 초과하기 위해 속도를 점진적으로 높인다. 우리는 학습자가 도달할 수 있는 가능성의 한계까지 속도를 올리지 않고 항상 한계성에서 20~30%의 여분이 있도록 속도를 올린다.
  특히 한계까지 도달하는 것은 육체적으로 정신적으로 피곤하므로, 몸이 작동하는 기능적인 한계에서 몸을 혹사하지 않는다. 편안한 상태를 유지한다.
  우리는 앞으로, 뒤로, 제자리에서 돌면서 운동을 계속한다.
- 두 팔을 흔들면서 그리고 두 팔을 흔들지 않고 제자리에서 달리고, 그 후 앞으로, 뒤로… 이전과 같이 240ppm을 초과하기 위해 속도를 점차 올린다.

MSP 및 CSP 운동 중 엉덩이, 무릎 및 발목 굽힘근들의 활성화는 운동 기능을 조절하고 균형을 잡고, 러닝머신 위를 걷는 수단을 제공한다.

- 정지된 러닝머신 위를 제자리 걷기와 제자리 달리기를 하면 자신감이 생기고, 밴드 폭에 비해서 학습자의 지표들을 조정한다.
- 낮은 속도(1.2km/h)로 러닝머신에서 전족부로 걷고 속도를 올리고(140–180 ppm)

자세를 유지하면서 전족부로 걷고, 그 후 두 팔을 자발적으로 흔들면서 자세를 바로잡지 않고 걷는다.

- 이전 연습들의 효과들을 인식하고 전환 단계를 연습하기 위해 번갈아 가면서 전족부 걷기와 발뒤꿈치 걷기를 실행한다.
- 1.2km/h로 올린 속도로 러닝머신 위에서 전족부 걷기와 전족부 달리기를 교대로 실행한다. 점진적으로 속도를 2.5km/h… 5km/h로 높인다. 우리는 마라톤 선수를 육성하는 것이 아니라 운동 능력을 개발하기 때문에 빨리 달릴 필요가 없다. 우리는 전족부 달리기를 신체적 준비 도구로 사용한다.
- 걷기와 달리기 사이의 전환 단계를 연습한다. 러닝머신 위에서 발뒤꿈치 걷기, 전족부 달리기, 전족부 걷기, 발뒤꿈치 걷기를 번갈아 가면서 실행한다.

학습자가 야외에서 전족부로 달리기를 할 수 있으면, 즉시 운동 능력을 유지할 수 있는 효과적인 도구를 갖게 되며 그리고, 이 관점에서 운동하는 한, 즉 최소한의 인식으로, 규칙성과 정확성으로 이 운동 능력을 유지할 수 있다.

- 야외에서 달리기(축축한 모래와 경질 모래, 아스팔트, 오솔길) 평탄한 지면에서 4~5km/h 속도로 30/30(30초 달리기, 30초 걷기), 그 후 오르막길 및 내리막길 달리기를 한다. 내리막길 달리기는 운동 능력을 개발시키는데 왜냐하면 내리막길 달리기는 제어, 근육 강도와 앞뒤 안정성을 더 많이 요구하기 때문이다: 지면을 밟는 주변의 골반 위치 관리. 다시 속도를 올리기 전에, 고주파 CSP 단계로 내리막길을 1.2km/h 속도로 천천히 달린다.
- 협응력을 연습하기 위해 편평하고 넓은 땅에서 두 팔을 흔들면서 뒤로 달리기.

❖ 전족부 달리기는 우리를 특징짓고 우리 몸과 운동 기능을 ≪다시 활성화하고≫, ≪다시 설정하고≫, ≪다시 균형을 잡게 하는≫ 생리학적 몸짓이다. 우리는 전족부 CAP은 우리 몸을 재설정한다고까지 말할 수 있다.

계단을 뛰어넘는다

계단은 일상생활에 없어서는 안 될 부분이고 계단을 오르고 내리는 운동에 문제가 있어서는 안 된다. 전족부 걷기 및 전족부 달리기의 일련의 순서들은 사람이 계단 위에서 이동하는데 필요한 기술을 개발한다. 따라서 계단들에 대한 연습은 기술적이고 정신적이다. 이 연습은 앞 자세와 전족부로 계단을 밟으면서 실행한다.

- 발판을 내려갈 때 지면을 밟기 위해 발목 폄이 발생하는 것을 살펴보면서 발판을 올라가고 내려간다. 이 운동을 계단들을 올라가고 내려가면서 반복한다.
- 지면과 발판들에 그려진 격자를 사용하여 길이와 폭을 정한다.

높이가 다른 발판들로 주행 경로를 만든다. 주행 경로에서 종종걸음이 될 때까지 점점 더 빨리 이동할 수 있도록 한다.
처음에는, 우리는 학습자가 안심하고 자신의 걷는 것을 볼 수 있도록 손을 잡는다.
우리는 또한 학습자가 행하고 있는 다른 움직임들, 이 움직임들의 연결성을 인식하는 것을 강조한다.

- 전족부로 지면을 밟는 균형을 개선한다(앞뒤, 옆, 수평). 올라가고 내려갈 때 발판 가장자리를 밟는다.
- 발판 중심에서 먼저 걷고, MSP와 CSP를 수행한 다음 그 후 점점 더 가까이 가장자리에 다가가서 이 동작들을 실행하고, 그리고 마지막으로 발판 앞, 발판 뒤의 가장자리에서 이 동작들을 수행한다. 두 팔을 자발적으로 흔드는 것을 포함한다.

두 다리의 힘을 강화시킨다

동시에, 학습자는 대칭적인 몸짓을 발달시키기 위해 매일 아파트 실내 자전거 운동을 수행한다. 넙다리와 장딴지의 강화는 일반적으로 계단을 오르내릴 때 필요한 움직임 폭을 초과하는 폭으로 이루어진다. 자전거는 다리의 근육을 강화하는 간단하고 효과적이고 빠른 방법이다.

EAD

우리는 자세와 자세 유지를 개선하기 위해 EAD 운동들의 일반적인 개선 과정을 따른다. 학습자는 다음 운동을 수행한다:

- 엉덩이, 목말 밑 분리;
- 압정과 끈을 사용하여 앞발을 높이 올려 달리기, 제자리 걷기, 제자리 달리기, 그 후 발의 이중 작용;
- 활보;
- 제자리 도약;
- EAD ***스텝 터치***(속도, 도약, 다리 안쪽으로 지면을 밟지 않고, 앞으로;
- 50 x 50 빠 샤세, 유지된 삼각형 빠 샤세;
- 회전;
- 제자리에서, 앞으로, 뒤로, 두 팔을 교차하여 도약, 2P/2P,

뉴볼과 협응력

우리는 두 팔의 협응력, 위/아래 분리를 연습하고, 그리고 이 운동을 가중 볼을 사용하여 혼자 수행한 다음 상대방과 함께 연습하면서 고정근계를 강화한다.

QR-code n°37

개선 과정

우리는 학습 관점에서 두 달에 걸쳐 총 20회 수업을 수행한다. 즉, 모든 연습을 혼자 실행할 수 있도록 가르치고 필요한 연습들을 선택할 수 있도록 가르친다. 시작 시 매일 진행되는 수업은 시간이 지남에 따라 수업 간격이 벌어지고, 학습자는 개선되는 데 필요한 도구들을 습득한다. 우리는 여기서 수업이 실행됨에 따라 학습자의 능숙함이 개선되는 것을 자세히 설명할 것이다.

- 첫째 날. 검사.
- 셋째 날. 자세를 유지하지 않고 러닝머신 위에서 전족부 걷기.
- 넷째 날. 자세를 유지하지 않고 러닝머신 위에서 CAP 전족부 1.5km/h.
- 다섯째 날.
  - 전족부 걷기 3.2km/h, 160–180 ppm.
  - CAP 전족부 2.5km/h, 180 ppm.
  - 다리가 무거운 느낌은 운동을 하면서 사라지지만 아침에 깨어나면 다시 다리가 무거운 느낌이 든다.
- 여섯째 날. 지면을 밟는 빈도 증가: 제자리 뛰기 운동에서 속도가 더 올라감.
- 21일째 말. 깨어날 때 더 이상 다리가 무거운 느낌은 없다. 그 효과는 장기적이다.
  - 러닝머신 위에서 3.3km/h로 20분 동안 걷기와 CAP 전족부(15초/15초, 30/30 및 30/45)를 교대로 실행한다.
- 25일째 날. 평지인 야외에서 CAP/전족부 걷기 (55분 – 9,000 걸음).
  - 5km/h, 180–190 ppm에서 걷기와 CAP 전족부(30/30)를 교대로 실행한다.
  - 운동 중 일부는 45/30에서 5km/h, 180–190 ppm.
  - 내리막길 달리기 순서.
- 26일째. 실내 수업. 학습자는 그전 날 야외에서 달리기 수업 후에 전반적인 피로와 약간의 통증을 느낀다: 엉덩이는 왼쪽에 6/10, 오른쪽에 3/10, 넙다리곧은근(Quadriceps)은 오른쪽과 왼쪽에 4/10, 장딴지근은 오른쪽과 왼쪽에 5/10, 앞정강근은 오른쪽과 왼쪽에 2/10. 이러한 통증은 전족부 달리기에서 작용하는 근육과 작용하는 근육의 필요성을 잘 보여준다. 우리는 이와 같은 기회에 엉덩이근육들 사이에 비대칭성이 있음을 밝힌다.
  러닝 수업은 바로 많은 긍정적인 영향을 미친다.

- 민첩성과 힘을 얻음으로써, 운동을 실행하기가 쉬워진다.
- 달리면서 발판 하나를 뛰어넘을 수 있다.
- 60일째 날.
- 260 ppm 빈도로 제자리 달리기.
- 손에 쟁반을 들고 발판들을 올라가고 내려온다.

수업이 진행됨에 따라, 더 편하게 움직일 수 있는 능숙함을 지닌다. 우리는 마지막 수업이 끝나고 난 후 두 달 후에 다시 학습자가 해변에서 달리기 위해 만났다. 그러나 이 기간에, 학습자는 특히 마음에 들지 않는 달리기를 그만두었고, 그 결과 능숙함이 점진적으로 줄어들었고 이동하는데 편함을 잃게 되었다. 규칙적인 전족부 달리기의 이점과 그 효과가 학습자의 운동기능에 어떠한 영향을 미치는지를 보여주기 위해, 야외에서 우리는 4주 동안 주당 1회 달리기 수업(50분)만 수행한다(교대로 걷기/달리기). 목표는 학습자의 운동 기능에서 규칙적인 달리기의 역동적인 효과들을 인식시키는 것이다. 수업이 진행되면서, 학습자의 일상생활이 향상되고, 편안함이 다시 생긴다. 달리기를 권장하는 사람은 더 이상 내가 아니라, 비록 달리기는 항상 강한 즐거움의 원천이 아니더라도, 일상생활에서까지 발견되는 운동에 긍정적인 영향들로 인해 달리기를 요청하는 사람은 학습자가 되었다. 우리 몸은 끊임없이 ≪교정≫을 한다는 사실을 강조하고, 우리 몸 구조와 운동 능력은 우리가 그것을 사용하는 유형, 강도와 작용 빈도수에 달려 있다.

이 학습자는 운동 역량을 유지하기 위해 정기적인 훈련이 필요한 최고의 운동선수와 비교될 수 있다. 훈련 시간과 훈련을 해야 하는 규칙성을 찾는 것이 남아있다. 그의 경우, 매일 아침 CSP 3분과 결합한 주당 1회 야외 달리기 운동은, 운동에 필요한 그의 역량을 유지하기에 충분해 보인다.

육체적 감각과 시각화를 통해 운동 학습을 촉진한다

시각화를 통해 새로운 자세 및 몸짓의 습득이 쉽다

시각화는 운동 패턴, 운동 기능, 몸짓 구성과 전개 과정을 변경한다. 시각화는 학습을 용이하게 한다. 심상(mental imagery)[1]을 지칭하는 시각화는 우리에게 필수적인 기술이다.

새로운 움직임을 배울 때,
움직임을 느끼거나 시각화하지 않고 반복하는 것은
시간과 에너지를 낭비한다.

시각화의 정확성은 다음과 같은 능력에 달려 있다:

- 우리가 행하는 몸짓의 자세한 내용과 우리가 행하고자 하는 몸짓(우리가 위치한 곳과 하고자 하는 것이 무엇인지를 알고 있음)에 대해 안다. 이것은 좌표의 선택을 암시하는데, 이 좌표로부터 이렇고 저런 몸짓을 선택한다; 여기서, 생리학;
- 우리가 행하는 몸짓을 이해하고, 제어하며 그리고 느끼고, 몸짓이 구성하는 각 관절, 각 움직임, 그리고 이 몸짓이 필요로 하는 능력들과 지식들을 획득(몸 기능의 개념화, 분리 운동들, 자세-역학 운동들, 몸짓의 기술적인 부분);
- 몸짓이 실현되는 것을 스스로 보고 몸짓을 개념화한다;
- 몸짓을 행하려는 의지와 몸짓에 감정들을 추가한다(즐거움, 성공적인 몸짓에 만족).

시각화 효과를 촉진하는 요소들

- 시각화 효과는 상상력과 집중력에 달려 있기 때문에 기술 및 육체적 훈련과 동일한 방식으로 이 정신적 능란함을 연습한다.

연습이 진행됨에 따라, 시각화의 질이 발달하고 그리고 지속 시간이 길어진다.

- 시각화에서 정밀도와 세부사항들의 중요성.
- 시각화와 이완을 연관시킨다.
- 시각화를 실제 움직임과 연관시킨다.
- 다른 사람의 말을 듣는 것보다 자신이 자발적으로 시각화 수업을 수행하여 활동한다.
- 움직임에 계속해서 주의를 기울이고 그리고 집중할 수 있도록 짧은 수업으로 시작한다.
- 일주일에 몇 번씩 정기적으로 시각화 수업을 실행한다.

1 심상: 우리가 관심이 있는 범주에서 하나의 자세, 하나의 움직임, 일련의 움직임과 이 움직임들과 관련된 운동 감각들을 연관시키는 능력.

시각화의 효율을 강화한다

- 시각화를 방해하는 모든 것을 제거하고 시각화에 유리한 것을 찾는다. 스트레스, 과도한 근육 긴장 상태 등등은 시각화를 방해한다.
- 변화하고 개선해야 할 핵심 요소들을 선택하는데, 이는 결과가 아닌 움직임의 근원이다.
- 저주파의 사용은, 신경–운동 영역을 자극하고 그리고, EAD 프로토콜(5단계, 시각화 제목, ≪어떻게 시각화를 포함하는가≫ 장)에 통합하는 것으로 충분한, 시각화 효과[2]들을 증가시키는 결과를 가져올 것이다. 운동들을 수행하는 동안 오디오 헤드셋을 착용할 수도 있다.

DO 교육, 소프롤로지 의사와 정골 의사인 Kathy Brigaud의 증언

나는 13년 동안 체조를 했고, 시니어 개인 우승, 프랑스 개인 타이틀 부문 UFOLEP에서 2년 연속 프랑스 챔피언 타이틀과 프랑스 FFG DN3 챔피언십 결승 진출로 마무리했다. 더 많은 시간을 할애할 수 없었기 때문에 일주일에 4번만 훈련했다. 나는 심상 훈련을 알지 못했지만, 자연스럽게 사용했다. 처음에는 이 방법을 사용하지 않았지만, 움직임들이 더 복잡해지는 선수생활의 마지막 년도들에서 사용하였다. 이 방법은 내 학습에 엄청난 도움이 되었다.

나는 특히 비대칭적인 철봉에서, 트레이너가 규칙적으로 나의 움직임을 교정하면서 한 번의 움직임으로 철봉을 도는 것을 실행하도록 훈련시킨 것을 기억한다, 나는 이 기술을 전혀 이해하지 못했기 때문에 혼자서 한 번도 성공하지 못했다. 셀 수 없는 많은 시간을 반복하여 연습하지 않은 것도 아니고, 내 훈련 파트너들이 하는 것을 관찰하는 것이 부족해서가 아니었다. 나는 단지 그것을 시각화하는데 성공하지 못했는데, 보다 정확하게는 시각적으로 그것을 실행하는 나를 보는 것을 성공하지 못했고, 그 기술을 느낄 수 없었기 때문이다. 되돌아보면, 이것이 새로운 움직임을 배울 때 움직임을 느끼거나 시각화할 수 없는 상태에서 반복하여 연습을 하는 것은 시간과 에너지 낭비이라는 것을 이해하게 하는 요인이었다.

그래서 나는 각 단계(20~30초) 전에 훈련해야 하는 새로운 움직임들을 시각화하기 시작했지만, 훈련 후에서도, 대부분 밤에 잠자리에 들었을 때 (약 10분) 나는 훈련에 대해 생각하고 있었고 그리고 나는 훈련을 하였다. 나는 내가 완벽한 운동을 하는 것을 보았고, 나는 몸에서 감각, 피복, 지면을 밟는 것을 느꼈다… 나는 생각해야만 하는, 움직임의 여러 단계, 움직임의 요점들을 마음속으로 반복했다. 나는 또한 이 움직임을 완벽하게 달성한 것에 대한 자부심, 만족감을 느꼈다.

그때부터, 나는 훈련에 더 많이 참여하고 있다는 것을 느꼈다. 나의 학습과 성공은 더 이상 체육관에서 훈련, 신체적 훈련에만 의존하지 않았을 뿐만 아니라, 또한 마음으로 행하는 연습에 의존하였다. 고유한 움직임들을 시각화하기 시작하였고 그 후 도구들을 사용하는 일련의 움직임들을 시각화했다. 시합이 다가오면서, 매일 이 시각화 연습을 하였다. 나는 넘어지거나 균형을 잃지 않고, 이 일련의 움직임들을 완벽하게 수행하는 것을 보았다. 나는 성공이 주는 모든 즐거움을 느꼈다. 이 연습은 기술적으로도 심리적으로도 나에게 많은 것을 주었다. 이 연습은 나 자신과 능력에 대한 자신감을 키우고, 그리고 내 불안감과 경쟁 스트레스를 줄일 수 있게 해주었다.

2 물리 치료사와 정골 의사인 Paul Dorochenko의 연구들에 근거.

그림. 88

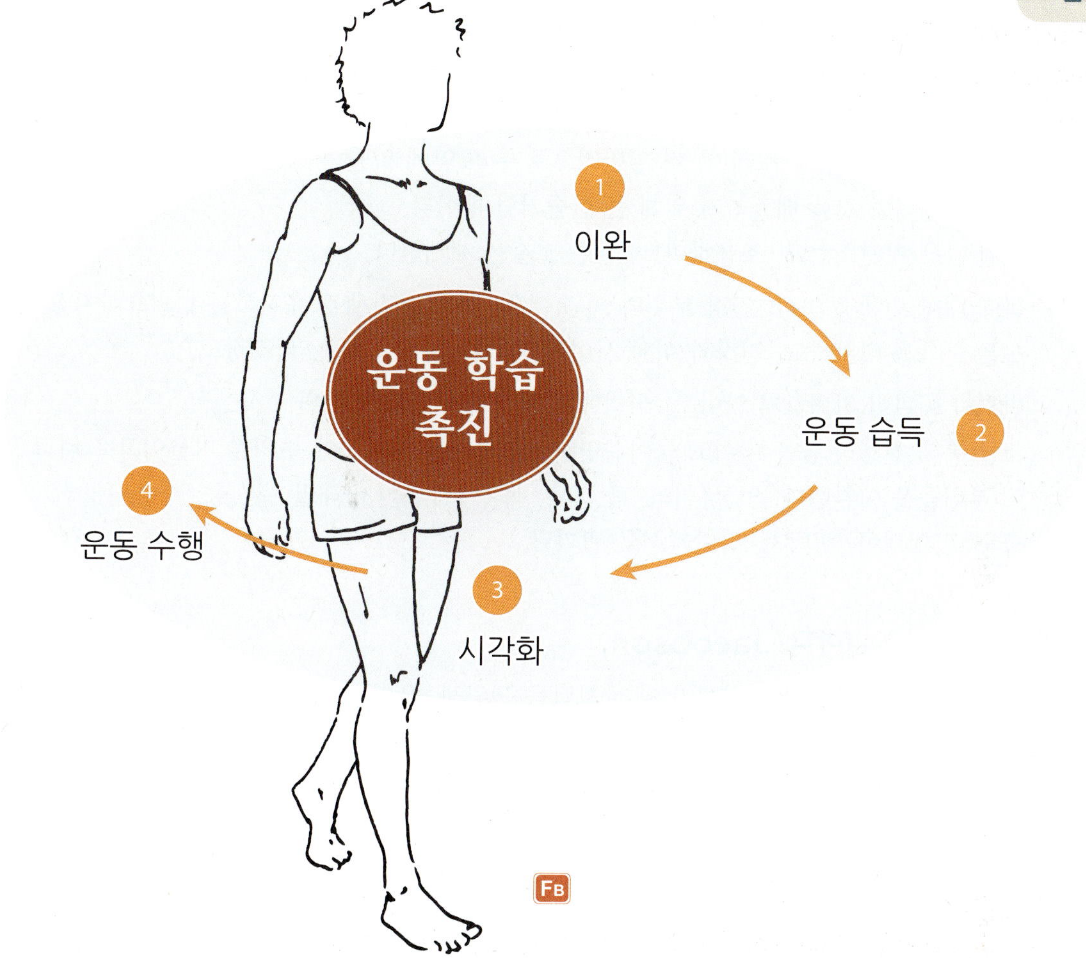

시각화를 사용하여 몸짓을 보다 쉽게 고정시키고 쉽게 배울 수 있다

우리는 시각화 훈련을 네 단계로 진행할 것이다: 이완, 운동 습득, 시각화, 운동 수행 (**그림 88**).

1. 이완

이완의 목표는 몸과 마음의 모든 긴장을 자발적으로 이완시켜 근육 이완과 정신 이완을 유도하여, 잠자는 상태와 가까워지지만 여전히 의식적인 상태로 있게 하는 것이다. 경계, 반사와 제어를 관리하는 신경 영역은 휴식을 한다. 이완 상태는 학습을 촉진한다. 시각화 단계 직전에 휴식을 취할 수 있다.

부위별로 이완

서거나, 앉거나 또는 지면에 누워 수행할 수 있는 이완 기술.

- 서서, 두 눈을 감고 발을 땅에 단단히 두고, 세 번 심호흡을 한다. 호기는 긴장, 걱정, 스트레스, 더 일반적으로 우리 안에 있을 수 있는 모든 부정적인 것을 배출하기 위해 큰 한숨처럼 행한다. 그런 다음 자연스럽고, 조용하며, 평온한 호흡을 재개한다.
- 몸에 대한 전체적 인식: 긴장 부위와 이완 부위, 서있는 자세를 유지하는데 필요하지 않는 모든 근육을 이완하고, 긴장과 이완 사이의 올바른 균형을 찾는다(긴장도).
- 반드시 이완이 완벽하지 않아도, 머리에서 발끝까지 간단한 이완. 코를 통해 천천히 숨을 내쉬고 들이쉬면서, 몸의 다른 부분들에 주의를 기울이고 그리고 이 부위들을 이완한다: 얼굴(머리, 뺨, 턱), 목, 어깨, 팔, 아래팔, 손, 등, 가슴, 배, 궁둥이, 엉덩이, 허벅지, 장딴지, 발, 발가락.

이완 수축하다/이완하다(Jacobson)

- 과거의 이완 방법이 효과적이지 않는 사람들을 위해, 우리는 독자가 빨리 이완을 할 수 있도록 다른 방법을 제안하거나, 또는 이 방법으로 시작하는 것을 제안한다. 동일한 시작 자세, 코를 통해 깊게 공기를 들이 마시고, 폐(무호흡)에 공기를 유지하고 그리고 몸의 모든 근육(얼굴, 목, 어깨, 팔, 손, 등, 배 엉덩이, 다리, 발)을 6초 동안 수축한다. 조정된 긴장, 이 긴장은 자신을 다치게 하는 것이 아니다. 그런 다음 몸의 모든 부분에서 수축된 근육을 완전히 이완하면서 입으로 공기를 배출한다. 자연스럽고, 자동적인 호흡을 다시 시작하고 그리고 몸의 감각을 듣고, 느끼는 잠깐의 순간을 가진다. 세 번 반복한다. 근육들이 수축들 사이에 감각들을 수용할 수 있고, 이 단계는 중요하므로 무시해서는 안 된다.

2. 운동 습득

- 거울 앞에서 원하는 대로 천천히 움직임을 수행한 다음, 거울의 도움 없이 이 움직임을 천천히 행하고, 그리고 마지막으로 가능하면 눈을 감고 위치, 몸짓 전개와 몸의 감각에 집중하면서 마친다. 현재 이 순간의 긴장을 느끼고, 작용하는 근육뿐만 아니라 작용하지 않는 부위를 느낀다. 자세와 일련의 움직임 순서를 인식한다.
- 움직이지 않고, 눈을 감고, 운동을 다시 기억하고 그리고 이 운동을 (소리를 내거나 마음속으로) 말한다. 시작 자세, 몸짓 전개 과정, 주의 사항들, 요점들을 말로 표현한다.
- 만약 이 표현이 불완전한 경우, 이 움직임을 정신적으로 재현하고 그리고 느낄 수 있을 때까지, 추가할 요소들이 있는지 확인하기 위해 다시 움직임을 수행한다.

3. 시각화

- 시각화가 효과적이기 위해서는, 심적 시각화는, 마치 독자가 실제로 체험하고 있는 것처럼, 가장 현실적이고 그리고 가장 생생해야 한다(2. ≪운동 습득≫ 참조). 시각화는 서서, 앉아서 또는 누워서 할 수 있다.
- 먼저, 자신의 분신을 등장시키는데, 즉 움직임이 실행되는 것을 시각화한다. 가능한 최대로 정확하게 움직임을 시각화한다. 움직임을 자세히 설명하고 움직임을 연속적으로 만들려고 노력한다. 다른 각도에서 몸짓을 관찰하기 위해 마음속으로 분신 주위를 돈다. 자신이 가능한 한 완벽하게 느린 동작으로 몸짓을 수행하는 자신을 보면서 시작할 수 있다. 그 후, 정상 속도에 도달할 때까지 점진적으로 속도를 높인다. 움직임이 완벽할 때까지 장면을 여러 번 재생하는 것을 망설이지 않는다.
- 두 번째로, 배우가 되는데, 즉 독자들의 몸과 하나가 되어 자신이 움직임을 수행한다고 느끼는 것이다. 이전 단계에서와 같이, 필요한 경우 몸짓을 매우 느린 동작으로 시작한다. 그런 다음 움직임을 제어하는 정도에 따라 점차적으로 움직임의 속도를 높인다. 다양한 상황에서 완벽한 움직임을 달성하기 위해 환경을 변화시킨다.
- 감각과 인식에 집중한다. 움직임, 자세, 작용하는 근육, 긴장을 느낀다.
- 그런 다음 이 느낌 속에 빠져든다고 생각하면서 깊이 숨을 쉰다.

시각화는 시각에 국한되지 않고 또한 다른 감각들도 사용한다. 독자들을 둘러싼 소리, 냄새, 색, 모양 등을 인식해 본다. 또 다른 필수 요점은, 시각화한 상황과 관련된 감각들과 감정들에 다른 감각들이 추가된다. 이 몸짓을 완벽하게 수행하는 즐거움, 만족감을 느껴본다. 바로 이 조건에서 두뇌는 우리가 상상하는 것과 실제로 경험하는 것을 구별하지 않는다. 실제 경험과 유사한 각 시각화의 경험에서 뇌는 실제 경험을 강화시키고 그리고 학습을 촉진시킨다는 사실을 고려해야 한다. 자신의 마음속 대화를 이 시각화와 연관시킬 수 있는데, 즉, 행동과 느낌과 감각을 마음속으로 말한다. 움직임의 핵심 요점들을, 주의 사항들을 강조한다.

시각화 수업을 개별적으로 수행하거나 움직임 연습과 결합하여 실행할 수 있다:

- 움직임을 수행하기 전에 움직임 준비와 집중을 잘하기 위해;
- 움직임을 행하는 동안, 정확성, 협응력을 잘 할 수 있을 뿐만 아니라 또한 감각(완전한 의식)을 잘 느낄 수 있다. 완전한 의식은 몸, 감각, 느낌과 정신에 모든 관심을 집중하고, 아무것도 바꾸려고 하지 않고, 단순히 관찰하면서 현재 순간에 사는 것이다.

4. 운동 수행

- 제어를 사용하여 운동을 천천히 반복 한 다음, 점차적으로 실제 속도로 운동을 수행한다.

시각화의 예

시각화 과정을 설명하기 위해, 공중 단계에서 발 방향에 결함이 있고 지지 단계에서 목말 밑 유지에 결함이 있는 러너를 예로 들어 보자. 그런 다음 압정과 발 이중 피복으로 제자리 걷기와 제자리 달리기 운동을 시각화하여 교정 작업을 완료한다. 시각화가 효과적이기 위해서는, 심적 이미지가 마치 실제 경험했던 것처럼 가능한 현실적이고 가장 생생해야 한다. 이를 위해, 독자가 이 러너를 대신하는 것을 제안한다. 이전과 마찬가지로, 러너는 일련의 이완 운동에 앞서 일련의 시각화를 행할 수 있다.

첫 번째 단계: 관중이 되어, 분신이 움직이는 것을 관찰한다.

독자들은 독자들의 분신이 두 발을 거의 붙이고, 두 팔을 아래로 떨어트린 것을 본다. 그 후 분신은 천천히 제자리에서 걷기 시작한다. 그는 오른발을 들어 왼다리를 건드리지 않고 왼다리를 따라간다. 부분들의 방향에 대한 인식(고정근 사슬의 작용과 발 이중 피복)은 엉덩이, 무릎 및 오른발목의 굽힘 움직임과 결합된다. 발 안쪽 가장자리는 무게 중심과 수직으로 유지된다. 독자는 발을 지면으로 내리기 전에 발을 반대쪽 발목 위로 들어 올린다. 정지 단계(발목 굽힘) 내내 발의 발등 굽힘을 유지한다. 지면을 밟는 것은 전족부 부위(발 앞활)에서 발생하고, 발뒤꿈치가 지면에 닿을 때까지 내려간다. 오른다리와 왼다리로 움직임을 번갈아 가며 실행한다.

독자들은 두 팔을 약간 흔들리는 것을 유지하는 것을 포함하여 움직임을 지속한다.

움직임을 최대한 정확하게 시각화한다. 움직임을 자세히 설명하고 그 움직임을 연속적으로 만들려고 노력한다. 다른 각도들에서 몸짓을 관찰하기 위해 마음속으로 분신 주위를 돈다. 앞에서, 공중 단계와 지지 단계에서 다리가 어떻게 자연스럽게 조정되는지 관찰한다. 독자들의 몸짓은 완벽하게 대칭이 된다. 뒤에서, 정지 단계에서 골반에 비해서 완벽하게 향한 발 위치를 본다. 옆에서, 수평에 가깝게 지면을 밟는 각도가 어떻게 감소되는지 본다. 골반과 수직이 되도록 지면을 밟는다.

독자들은 분신이 가능한 가장 완벽하게 느린 동작으로 몸짓을 수행하는 것을 보면서 움직임을 시작할 수 있다. 그런 다음, 이 움직임이 이상적으로 이루어지면, 분신은 제자리 걷기에서 제자리 달리기로 전환하면서 점차적으로 속도가 높인다. 움직임이 완벽해질 때까지 여러 번 반복하는 것을 망설이지 않는다.

두 번째 단계: 독자들은 배우가 되어, 마치 움직임을 실행하는 것처럼 몸에 동화한다.

이전 단계에서와 같이, 느린 동작으로 몸짓을 상상하면서 움직임을 시작할 수 있다. 그런 다음, 충분히 이 몸짓을 제어할 수 있으면 점차 속도를 올린다.

- 느낌과 인식에 집중한다. 움직임, 자세, 작용하는 근육, 긴장을 느낀다. 이전 단계에서 언급한 여러 가지 주의 사항을 검토한다. 어떠한 신체 부위도 흐릿하게 느끼지 않으며, 각각의 움직임을 느낀다.
- 앞활 아래의 압력 분포를 느끼고, 지면을 밟고 있는 발의 이중 피복, 안정 및 균형은 발아래의 압력 분포에서 기인한다. 공중 단계에서 부분들의 방향을 느끼고, 엄지발가락과 코 사이에 팽팽한 철사가 뻗어 있다고 상상하고 그리고 다리를 구부릴 때 무릎이 축에 있도록 유지하는데, 즉 무릎이 앞을 향하도록 무릎을 일직선으로 유지한다.
  그런 다음 지면을 밟는 부드러움을 느껴본다. 지면과의 접촉, 앞활의 점진적인 펴짐과 발뒤꿈치가 지면에 닿을 때까지 내려가는 것을 느낀다.
- 또한 다른 감각들도 깨운다. 독자들을 둘러싸고 있는 소리(예를 들어, 발이 땅에 닿을 때 발생하는 부드러운 소리), 냄새, 색, 모양… 을 인지한다. 이 운동의 성공과 관련된 감각과 감정을 느끼는 것을 잊지 않는다. 이 몸짓을 제어하는 즐거움, 만족감, 이 몸짓을 완벽하게 수행하는 즐거움, 만족감을 느낀다.
- 자신의 마음속 대화를 언어적 대화와 연관시킬 수 있는데, 즉, 행동, 느낌과 감각을 마음속으로 말한다. 움직임의 핵심 요점들을, 주의 사항들을 강조한다.
  이 움직임을 끝내기 위해 마지막으로, 다양한 상황에서 완벽한 움직임을 달성하기 위해 환경을 변화시키는데, 예를 들어, 지면이 경사지고, 움푹 들어가고, 튀어나온 다져진 오솔길에서, 그 후 큰 걸음으로 걷기에 익숙한 산에서 긴 산책을 하는 오솔길 등등이 있다.
- 이 느낌에 잠기기 위해 심호흡을 하면서 마친다.

이 기술의 효과를 보장하려면, 시각화는 가장 현실적이고, 가장 구체적이고, 가능한 가장 자세히 묘사되어야 한다. 독자는 이 상황에서 경험한 감각들, 감정들을 인식해야 하고 그리고 감각에 호소해야 한다. 만약 독자들이 이 결과를 얻으려면, 만약 독자들 자신이 변화하기를 원한다면, 매일 시각화를 반복해야 한다. 게다가, 독자들의 생각과 행동은 항상 이 방향이어야 한다. 다른 한편으로, 만약 이 시각화가 몸짓, 움직임을 교정할 수 있다면, 이 시각화는 우리에게 맞지 않는 행동, 습관 그리고 우리가 변화하기를 원하는 행동, 습관을 교정하는데 완벽하게 적합할 수 있다. 운동의 원리는 동일하다. 처음에는 교정하려는 것의 프레임을 구성한 다음 그 후 다양한 상황을 통해 새로운 행동을 시각화하면 된다.

자세-역학 수업 중에 시각화를 어떻게 포함시키는가

이 유형의 수업은 원하는 자세를 선택하고 유지하는 능력, 긴장 상태인 근육을 찾아서 인식하는 능력, 그리고 근육 긴장을 선택적으로 높이는 사람의 능력에 달려 있음을 강조해야 한다. 몸짓을 실행 할 때 더욱 복잡해진다. 또한 독자들은 자신이 어디에 있는지, 무엇을 목표로 하고 그리고 어떻게 도달할 수 있는지 알아야 한다. 지표가 없으면, 그러한 운동을 수행할 수 없다. 이를 위해, 독자들이 자신의 자세를 중립화(자세와 몸짓이 정화하고 그리고 균형을 잡는다)하는데 필요한 다양한 핵심들을 점차적으로 습득하기 위해 우리는 단계적으로 이 운동을 실행할 것이다. 또한, 이전과 마찬가지로, 학습이 쉬워지도록, 시각화 전에 또는 준비 운동 전에 이완 단계를 포함할 수 있다. 우리는 시각화라는 특정 단계를 포함하는데, 이 단계에서 독자들은 특히 한 부분 또는 하나의 움직임에 대한 심상 훈련에 집중할 것이다(**그림 89**).

정적 검사, 동적 검사, 분석

1. **작동 방식을 알고 이해하고 느낀다.** 우리가 어디에 위치하고 있는지를 알고, 자세-역학의 감각 및 운동 지표들을 습득한다.
2. **교정을 위한 준비 운동.** 자유롭게 움직이고 그리고 움직임을 다시 제어한다. 하나의 관절 또는 여러 개의 관절들을 어디에 재배치할지 느끼고 동원하고, 그리고 움직임들을 제약하지 않도록 움직임 폭을 충분히 넓힐 수 있도록 교정할 수 있는 운동.
3. 새로운 자세와 몸짓에 내재된 **자세-역학 지표들을(감각 및 운동) 교정 및 습득.** 무엇을 목표로 하고 어떻게 해야 하는지에 관한 지식이다.
4. **시각화.**
5. **제어.**
6. **이 새로운 자세를 입력하고 이 자세를 중심으로 몸을 만든다.** 이 새로운 자세와 몸짓에 일치하는 내재적 및 외재적 근육계를 발달시키기 위한 운동이다. 일단 교정되면 몸은 이 새로운 작동 방식(근육 조직, 긴장, 유연성, 밀도, 폭…)을 중심으로 스스로 구축해야 한다. 우리는 몸이 작동하는 방식에 의해 몸이 형성된다는 사실을 잊지 않아야 한다. 유사한 방법으로, 우리는 새로운 스포츠를 시작할 때, 우리는 근육계를 다르게 작용시키는, 점차적으로 근육계를 형성하는, 새로운 몸짓을 채택한다. 몸은 이 스포츠 분야를 중심으로 형성된다. 따라서 자세가 바뀌면, 근골격계는 이 새로운 기능 방식에 점차적으로 적응한다.

각 운동, 핵심 또는 몸짓을 제어하고 자동화되는 것을 촉진하도록, 이 모델에서 특별하게 연습할 수 있다(그림 89). 지식과 기술을 습득하지 않으면, 독자들은 무의식적인 동작들과 자세를 변화시킬 수 없다는 것을 명심해야 한다.

그림. 89

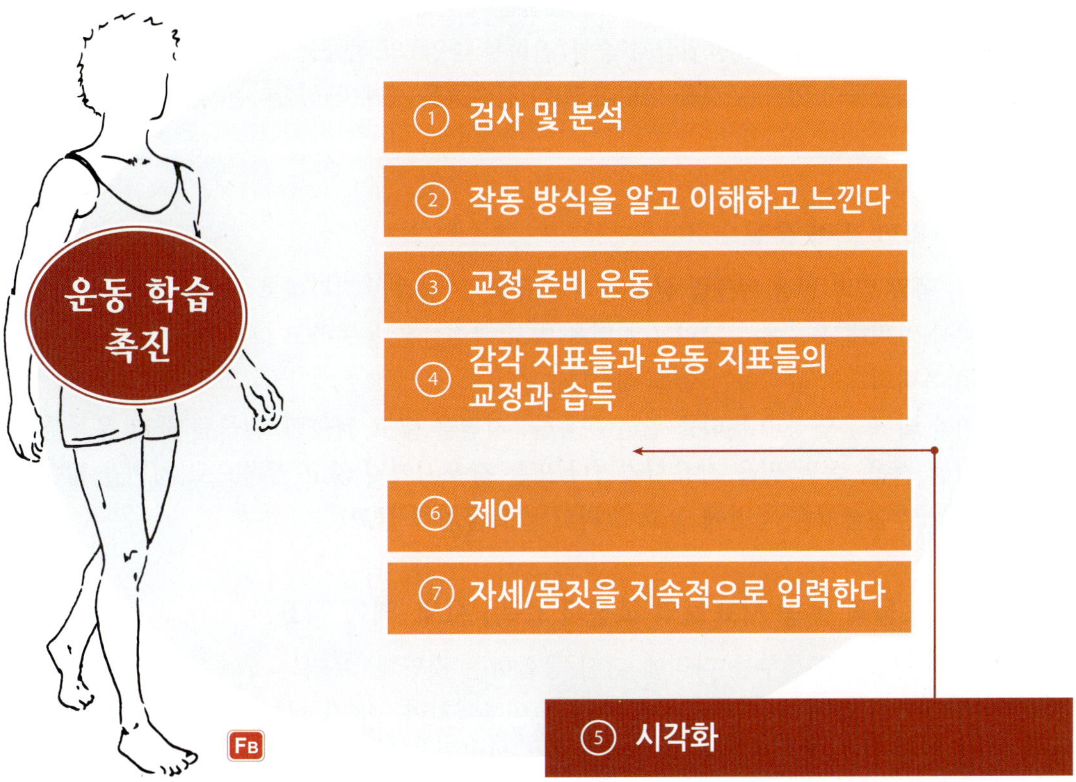

다음의 프로토콜에서, 우리는 독자들이 수업을 지도하는 사람으로 역할을 할 것을 제안한다. 이 수업에서, 우리는 핵심적인 움직임이나 핵심적인 자세를 연습한다.

지면을 밟고 있는 발 중립화의 프로토콜의 절차

1. 검사 및 분석

- 정적 검사: 그림 22의 E선과 D선에 두 발을 놓으면서 자연스럽게 취한 자세 (≪정적이고 역동적인 발 분석≫ 참조).
- 동적 검사: EAD 검사, 러닝머신에서 걷기와 달리기.

2. 자세-역학 지표들. 작동 방식을 알고 이해하고 느낀다

- 중립화시킬 발을 선택한다.
- 사진과 비디오를 분석하고 그리고 학습자가 시각 지표들을 습득하고 자신의 작동 방식을 이해하기 위해 거울 앞에서 실행한다.

- 학습자가 **그림 22**(E선 및 D선)에 두 발을 놓도록 한다. 발밑(앞활 및 발뒤꿈치)의 압력 분포, 관절들의 위치와 인대들과 관절들의 긴장을 통해 자신의 정적 자세를 느끼도록 한다. **그림 22**(발뒤꿈치 중앙/전족부 중앙)의 선들을 따라 발들이 향한다는 사실은 결손들이 있다는 것을 나타나고 이 결손들을 쉽게 인식한다는 것을 기억해야 한다.

3. 교정을 위한 준비 운동

- ***발목, 목말 밑과 관절 뒤틀림 선의 분리 운동들.*** 관절들을 지각하고 제어력을 개발하기 위해 공중에서 그리고 지면을 밟고 관절들을 동원하고 그리고 서로 독립적으로 움직이는 법을 배운다.
- 지면을 밟고 유연성과 분리를 위한 운동들: ***지면을 밟고 뒤틀림/뒤틀림 풀기 운동들, 교차된 걸음, 목말 밑을 작용시키거나 또는 작용시키지 않고 가쪽으로 지면을 밟는 운동들(발뒤꿈치를 지면에 놓고 그리고 발뒤꿈치를 들고).***

4. 감각 지표들과 운동 지표들의 교정과 습득, 자세-역학 지표.

이 단계의 목적은 후족부를 다리에 다시 통합하는 것인데, 우리는 ***후족부를 포함한 다리에*** 관해 말할 것이다. 중립화된 발의 정적 자세가 이루어지면, 이 자세를 유지하기 위해 학습자가 해야 할 일을 인식시킨다: 위치, 근육 수축 강도, 발아래 압력 분포, 자세.

- ***발 이중 피복의 운동.*** 발이 공중에 있을 때, 뒤정강근의 근육긴장을 느끼는 것을 강화시키기 위해 정강뼈에 비해서 발 방향의 중립화에 엉덩이가 약간 안쪽돌림이 되는 것을 결합하거나 또는 발이 약간 안쪽번짐이 되는 것에 엉덩이가 약간 안쪽돌림이 되는 것을 결합시킨다. 전족부로 지면을 밟으면, 무릎을 지면의 선축으로 향하게 하여 엉덩이 돌림을 중립화하고 그리고 긴종아리근을 작용시킨다 (≪ 발의 이중 피복 운동≫ 참조). 발뒤꿈치가 지면에 가볍게 스친다.
- 교정의 질을 판단하고, 이 교정을 유지하기 위해 생성해야 하는 힘을 기록한다. 힘의 5/10을 초과하지 않는다.
- 학습자가 앞활 부위에서 새로운 압력 분포, 전족부와 후족부 사이의 뒤틀림 정도, 목말 밑(뒤정강근 수축)과 IAT(긴종아리근 수축)작용을 느끼게 한다. 학습자는 이전의 정적 자세와 새로운 정적 자세의 차이점을 알게 된다.
- 학습자가 이러한 위치를 올바르게 인식하면, 다음 단계로 넘어한다.

5. 시각화

- 이완을 미리 하거나 또는 하지 않거나, 서거나, 앉거나 또는 누운 자세에서 일련의 시각화 순서. 분신이 이 새로운 자세를 채택하는 것을 느끼고 보는데, 이를 위해 4단계에서 습득한 심상과 몸의 감각을 사용한다.

6. 제어

- 정적 검사, 발 모양의 변화를 기록한다.
- 동적 검사, 교정이 몸 전체의 역학에 미치는 영향을 기록한다.
- 만약 충분히 개선되면, 다음 단계로 넘어가고, 그렇지 않으면 필요에 따라 5, 4 또는 3 단계로 돌아간다.

7. 이 새로운 자세를 새기고 이 자세를 중심으로 몸을 만든다.

- 일상운동을 수립한다.
- 이 새로운 자세와 관련된 내재적 및 외재적 근육계를 발달시키기 위해 매주 10분 동안 일상운동을 실행한다. 지면을 밟았을 때 뒤틀림 구조의 유연성, 전족부 분리, 앞발을 높이 올려 달리기, MSP, CSP와 관련된 발 이중 피복 그 후 이중 피복으로 전족부 걷기와 전족부 달리기 순서.
- 점진적으로 유연하고 얇은 신발을 매일 착용한다 (≪신발을 더 잘 고르기 위해 발 이해하기≫ 참조).
- 이 새로운 자세에 숙달되어 자연스럽게 이 자세를 취할 수 있을 때까지, 이 자세를 기억하도록 매주 3–4회(30초~1분) 시각화 운동을 순서대로 실행한다.

선택

다리 피복을 전체적으로 연습하는 것이 가능하다. 발을 부분적으로 연습할 수 있다면, 발 안정성이 다리를 구성하는 다른 관절들 사이의 상호 관계를 모호하게 해서는 안된다. 설정할 프로토콜이 동일하므로, 여기에 무릎관절과 엉덩이관절의 인식과 근육 조절을 추가해야 한다. 3단계에서 목말 밑, 발목, 무릎과 엉덩이를 ***분리하는 운동들을*** 추가한다. 학습자가 앞활 부위에서 압력 분포, 뒤틀림 정도, 목말 밑 작용, 무릎과 엉덩이 작용을 느끼도록 하고 또한 4단계 동안 자세를 유지하기 위해 다리를 통과하는 근육들의 긴장을 느끼게 한다. 일상운동에서 보완운동으로 50/50 빠 샤세, 삼각형 빠 샤세, 도약 ¼ 회전을 실행한다…

공중에서 발 중립화 프로토콜의 전개 과정

몸짓의 전개 과정은 골반에 비해서 발 방향의 결함이 하나 또는 여러 개가 나타날 수 있다. 우리는 목말 밑 관절, 무릎, 엉덩이에서 방향 결함이 기인할 수 있고 또는 이 관절들 중에 2~3개의 관절에서 방향 결함이 기인할 수 있다는 것을 기억해야 한다. 따라서 공중 단계 동안, 발 방향에서 결함의 원인을 검사할 필요가 있다.

우리는 러닝머신을 사용하여 두 다리의 뒷모양(발에서 골반까지)을 관찰하면서 촬영하면서 분석을 한다. 정강뼈에 비해서 발 방향의 결함은 공중 단계 동안 다소 두드러지게 발이 끌리는 것을 초래한다.

1. 검사 및 분석

- 러닝머신에서 맨발로 걷기 및 달리기를 촬영.

2. 자세-역학 지표들. 작동 방식을 알고 이해하고 느낀다

- 비디오를 분석한 다음, 학습자가 행하는 몸짓에 대한 시각 지표들과 감각 지표들을 정하기 위해 거울 앞에서 몸짓을 해독한다.

3. 교정을 위한 준비 작업

- 분리 운동들. 관절들에 대한 지각과 제어를 발달시키기 위해 서로 독립적으로 공중에서 관절을 동원하는 법을 배운다: 목말 밑(다리에 비해서 발의 방향), 발목, 무릎(넙다리뼈에 비해서 정강뼈의 방향), 엉덩이(골반에 비해서 넙다리뼈의 방향).

4. 감각 지표들과 운동 지표들의 교정과 습득, 자세-역학 지표들.

- 결함들이 있는 MSP 및 CSP 그 후 교정(MSP 및 CSP 운동들 참조). 학습자가 교정하기 전에 부분들의 방향과 교정 후 부분들의 방향을 보고 느끼게 한다. 그런 다음, 교정을 하면서 거울 앞에서 저속(3km/h)으로 러닝머신 위를 걷고 달린다. 학습자에게 다양한 부분들의 방향을 교정하는데 필요한 집중력의 단계를 평가하도록 요청한다.

5. 시각화

- 이완을 미리 하거나 또는 하지 않거나, 서거나 또는 누운 자세에서 일련의 시각화 순서. 분신이 이 새로운 자세를 채택하는 것을 느끼고 보는데, 이를 위해 4단계에서 습득한 심상과 몸의 감각을 사용한다. 학습자가 이전 단계에서 획득한 심상과 신체적 느낌을 사용하여 새로운 몸짓을 수행하고 느끼도록 한다.

6. 제어

- 촬영 된 동적 검사들(MSP, CSP, 러닝머신에서 걷기와 달리기).
- 만약 충분히 자세가 개선되면, 다음 단계로 넘어하고, 그렇지 않으면 필요에 따라 5, 4 또는 3단계로 돌아간다.

그림. 90

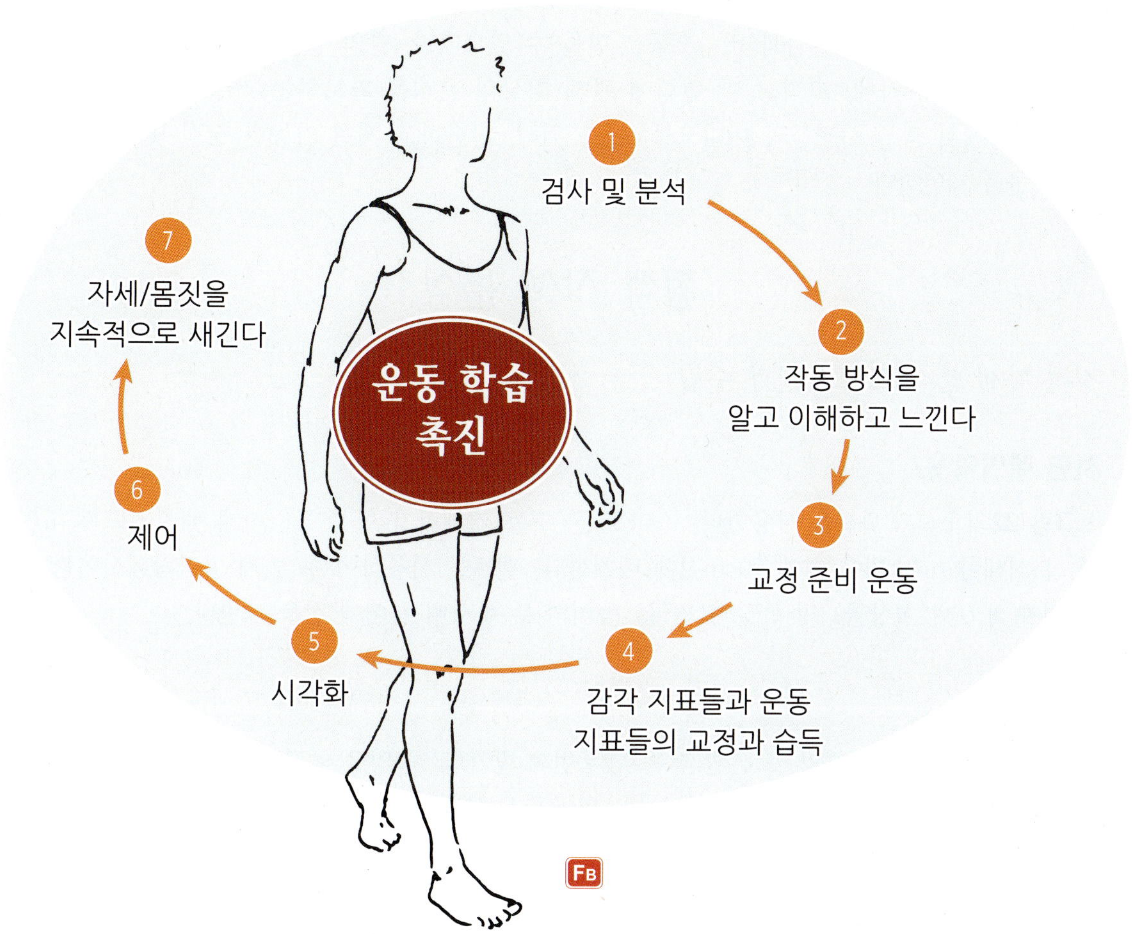

7. 이 새로운 자세를 새기고 이 자세를 중심으로 몸을 만든다.

- 일상운동을 설정한다.
- 끈을 사용하여 제자리 걷기와 제자리 달리기의 일상운동,
  거울을 사용하거나 거울을 사용하지 않고 발 이중 피복, 그 후 러닝머신 위에서 달리기.
  양이 아니라 질이 중요하다.
- 이 새로운 자세가 숙달되어 이 자세가 자연스럽게 나올 때까지, 이 자세를 기억하도록
  매주 3–4회(30초~1분) 시각화를 순서대로 수행한다(**그림 90**).

정적 자세와 동적 자세에서 발 분석

동일한 조건들에서 사진들과 비디오들을 만들 수 있으려면, 발의 정적 자세(자연스러운 뒤틀림 정도)와 동적 자세, 그리고 발 변화에 관해 최상의 분석을 확보하는 것이 필요하다. 수업 시작과 끝에서 찍은 사진들과 비디오들. 이를 위해, 간단하고 재현 가능한 정적 및 동적 분석 프로토콜을 제안한다.

정적 자세 분석

정적 자세 분석 프로토콜과 수립

지면 레이아웃

그림 22의 E선과 D선을 사용한다. 스마트 폰 또는 카메라가 항상 동일하게 배치되도록 하려면, 분석해야 하는 발을 향해 50cm선에 배치한다. 펠트를 사용하여 두 번째 발가락뼈사이관절, 두 번째 쐐기뼈(설상골) 및 목말뼈(거골) 높이의 두 복사뼈 사이에 점을 그린다.

배치 지침

- D선에 발뒤꿈치 중앙, 오른발 전족부(두번째 발가락) 중앙을 놓고,
  벽에 평행한 선에 발뒤꿈치로 놓는다. 왼발은 E선에 동일하게 놓는다.
- 두 무릎은 긴장하지 않는다.
- 두 발 사이의 대칭적인 무게 분포.

실행 지침

- 이미지를 선명하게 하고 줌이 없는지 확인하여 스냅 샷을 만든다.

분석

- 지면에 그려진 선과 발의 안쪽 가장자리를 기준으로 발목(안쪽 복사뼈) 위치를 측정한다.
  이 점들은 동일한 수업 동안 얻은 교정 정도를 평가하는데 사용된다.
  그림 91은 발 ≪엎침≫ 또는 ≪뒤침≫에 따라 중립 위치에서 점들의 변화를 나타낸다.
  시작 위치에 따라 점들이 다르게 배치된다는 것을 유의한다. 교정 정도를 평가하고 있음을 기억한다.

발은 최적의 정적 자세를 나타낼 수 있지만 어떤 수준의 제약이 가해지는 순간부터 동적 자세에서는 유지 결함과 방향 결함이 나타날 수 있다. 그러므로 우리는 정적 자세 분석에만 한정할 수 없다.

그림. 91

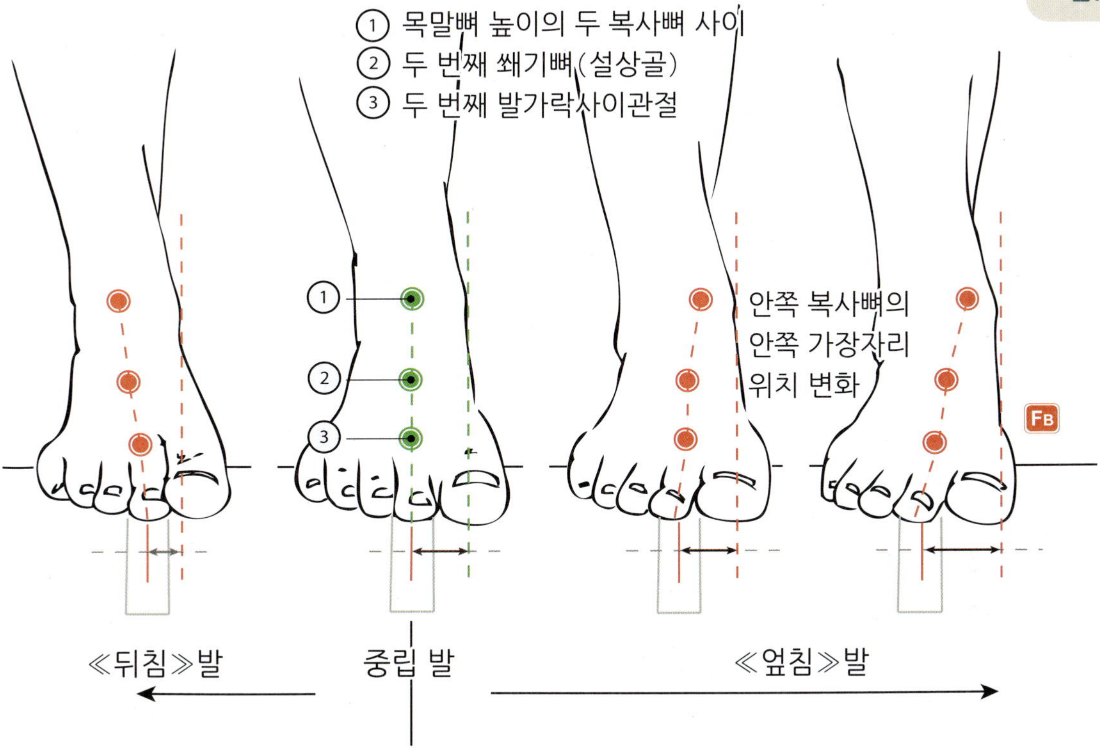

동적 분석

동적 자세에서 유지 결함과 방향 결함의 유무를 감지하기 위해, 우리는 러닝머신을 사용하여 일련의 검사들을 수행한 다음 **그림 22**를 사용하여 검사들을 할 것이다: 러닝머신 위에서 맨발 걷기와 맨발 달리기, 그 후 도약, 삼각형 빠 샤세, 지면에 그려진 **그림 22**를 사용하여 도약 ¼ 회전(안쪽과 가쪽). 우리는 또한 학습자의 정적 자세와 동적 자세에서 일반적으로 사용하는 신발의 영향을 기록할 것이다. 이러한 다른 검사들은 통해 공간의 다른 면들에서 발의 동작을 평가할 수 있다.

러닝머신에서 검사

배치 지침

- 러닝머신 축과 발뒤꿈치 높이로 카메라를 학습자의 등에 배치한다.

실행 지침

- 자동적인 몸짓들이 완전히 표현되도록 러닝머신에서 중간속도(걷기 보통 속도)로 10분 동안 걸은 후, 학습자가 10걸음 정도 걷는 것을 촬영한 다음, 속도를 20% 높이고 다시 촬영한다.

- 속도를 6km/h로 높이고 그리고 학습자가 이 속도가 느리다고 생각할지라도, 학습자에게 달리기를 시작하도록 요청한다. 이 속도로 5분 동안 러닝머신 위에서 달리고 난 후, 약 10분 정도의 걸음을 촬영한 다음, 속도를 20%(학습자가 이 속도로 달릴 수 있는 경우) 높이고 그리고 다시 촬영한다. 속도를 높이는 것은 고정근계를 더 많은 작용시키고, 이는 결손들을 명확하게 나타나도록 할 수 있다.

분석

- 비디오를 사용하여, 공중 단계 동안 발의 방향을 기록하고 그리고 지지 단계 동안 발 방향의 유지를 기록한다. 완벽한 몸짓과 비교한다.

그림 22(도약, 삼각형 빠 샤세, 도약 ¼회전)를 통한 검사들은 해당 장을 참조한다. 기록된 방향 결손과 방향 유지 결손은 교정을 해야 한다.

결론

≪우리는 동물들의 종이 다양하다는 것에 감탄하고 이 동물들의 기묘함을
즐거워할 수 있지만, 이 동물들의 기관 구조에는 한계가 있음을 인식해야 한다[…]
동물은 육체적인 물체이다[…] 나는 우리가 가능한 세상에서
가장 최상이라고 주장하지 않는다:
나는 우리의 활동이 우리의 키[와 구조]에 의해 제한되고, 그리고
이 구조는 우리의 진화에 의해 크게 형성했음을 보여준다.≫

Stephen Jay Gould, *다윈과 인생의 커다란 수수께끼*
Éditions du Seuil, 1997, p.194

스포츠/건강을 위해 어떤 몸, 어떤 자세, 어떤 신체 역학을 만들어야 하는가? ≪무엇을 목표로≫ 하고, 어떻게 이 목표에 도달하는가? 우리가 올바르게 행동할 수 있기 위해 명심해야 할 중요한 질문들이다. 인생에서 우연들과 우리가 살고 있는 환경에서 자세와 신체 역학으로 인해 제한적이고 어느 정도 여기에 적응된 몸을 만들도록 내버려 두는 것보다 차라리 몸을 제어하는 것이 어떤가? 그러나 이를 위해서는 여전히 우리를 지배하는 구조를 인식하고 그 결과에 따라 행동해야 한다.

머리말에서 언급했듯이 ***강점과 약점인 몸의 보완 능력에 속지 말아야 한다.*** 몸의 보완 능력을 강점이라고 말하는 이유는, 불균형들의 구조적 영향이 자세에 미치는 것을 어느 시간 동안 제한하고 넘어지지 않고 우리가 하고 있는 행동을 계속할 수 있기 때문이다. 그러나 몸의 보완 능력을 약점이라고 말하는 이유는, 우리의 근-골격계가 우리 구조의 보완들에 의해 견딜 수 있다면, 그것은 몸의 온전함을 손상시키고, 더 높은 에너지를 사용하고 그리고 우리가 행하고 있는 움직임들의 용이성과 안정성을 감소시키기 때문이다. 게다가, 통증이 나타나기 시작하여 유기체의 악화된 상태에서 늦은 피드백은 몸이 더 이상 어떤 움직임을 실행할 수 없을 때까지 수년 동안 부적절하게 움직일 것이다. 우리는 이런 맥락에서 몸에는 의식이 없고 우리는 몸을 생각해야 한다고 말할 수 있다.

이 책 전체에 공개된 이 경로를 통해, 우리는 자세와 신체 역학을 구축하고, 유지하며 관리하는 방법을 배울 수 있는 수단들을 제공한다. 또한 우리 몸의 한계에 따라 그리고 순간을 유지할 수 있는 능력에 따라 우리의 행동과 움직임을 조절하는 법을 배운다. 그것은 더 안정적이면서 더 균형 잡힌, 다르게 움직이는 몸을 갖는 것을 의미하고, 더 일관성 있고 더 자신감 있는 움직임을 제공한다. 우리는 움직이는 환경과 다르게 행동하고, 반응하고 상호 작용하는 것이다.

≪인간의 운동에 대해 어떤 것을 이해하고 싶다면,
뼈나 근육, 심지어 뇌에만 국한하지 않고, 환경을 포함시켜야 하는데
왜냐하면 독자는 어떤 주어진 환경에서 아무렇게 움직이지 않기 때문이다…≫

Brigitte Sénut – 컨퍼런스, 두 발 보행의 역사,
균형 주기, 2015년 3월

부록

부분별 강화 운동

여기서 우리가 제안하는 다양한 강화 운동들은 부분적인 근육 작용을 전체적인 근육 수축으로 통합하기 위해 이동운동(활보, 빠 샤세, 제자리 달리기…)들과 결합해야 한다.

엉덩이 벌림

목표

- 엉덩이 벌림근들을 강화한다.

배치 지침

- 거울 앞에서 오른쪽으로 눕는다.
- 어깨와 골반을 지면에 수직으로 유지한다.
- 몸을 옆으로 안정시키기 위해 다리를 구부린다:
  엉덩이 굽힘 45°, 무릎과 발목 굽힘 90°.
- 구부린 오른팔을 머리 밑에 놓는다. 몸을 옆으로 안정시키기 위해 왼손은 지면을 누른다.
- 왼다리를 펴고 약간 들어 올린다. 왼다리는 몸통의 연장선에 있다.
  발목을 90° 굽힌다.

실행 지침

- 움직임이 끝날 때까지 멈추지 않고, 다리를 지면에 놓지 않고,
  왼쪽 엉덩이 벌림/모음 움직임들을 천천히 수행한다(**그림 92**).

성공 기준

- 오른쪽과 왼쪽에 대칭적이고 유연한 몸짓을 생성한다.
- 운동 전반에 걸쳐 이마면과 시상면에서 골반과 어깨를 지면에 수직으로 유지한다.

선택

- 움직임이 끝날 때 몇 초 동안 쉰다.
- 움직임 폭을 넓히고 속도를 올린다.
- 여러 각도에서 엉덩이 가쪽벌림근들을 작용시키기 위해 엉덩이 굽힘 정도를 변화시킨다.
- 발목 부위에 무게를 추가한다.
- 무릎에 고무 밴드를 댄다.

그림. 92

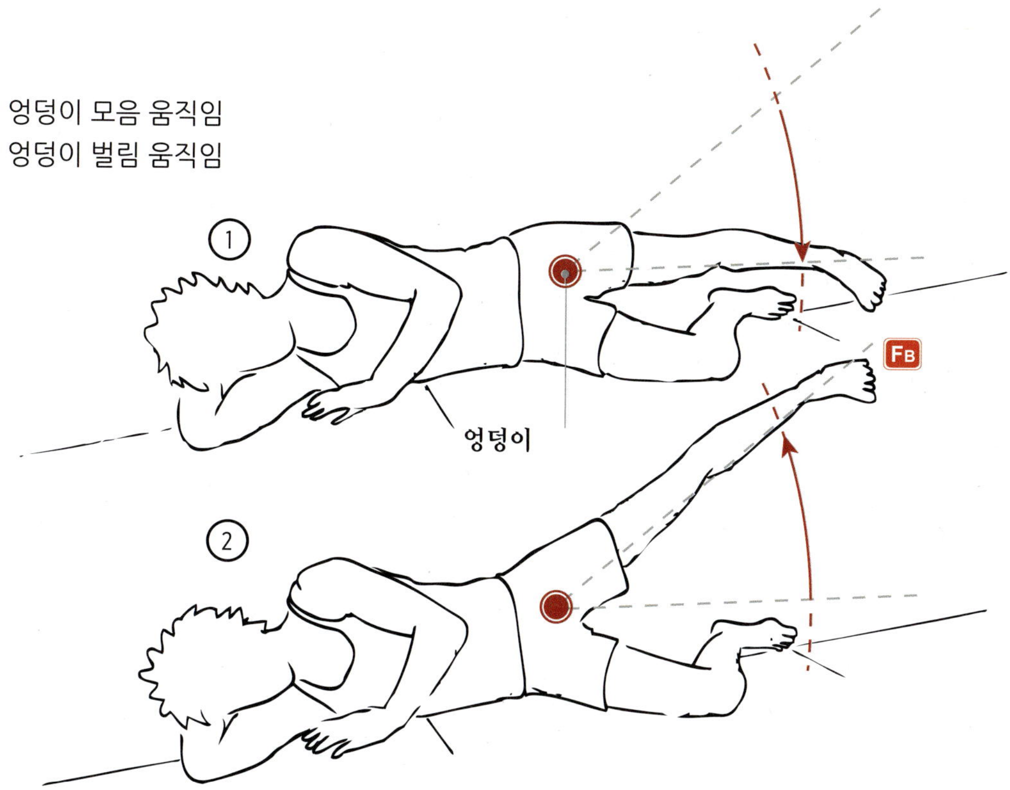

측면으로 엉덩이 돌림

목표

- 엉덩이 가쪽돌림근들을 강화한다.

배치 지침

- 거울 앞에서 오른쪽으로 눕는다.
- 어깨와 골반을 지면에 수직으로 유지한다.
- 몸을 옆으로 안정시키기 위해 다리를 구부린다:
  엉덩이 굽힘 45°, 무릎과 발목 굽힘 90°.
- 구부린 오른팔을 머리 밑에 놓는다.
  몸을 옆으로 안정시키기 위해 왼손은 지면을 누른다.
- 만약 필요하다면, 방석을 두 발목 사이에 놓는데, 이는 회전점 역할을 할 것이다.

실행 지침

- 왼쪽 무릎을 오른쪽 무릎에서 약간 들어 올린다.
- 오른쪽 무릎 위에 왼쪽 무릎을 놓지 않고,
  왼쪽 엉덩이의 가쪽돌림과 안쪽돌림 움직임들을 수행한다(**그림** 93).

성공 기준

- 오른쪽과 왼쪽에 대칭적이고 유연한 몸짓을 생성한다.
- 운동 전반에 걸쳐 이마면과 시상면에서 골반과 어깨를 지면에 수직으로 유지한다.

선택

- 무릎 부위에 무게를 추가한다.
- 무릎에 고무 밴드를 댄다(**그림** 94).
- 여러 각도에서 엉덩이 가쪽돌림근들을 작용시키기 위해 왼다리의 굽힘 정도를 변화시킨다.

그림. 93

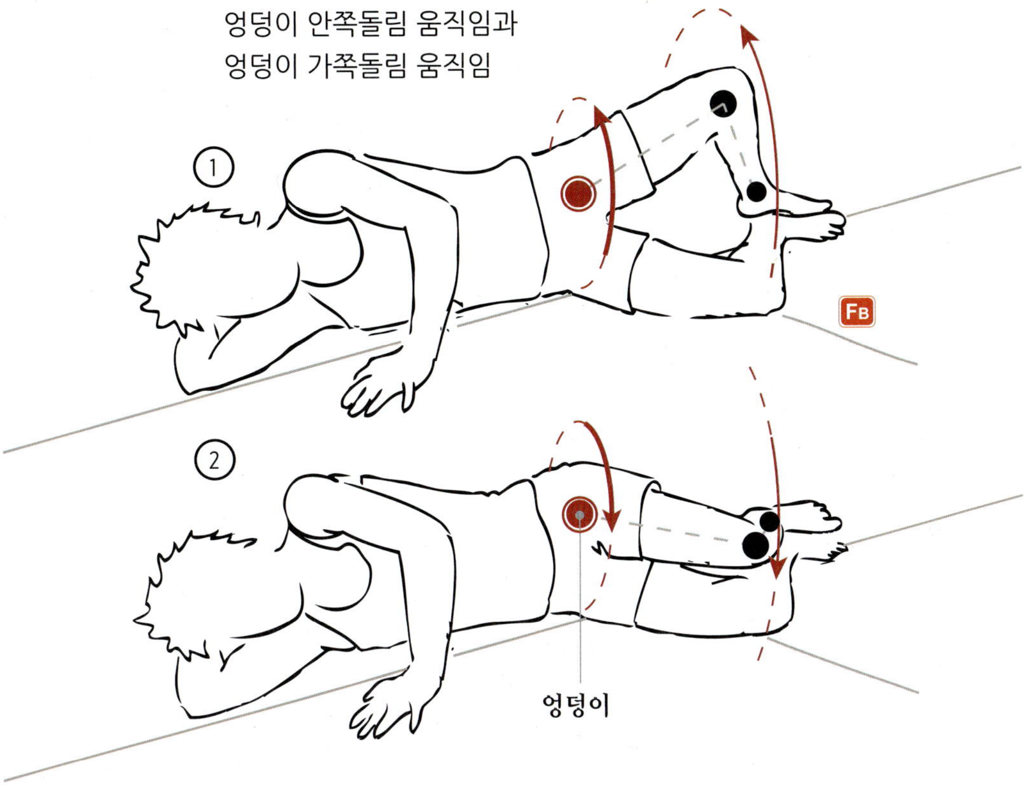

그림. 94

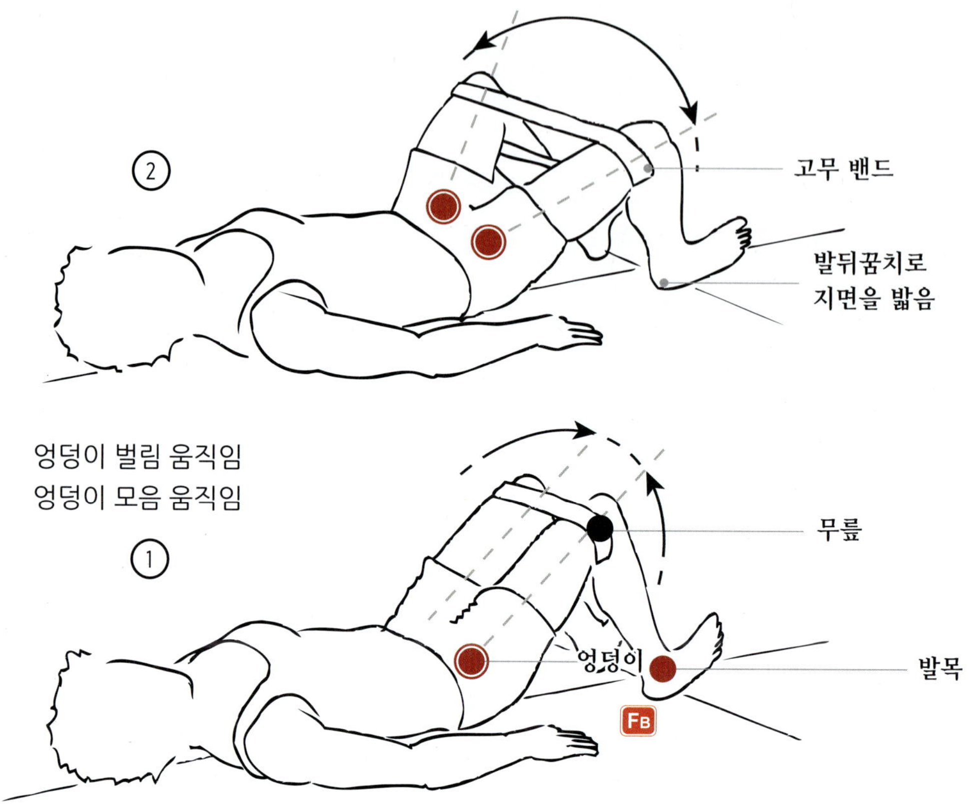

등을 바닥에 대고 엉덩이 돌림

목표

– 엉덩이 가쪽돌림근들을 강화한다.

배치 지침

– 등을 대고 누워서, 두 팔은 몸통을 따라 놓는다.
– 두 발은 골반 넓이로 벌리고 두 다리를 구부린다: 엉덩이는 45°, 무릎은 90° 굽힌다. 한 다리가 발뒤꿈치 주위로, 혹은 전족부 주위로 회전하기 위해 두 발의 전족부는 들고 발뒤꿈치로 지면을 밟거나, 또는 두 발의 발뒤꿈치는 들고 전족부로 지면을 밟는다.
– 흉식 호흡과 배가로근의 작용.

실행 지침

– 무리하지 않게, 무릎이 떨리지 않고 그리고 움직임 끝에서 멈추지 않고 무릎을 벌리면서 엉덩이 가쪽/안쪽돌림 움직임들을 실행하고 그 후 무릎을 조이면서 엉덩이 가쪽/안쪽돌림 움직임들을 실행한다. 독자의 능력에 따라 신축성을 늘린다. 두 무릎은 시작 위치로 돌아갈 때 서로 닿지 않는다.

성공 기준

– 오른쪽과 왼쪽에 대칭적인 몸짓을 생성한다. 두 무릎 간격이 비슷해야 한다.
– 떨리지 않고, 부드러운 움직임.
– 등이 아치형이 되어서는 안 된다.
– 힘은 다리 부위에만 한정된다.

선택

– 움직임 폭을 증가시키고, 실행 속도를 올린다.
– 엉덩이 굽힘 정도를 변화시킨다.
– 무릎에 고무 밴드를 댄다.

거울 앞에서 발판 운동

목표

- 피복을 강화한다.
- 부분들의 방향을 정하는 것을 운동한다.

배치 지침

- 거울에 수직으로 발판을 배치한다.
- 발판의 오른쪽에 서서 왼발을 발에 올려 전족부로 밟는다.
  이렇게 배치된 발판은 두 발을 같은 높이로 유지할 수 있게 한다.
  왼다리가 더 굽어진다.
- 다양한 부분들의 방향을 제어하고, 발아래의 압력 분포에 주의를 집중한다.

실행 지침

- 부분들의 방향과 다른 관절들의 피복을 제어하면서 왼다리를 굽히고 편다(**그림 95**).
- 효과적인 운동을 위해, 발뒤꿈치를 약간 들고,
  전족부로 지면을 밟은 상태에서 운동을 실행한다.

주의 사항

- 부분들의 방향, 발아래 압력 분포.

선택

- 움직임의 속도를 올린다.
- 제자리 걷기와 제자리 달리기.
- 삼각형 빠 싸세를 포함한다. 왼발을 발판 중앙에 놓고, 오른발이 왼발을 따라가는데, 왼발을 발판 바깥쪽에 놓는다. 근육 작용이 강해지고, 몸짓의 전개 과정이 올바른지 확인하면서, 운동을 서서히 수행한다.

그림. 95

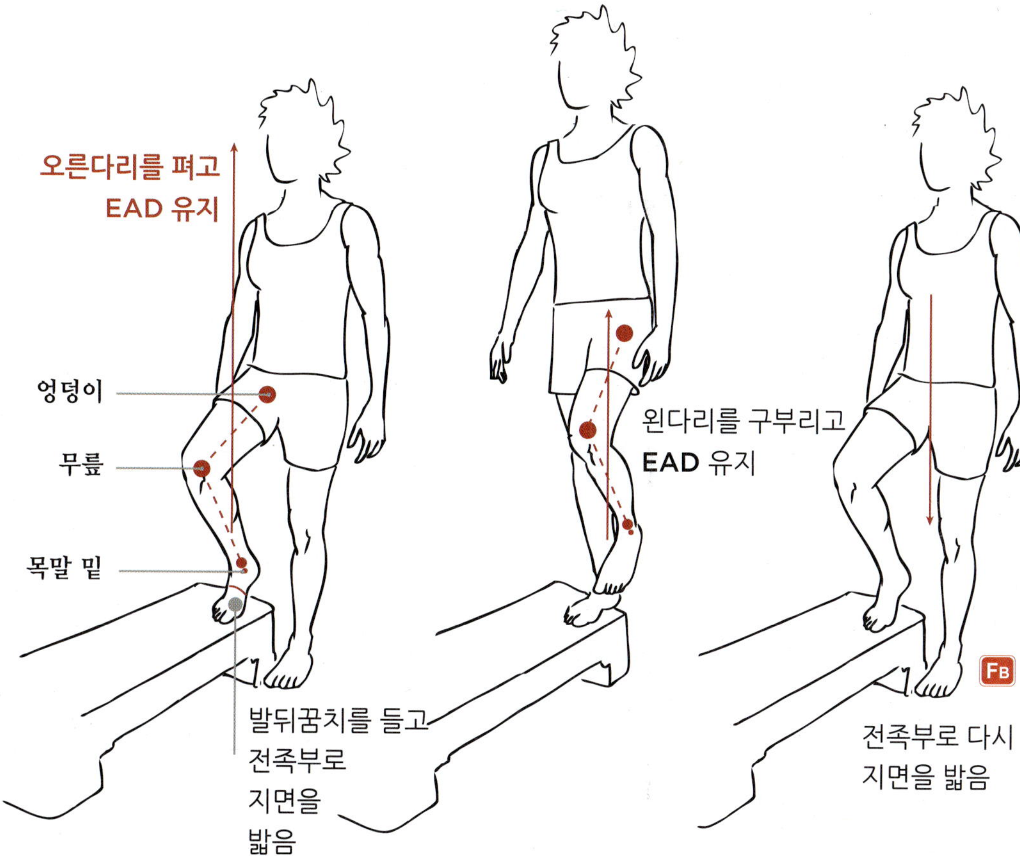
오른다리를 펴고
EAD 유지
엉덩이
무릎
목말 밑
발뒤꿈치를 들고
전족부로
지면을
밟음
왼다리를 구부리고
EAD 유지
FB
전족부로 다시
지면을 밟음

역동적인 앞 스플릿

목표

- 위치, 방향과 지면 밟기에 대한 질적인 연습.
- 고정근육 사슬과 폄 근육 사슬을 함께 자극한다.

배치 지침

- 중립 위치, 두 발을 거의 붙임.

실행 지침

- 앞 스플릿 움직임을 실행한다(**그림 96**).
- 무게 중심의 양쪽에 두 발을 놓는다.
- 전족부 부위로 지면을 밟는다. 이 발은 다른 쪽 발과 평행을 유지하고 그리고 이 발의 안쪽 가장자리를 무게 중심을 통과하는 시상선에 가깝게 배치한다. 발뒤꿈치를 지면에 놓지 않는데, 이는 폄근육 사슬을 작용시키는 동안 발의 가쪽 평행을 유지할 수 있기 때문이다.
- 무릎이 지면에 가깝게 다가가도록 뒷다리를 구부린다.
- 안정성이 무너지기 전에 움직임을 중지한다.
- 두 발로 지면을 밟는다.
- 다른 쪽에서도 비슷한 움직임을 수행한다.

주의 사항

- 두 발 사이의 간격에 주의한다. 발이 더 벌어질수록, 고정근계가 덜 자극된다.
- 무릎은 완전히 펴지 않는다.
- 두 발은 운동 축과 평행을 유지한다.
- 골반과 양쪽 어깨는 운동 내내 지면과 평행을 유지한다.
- 등이 안쪽으로 파이지 않도록 한다.
- 다리를 구부릴 때 앞다리의 무릎이 발목을 넘지 않아야 한다.

선택

- 움직임의 빈도를 증가시킨다.
- 오른다리/왼다리를 교대로 번갈아 가면서 실행한다.

그림. 96

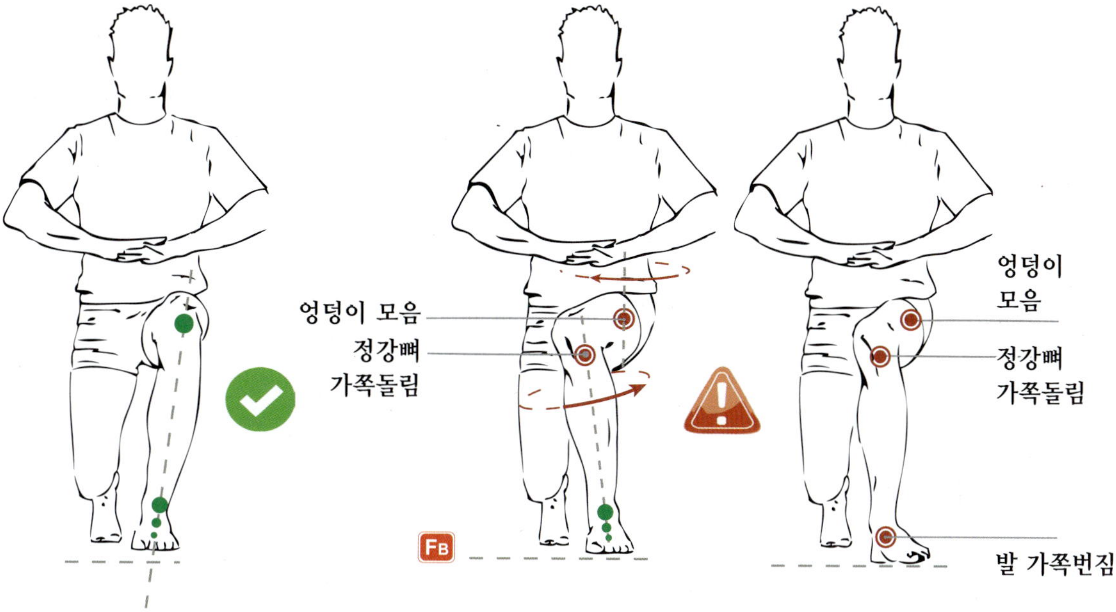

용어 사전

발 해부학(그림 97)

그림. 97

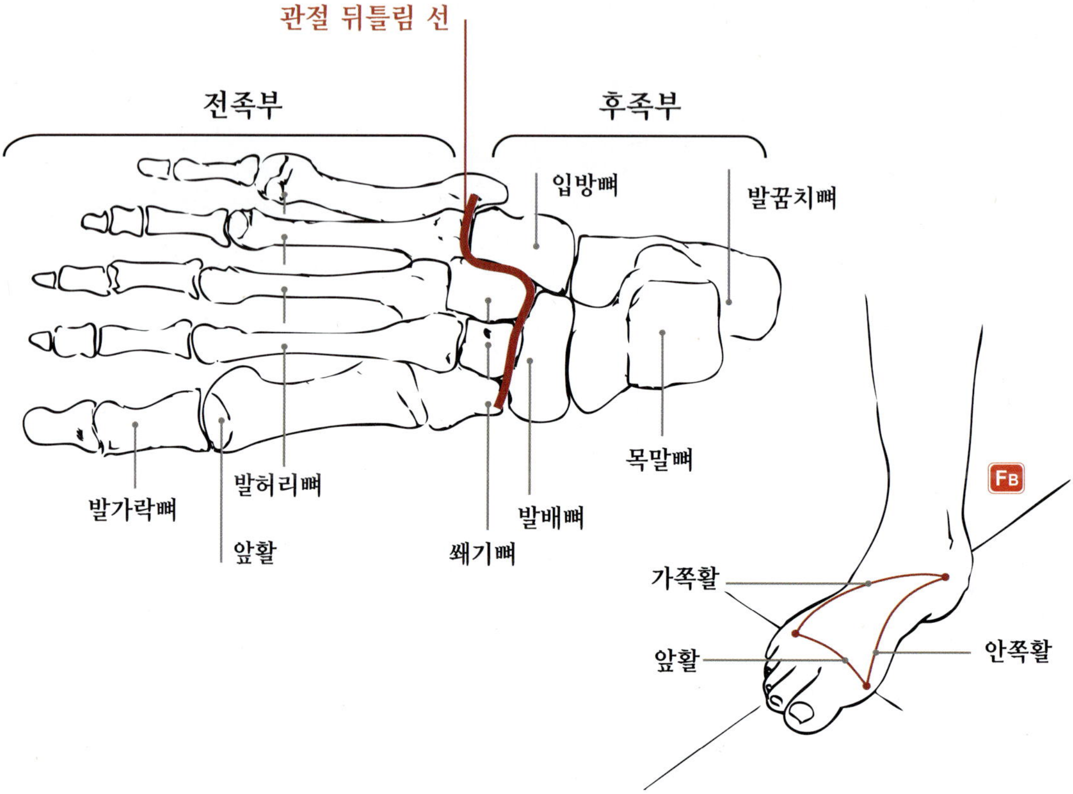

방향 결합들과 유지 결합들: 기술적인 관점에서 보았을 때, 예를 들어, 걸을 때 다리의 정지 단계에서 나타나는 부분들의 방향 결합들, 그리고 지지 단계 동안 관절들의 유지 결합들, 이 두 가지 유형의 결합이 있다: 이 두 가지 유형의 결합은 서로 서로 영향을 미친다.

분리: 다른 부분들과는 독립적으로 부분 하나를 움직이는 능력. 분리 운동들은 전족부(우리가 정의한 것처럼, **그림 97**), 후족부, 정강뼈 전체/종아리뼈/복사뼈, 넙다리뼈가 다른 부분들과 독립적으로 움직이도록 점진적으로 허용한다. 그리고 이렇게 IAT, 목말–발뒤꿈치–발배 관절, 발목, 무릎과 엉덩이를 선택적으로 움직이도록 허용한다.

역동적인 관절 중첩(EAD, Empilement Articulaire Dynamique)**:** EAD는 관절들의 정렬을 유지하는 능력,[1] 즉 어떠한 움직임이든 관계없이, 엉덩이와 발뒤꿈치의 아래쪽 가장자리를 통과하는 축들(이마면)에서 관절들의 위치〔무릎, 발목, 목말 밑(**그림** 4, 10)〕와 관련되어 있다. 독자는 자연스럽게 나타내는 다양한 관절들의 위치와 변화를 평가할 수 있다. 각 관절 내에서 긴장과 압력 분포는 이 축에 비해서 관절들의 위치에 따라 변한다.

민감한 호문쿨루스(homunculus)**:** 이것은 우리 몸을 구성하는 여러 부분의 민감도를 나타내는 그림이다. 피부 수용체 수가 많을수록, 면적이 커진다. 예를 들어, 손, 입술, 혀, 또는 발의 수용체 수가 많은 반면에, 목 부위는 수용체 수가 적은데, 왜냐하면 매우 민감한 부위가 아니기 때문이다. 민감한 호문클루스의 표현을 관찰함으로써, 우리는 몸을 구성하는 여러 부분들이 생명유지에 필요한 중요성을 더 잘 이해한다. 호문클루스 운동은 동일한 방법으로 활동 강도에 따라 몸의 다양한 근육들을 나타낸다≪더 잘 달리기 위해 독자의 발을 느끼시오≫에서, *Ultramag* n° 2.)

1 개인의 기형이나 병리 및 자세 변동성은 제외한다.

관절 뒤틀림 선(IAT, Interligne articulaire de torsion): 관절 뒤틀림 선은, 정의한 것처럼, 전족부와 후족부를 분리하고, 그리고 뒤틀림 움직임을 허용한다.

전족부는 쐐기뼈, 발허리뼈, 발가락뼈로 구성된다(**그림 97**).

후족부는 입방뼈, 발뒤꿈치뼈, 목말뼈, 발배뼈로 구성된다.

해부학적 명명법: 뼈, 인대, 근육… 등을 지칭하는 명명법은 규칙적으로 변하기 때문에, 우리가 읽는 책, 저자, 직업, 저자가 받은 교육에 따라, 동일한 해부학적 요소들을 언급할 때, 명칭들이 다를 수 있다. 이 책에서 사용하는 다른 명칭들을 분류하고 그리고 이 다른 명칭들은 다른 곳에서도 찾을 수 있다.

- **근육 (그림 10)**
  - 긴종아리근/측면긴비골근
  - 짧은종아리근/측면짧은비골근
  - 뒤정간근/뒤장딴지근
  - 앞정간근/앞장딴지근
  - 장딴지삼두근/장딴지근
- **뼈와 관절**
  - 종아리뼈/비골
  - 종아리뼈머리/비골두
  - 목말뼈/복사뼈
  - 발배뼈/주상뼈
  - 목말 밑/복사뼈 아래
  - 목말-발뒤꿈치-발배 관절 복합체/복사-발꿈치-주상 관절 복합체
- **인대**
  - 내측 인대/안쪽 측면 인대
  - 측면 인대/가쪽 측면 인대

기능적인 발: 기능적으로 작동하려면, 발은 모든 특성들이 있어야 한다.

- **앞활**
  - 앞활의 유연성. 폭, 이동성과 발허리뼈머리들과 독립성.
  - 펴지는 능력
- **관절 뒤틀림 선 (IAT)**
  - 폭, 이동성과 전족부/후족부 독립성.
  - 지면을 밟고, 공중에서, 지면을 밟기 전에 뒤틀림 정도를 제어.
  - 순간적이고, 적응되고 적응할 수 있는 뒤틀림 정도
    (지면, 경사 또는 방향에 따라 순간적으로(후족부 포함).

- **목말 밑 관절(목말–발뒤꿈치–발배 관절 복합체)**
  - 폭, 이동성과 발목/목말 밑 독립성.
  - 지면을 밟고, 공중에서 후족부를 측정하고 제어.
- **근육계의 적절성**
  - 장딴지와 가쪽근육계들 (TP, LF, CF).
  - 발 이중 피복.
- **관절 분리**
  - IAT, 목말 밑, 발목.

공간의 다른 평면: 수평면, 시상면, 이마면(**그림 98**).

그림. 98

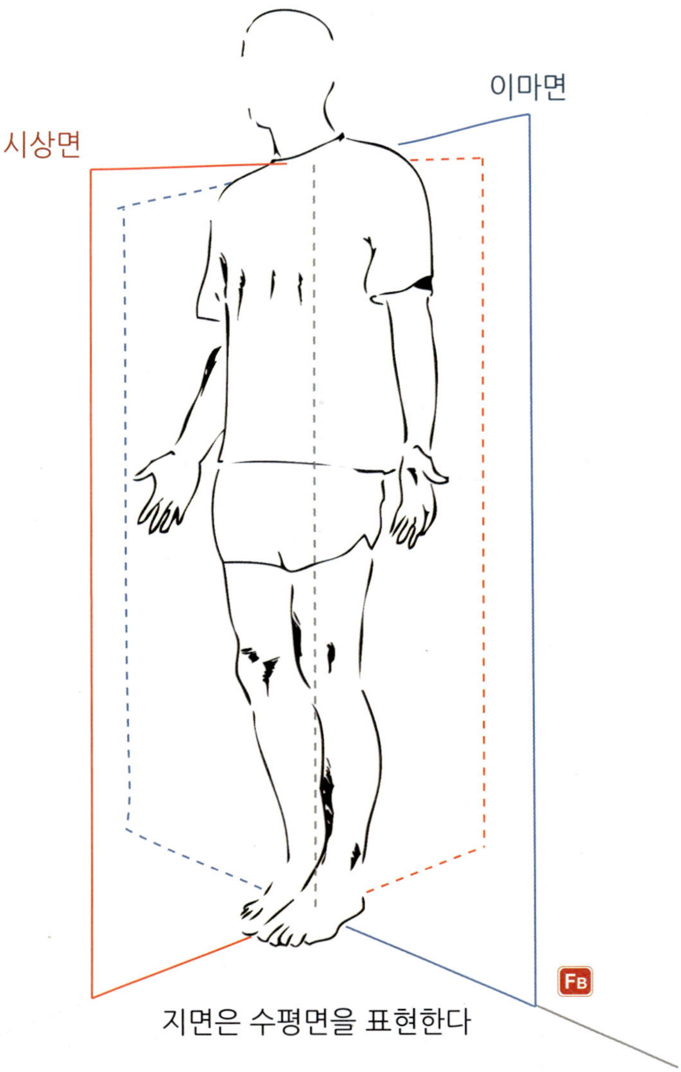

공간에서 다른 면

뒤틀림: 뒤틀림은 두 개의 평행력에 적용되지만 반대 방향으로 적용되는데, 물기를 빼기 위해 걸레를 비틀어 짜는 것과 같다. 걸레는, 발과 마찬가지로, 뒤틀리고 이렇게 발 안쪽활이 형성되는 방식이다.

자세 가변성, 해부학적 가변성: 자세 가변성은 지면을 밟거나 또는 그 방향을 변경하지 않고, 뼈들이 서로 서로 부분을 구성하여, 관절들이 다르게 위치하여 지면을 밟는 움직임 폭을 나타낸다. 뼈들의 모양은 사람마다 다르다. 자세 변동성은 또한 동일한 사람이라도 사지마다 다를 수 있다. 예를 들어, 무릎의 움직임 폭(범위)은 오른쪽과 왼쪽에서 반드시 동일할 필요는 없다. 그러나 개인이 구조적으로 제한될 수 있다. 이러한 원칙들에 대해 훈련된 전문가는 자세 변동성을 판단할 수 있다.

참고문헌

저서

J. Brizon et J. Castaing, *Les feuillets d' anatomie*, Librairie Maloine, 1991

Frank H. Netter, *Atlas of human anatomy*, Cyba–Geigy Corporation, 1992

Sobotta, *Atlas d' anatomie*, tome 1 et 2, Éditions Médicales Internationales, 1995

Daniel Coyle, *The Talent Code – Greatness isn' t born, it' s grown*, Éditions Arrow Books, 2009

저자 논문

≪La place de la posture dans la pratique du ski alpin≫, AFESA, hors–série, juin 2017

≪Les secrets de la précision des buteurs≫, *Ovale magazine*, 2015

≪Les secrets pour bien tirer un coup franc!≫, *Instinct Football*, 2015

≪Agir ou laisser faire le hasard≫, *Ultramag*, 2014

≪Quand la course à pied devient un vecteur posturo–dynamique pour la rééducation≫, *Profession kiné*, n° 44, 2014

≪Entraînement et référentiels posturaux≫, *L' entraîneur de ski alpin*, 2011

≪Prévention des ruptures du ligament croisé et des entorses du genou≫, *L' entraîneur de ski alpin*, 2011

≪Le geste, un axe de traitement à part entière≫, 2009

감사의 글

원고를 검토하고 주석을 달고 수정한 시간, 고심에 감사를 표현한다. 뿐만 아니라 시각화에 초점을 둔 장의 초안 작성에 참여한 Kathy에게 감사의 말을 전한다.

Benoît Loucel(UCPA 산악 지명원, 고산 가이드)은 적절한 시기에 올바른 질문을 하는 방법을 알고 있었기 때문에 경기와 여가 알파인 스키 연습에서 이러한 생체 역학 원리들을 적용시키고 그리고 적용에 일부분 책임이 있다.

AMM와 교류와 풍부한 경험과 이 긴 협력과 UCPA의 고산 가이드를 해준 Pierre Jezequel(UCPA의 산악 활동 지명원, 긴 산책, 등산과 암벽 활동, 고산 가이드와 고산 동반자)에게 감사의 말을 전한다.

Kathy Brigaud, Stéphane Dantin, Marine Gauthier, Germain Grangier, Pierre Jezequel, Amandine Lacroix, Valérie Legembre, Pauline Macabies, Dawa Sherpa에게 증언을 해준 것에 대한 감사의 말을 전한다.

하나의 단어 또는 하나의 문장으로 인해 의식하지 못할 수 있지만, 이 책을 위해 특별한 주의를 기울인 친구들이나 전문가들에게 알파벳 순서로 감사의 말을 전한다:

Sandrine Bresard, Gilles Chaudesaigues, Manoël Collon, Thierry Dentant, Jean-Louis and Hannelore Fischer, Jérôme Guibert, Jean-Pierre Hurel, Grégory Lecaillon, Valérie Legembre, Denis Leroy, Arnaud Maillet, Joëlle Menetrier, Jean-Louis et Dominique Tissier, Jacqueline et Dominique Watine...

이 책은 Adverbum 사이트의 책 페이지를 통해 다운로드할 수 있는 PDF 형식의 보충 자료가 될 것이다. 알림을 받으려면 뉴스 레터를 구독하세요!

사이트에서 저자 찾기

http://www.eadconcept.com

DésIris가 출판한 다른 저서들

Blandine Calais-Germain, *Anatomie pour le mouvement – Introduction à l' analyse des techniques corporelles*, 5e éd., DésIris, 2013.

Blandine Calais-Germain et Andrée Lamotte, *Anatomie pour le mouvement – Bases d' exercices*, 3e éd., DésIris, 2014.

Blandine Calais-Germain, *Abdos sans risque*, DésIris, 2008.

Blandine Calais-Germain et Bertrand Raison, *Pilates sans risque – 8 risques du Pilates et comment les éviter*, DésIris, 2008.

ViguÉ-Martín, *Grand Atlas d' anatomie humaine – Anatomie, histologie, pathologie*, DésIris, 2006.

ViguÉ-Martín, *Atlas d' anatomie humaine*, DésIris, 2004.

www.adverbum.fr에서 전체 작품 목록을 볼 수 있다.

Adverbum을 대신하여 유럽 연합에서 Pbtisk 인쇄기에서 2019년 4월 인쇄 완료